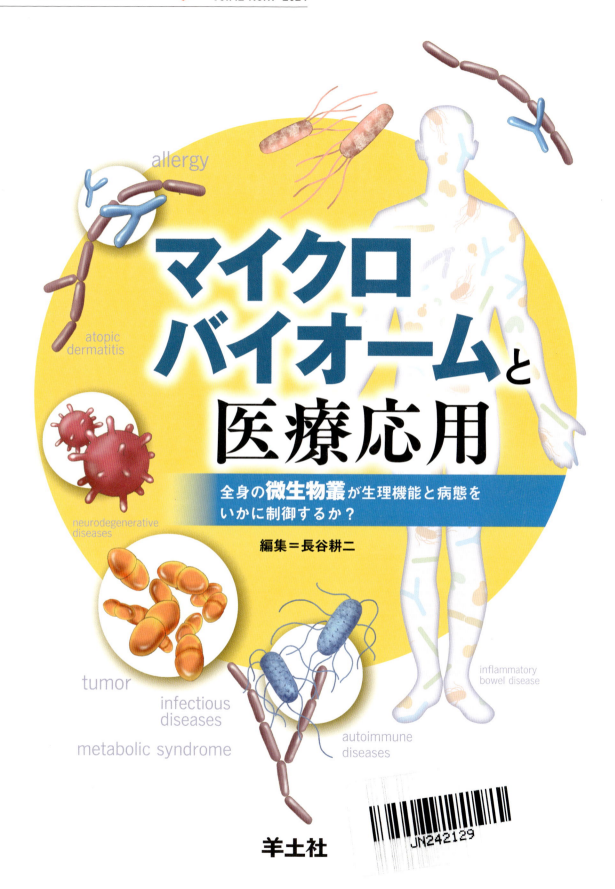

【注意事項】本書の情報について─────────────────────────────

　本書に記載されている内容は，発行時点における最新の情報に基づき，正確を期するよう，執筆者，監修・編者ならびに出版社はそれぞれ最善の努力を払っております．しかし科学・医学・医療の進歩により，定義や概念，技術の操作方法や診療の方針が変更となり，本書をご使用になる時点においては記載された内容が正確かつ完全ではなくなる場合がございます．
　また，本書に記載されている企業名や商品名，URL等の情報が予告なく変更される場合もございますのでご了承ください．

❖ **本書関連情報のメール通知サービスをご利用ください**

メール通知サービスにご登録いただいた方には，本書に関する下記情報をメールにてお知らせいたしますので，ご登録ください．

・本書発行後の更新情報や修正情報（正誤表情報）
・本書の改訂情報
・本書に関連した書籍やコンテンツ，セミナーなどに関する情報

※ご登録の際は，羊土社会員のログイン／新規登録が必要です

ご登録はこちらから

序

　ヒポクラテスの誓いで有名な古代ギリシャの医師ヒポクラテス（BC460～370頃）は，「すべての病は腸から（All diseases begin in the gut）」という言葉を残している．さすがにすべての病気というのは大袈裟であるものの，多くの全身性疾患に腸内微生物叢（マイクロバイオーム）の異常やそれに伴うリーキーガットがかかわっている点では正鵠を射ている．腸管のなかでも大腸は微生物発酵器官としての側面を有し，マイクロバイオームと共進化してきた．その帰結として，ビフィズス属細菌やセグメント細菌のように腸内にしか棲息できない細菌種も生じている．また腸管以外にも外部環境に接した臓器には，その数は大腸には劣るものの，特徴的な微生物コミュニティが形成されている．2000年代に勃興したシークエンサーの技術革新やバイオインフォマティクスの発展は，マイクロバイオームの実態を明らかにしてきた．さらに各種疾病に罹患した患者におけるマイクロバイオームの変化を調べることで病態形成との相関関係が見出され，患者のヒト糞便を移植した病態モデル動物を用いて因果関係が示されてきた．いまでは，異常をきたしたマイクロバイオームを「リセット」したり，腸内環境を「デザイン」することで疾患治癒や身体能力の向上をめざすさまざまな取り組みがなされている．

　哺乳類の胎児は基本的には無菌状態で維持されており，産道を通過する際にはじめて母体のマイクロバイオームに曝露される．その一部は腸管や体表面に定着し，初期マイクロバイオームが形成される．腸管の初期マイクロバイオームは母乳に豊富に含まれるオリゴ糖によって維持され，乳酸菌やビフィズス属細菌が主体であるが，離乳期を境としてその構成菌は大きく変化し徐々に成熟して成人型マイクロバイオームが形成される．発達期という限られたtime windowにおいて腸内細菌が定着することは，免疫系や神経系の発達においてきわめて重要である．

　ヒューゴー賞受賞作家であるケン・リュウは，マイクロバイオームによる恋愛感情の制御をモチーフとした短編小説『心智五行』を著している．この物語は，マイクロバイオームの完全除去が健全とされる近未来社会を舞台にしている．主人公の女性は，発展から取り残された辺境の惑星コロニーに不時着し，そこで失われたマイクロバイオームを取り戻すことで，忘れていた瑞々しい恋愛感情に目覚めていくという展開が描かれている．これはもちろんサイエンス・フィクション（SF）であるが，腸内細菌の有無がマウスの情動に影響を与えるという科学的事実に触発されたものである．

　本増刊号では臓器ごとのマイクロバイオームの特徴や疾患との関連について各分野のフロントランナーに解説していただくとともに，特別企画として，驚くほど巧妙にマイクロバイオームとの共進化を遂げてきた昆虫の世界についてもご紹介いただく．本号に収載された珠玉の記事（アーティクル）を読み，分野を超えて発展する研究の現在地を知るとともに，少し不思議（SF）なマイクロバイオームの効能にしばし思いを馳せていただけたら幸甚である．

2024年9月

長谷耕二

実験医学 増刊 Vol.42-No.17 2024

マイクロバイオームと医療応用
全身の微生物叢が生理機能と病態をいかに制御するか?

序 ……………………………………………………………………………… 長谷耕二

概論 マイクロバイオームの光と影 ……………………………………… 長谷耕二　　8（2602）

第1章　全身に分布するマイクロバイオーム

Ⅰ. 各臓器のマイクロバイオーム

1. ヒト健常者の腸内マイクロバイオーム ………………………… 眞田喬行，國澤　純　14（2608）

2. 口腔マイクロバイオームの特徴と全身疾患への影響
………………………………………………………… 齋藤さかえ，清水律子　20（2614）

3. 皮膚マイクロバイオームと炎症性皮膚疾患 ………… 米倉　慧，中島沙恵子　26（2620）

4. 生殖器・泌尿器のマイクロバイオーム
…………………………… 石山顕信，鈴木美穂，赤松秀輔，近藤　豊　31（2625）

5. 呼吸器疾患とマイクロバイオーム ……………………………………… 友田恒一　38（2632）

Ⅱ. 細菌以外のマイクロバイオーム

6. 真菌叢の動態と作用 …………………………………………… 森　大地，後藤義幸　45（2639）

7. ヒト腸内ウイルス叢の多様性と健康 ………… 池田一史，友藤嘉彦，岡田随象　52（2646）

CONTENTS

第2章 マイクロバイオームと生理・病理との関連

Ⅰ. マイクロバイオームによる生理機能調節

1. 運動とマイクロバイオーム ……………………………… 森田寛人, 福田真嗣　58 (2652)

2. マイクロバイオームによる代謝・内分泌制御
………………………… 山野真由, 池田貴子, 西田朱里, 木村郁夫　65 (2659)

3. 腸内細菌と宿主との相互作用様式を紐解くリピドミクス解析
………………………………………………………… 小笠晃汰, 有田　誠　71 (2665)

4. 腸内細菌による免疫システムの発達 ……………… 髙橋大輔, 長谷耕二　76 (2670)

5. マイクロバイオームを介した腸脳相関 …… 寺谷俊昭, 宮本健太郎, 金井隆典　82 (2670)

6. 老化に対する腸内マイクロバイオーム由来代謝物の作用 ……… 松本光晴　90 (2684)

7. T細胞を誘導する腸内細菌種 ……………………… 田之上 大, 新　幸二　96 (2690)

Ⅱ. マイクロバイオームと感染制御

8. 腸内細菌叢に依存した腸管ウイルスの感染様式 …………… 金井祐太　101 (2695)

9. 腸内細菌とインフルエンザ ……………………… 小林桃愛, 一戸猛志　108 (2702)

10. 新型コロナウイルス感染症におけるユニークな腸内細菌・代謝物質変動と
過剰免疫応答 ………………………………………………… 永田尚義　114 (2708)

11. Short Article HIV 感染症の腸内細菌叢の特徴と代謝への影響
………………………………………………… 石坂　彩, 水谷壮利　121 (2715)

Ⅲ. ディスバイオーシスと疾患

12. 腸内細菌と大腸がん研究の最前線 ……………… 鈴木大輔, 山田拓司　125 (2719)

13. Short Article がんに覆われた細菌叢
―腫瘍内細菌叢研究のこれから ………………… 込山星河, 長谷耕二　131 (2725)

14. 関節リウマチと腸内細菌叢研究の最新動向 ………………… 前田悠一　136 (2730)

15. 炎症性腸疾患とマイクロバイオーム …………… 村上真理, 竹田　潔　142 (2736)

16. インスリン抵抗性とマイクロバイオーム ―――――――― 大野博司 148 (2742)

17. 皮膚微生物叢とバリア，炎症制御 ―――――――――― 松岡悠美 153 (2747)

18. パーキンソン病の腸管マイクロバイオーム ―――――――― 大野欽司 158 (2752)

19. 多発性硬化症と密接に関連する腸内細菌叢の多面的役割
――――――――――――――――――― 竹脇大貴，山村　隆 165 (2759)

20. Short Article 腸内細菌による自己抗原ミミック ――――――― 宮内栄治 171 (2765)

第3章 マイクロバイオーム研究の応用

1. 腸内マイクロバイオームを標的とした創薬研究の現状 ――――― 金　倫基 175 (2769)

2. 腸内細菌移植療法の現状と展望 ――――――――――― 石川　大 181 (2775)

3. がん免疫療法とマイクロバイオーム ――――――――― 角田卓也 187 (2781)

4. ファージ療法 ―――――――――――――― 藤本康介，植松　智 192 (2786)

5. 新規ヒト腸内細菌叢制御法としてのIgA抗体医薬の開発
―――――――――――――――― 高橋慧崇，森田直樹，新藏礼子 197 (2791)

特別寄稿 マイクロバイオームが駆動する生物多様性

1. 昆虫の生存に必須な腸内微生物共生 ――――――――― 深津武馬 203 (2797)

2. 共生細菌による宿主の性・生殖操作の分子機構 ――――― 勝間　進 211 (2805)

索　引 ――――――――――――――――――――――――― 217 (2811)

実験医学 増刊 Vol.42-No.17 2024

マイクロバイオームと医療応用

全身の**微生物叢**が生理機能と病態をいかに制御するか？

編集＝長谷耕二

概 論

マイクロバイオームの光と影

長谷耕二

マイクロバイオームは宿主動物における免疫応答やエネルギー代謝の調節のみならず，神経系の発達や機能にも寄与している．これまでは主に腸内マイクロバイオームの研究に焦点が当てられてきたが，外環境に曝露された体表面や粘膜組織にはユビキタスにマイクロバイオームが存在しており，その実態や生理的・病理的役割に関する研究が進展している．本稿では，マイクロバイオームの正および負の側面に焦点を当てるとともに，マイクロバイオームを標的とした医療の可能性について概説する．

はじめに

　常在微生物は私たちの身体の表面の至るところに存在しており，その集合体である微生物叢はマイクロバイオータ（microbiota）あるいはマイクロバイオーム[※1]（microbiome）とよばれている．従来の培養法と分子生物学的手法やバイオインフォマティクスが融合することで，マイクロバイオーム研究では近年目覚ましい成果が得られている．なかでも，腸内マイクロバイオームの異常とさまざまな全身性疾患の因果関係が明らかとなり，腸内マイクロバイオームの改善をめざした機能性食品や医薬品の開発も加速している．さらに，口腔，皮膚，呼吸器，泌尿器など腸管外のマイクロバイオームの性状解析を通じて，その生理的重要性や疾患とのかかわりを示す報告も相次いでおり[1]〜[4]，マイクロバイオーム研究はまさに百花繚乱の様相を呈している．

> **※1　マイクロバイオーム**
> 『マイクロバイオータ』は微生物叢を指す．例えば，皮膚に存在する常在微生物叢は皮膚マイクロバイオータ（skin microbiota）とよばれる．『マイクロバイオーム』も「微生物叢」という意味で使われるが，本来は微生物叢に加えてその保有ゲノムや遺伝子産物を含めた概念である．本稿では統一してマイクロバイオームを用いる．なお，かつてよく使われていた，『腸内フローラ』という言葉は，植物相を連想させることから学術用語としては現在ではあまり使われない．

Yin and yang of microbiome

Koji Hase：Division of Biochemistry, Graduate School of Pharmacy, Keio University/The Institute of Fermentation Sciences (IFeS), Faculty of Food and Agricultural Sciences, Fukushima University（慶應義塾大学大学院薬学研究科生化学講座／福島大学食農学類附属発酵醸造研究所）

表　身体の各部位における常在菌数（培養法）

部位	細菌密度（菌数/mL内容物）	内容物容量（mL）	おおよその総菌数[a]
大腸	10^{11}	400	4×10^{13}（40兆）
回腸（小腸下部）	10^8	400	4×10^{10}（400億）
十二指腸・空腸（小腸上部）	$10^3 \sim 10^4$	400	$4 \times 10^5 \sim 4 \times 10^6$（40万〜400万）
胃	$10^3 \sim 10^4$	$250 \sim 900$	$2.5 \times 10^5 \sim 9 \times 10^6$（25万〜900万）
唾液	10^9	＜100	＜1×10^{11}（1,000億以下）
歯垢（プラーク）	10^{11}	＜10	＜1×10^{12}（1兆以下）
皮膚	$10^{11}/m^2$	1.8 m^2	1.8×10^{11}（1,800億）

[a] 文献5を元に算出.

1．マイクロバイオームのレゾンデートル

1）マイクロバイオームは質（組成）も量も大事

　ヒト成人の腸管には生物六界のうち，植物界を除く五界が棲息するとされているが，なかでも圧倒的な存在量を誇るのは真正細菌（bacteria）である．その多くは大腸に棲息しており，その数は体重70 kgの成人男性で約38兆個であるとされている（**表**）[5]．これを重量に換算すると0.2 kg程度と見積もられる．ヒト体細胞の総数は約30兆個であるため，大腸には体細胞をやや上回る数の細菌が存在しているといえる．ただし，これは培養法による算出であり，フローサイトメトリーを用いたQMP（quantitative microbiome profiling）法で直接菌数を定量すると，健常成人40名のなかで約20〜120兆個もの範囲で大きく個人差があったことが報告されている[6]．また，炎症性腸疾患であるクローン病患者のQMP解析では健常者の1/3程度まで総菌数が減少していた．本知見は，マイクロバイオームと疾患の関連を調べる場合には，構成細菌の種類や多様性のみならず，総菌数も重要なファクターであることを示唆している．これは現在汎用されている16S rRNA遺伝子配列にもとづく菌叢解析だけでは見落としがちな視点であるため，筆者の研究室では菌叢解析を実施する際には，16S rRNA遺伝子共通プライマーを用いた定量PCRも同時に行うことで，できるだけ総菌数も定量するようにしている．

　真正細菌以外にも腸内にはウイルス叢（virome）（第1章-7），真菌叢（mycobiome）（第1章-6），古細菌叢（archaeome）どが存在しており[7]，その実態や生物学的重要性が少しずつ明らかになりつつある．

2）隠れた臓器としての腸内マイクロバイオーム

　なぜこれほど多くの細菌がわれわれの腸管に存在しているのであろうか？腸内マイクロバイオームは，レジスタントスターチやレジスタントプロテイン，可溶性食物繊維など宿主が消化しきれなかった食物残渣を発酵分解し，短鎖脂肪酸（酢酸，プロピオン酸，酪酸）や補酵素（ビタミンB類やビタミンKなど）を宿主に提供している．生体で消費されるエネルギー源の約1割は腸内微生物発酵を介して供給されている事実から，腸内マイクロバイオームは「隠れた臓器」ともよばれる．このように，宿主の食物残渣を発酵分解する微生物叢は特にcommensal microorganisms[※2]と呼称される．マイクロバイオームは他にも，トリプトファン代謝物であるインドール系化合物，オルニチンに由来するポリアミン（プトレッシンおよびスペルミジン，第2章-6を参照），セロトニンやGABAに代表される神経伝達物質，二次胆汁酸など多種多様な代謝物を産生し，その一部は宿主−微生物間相互作用を支えるシグナル分子として機能する．

これまでのマイクロバイオーム由来代謝物の研究は，水溶性代謝物に関するものがほとんどであったが，近年のリピドミクスの発達により，腸内細菌はHYAなど水酸化脂肪酸をはじめとする多様な脂質代謝物やレチノイン酸を産生することが明らかになりつつあり，その生理機能に注目が集まっている（第2章-3参照）[8) 9)].

3）マイクロバイオームの多面的役割

　宿主細胞は，特定のGタンパク質共役受容体（GPR40, 41, 43, 109a, 120など）や芳香族炭化水素受容体（AhR）を介して腸内代謝物を感知している．さらに，酪酸などはヒストン脱アセチル化酵素阻害作用を介してエピジェネティックに宿主細胞の分化や機能を変化させる．また，腸内細菌由来の代謝物が運動時のエネルギーとして供給される可能性が示唆されている（第2章-1）．乳幼児期の腸内マイクロバイオームの定着は粘膜面の感染防御に重要であるのみならず，腸管免疫系や腸上皮バリアの構築に必要不可欠な役割を果たしている[10]．一方で，マイクロバイオームの定着は脳機能や脳神経系の発達にも重要である．無菌妊娠マウスや抗生物質を投与した妊娠マウスでは，胎仔脳の軸索形成が阻害されるが，これらの異常は母体マイクロバイオーム由来のいくつかの代謝物を投与することで予防できる[11]．加えて，母体マイクロバイオーム由来の短鎖脂肪酸はGPR41/FFAR3を介して，胎生後期における交感神経節やGLP-1産生性腸内分泌細胞の分化を促進することで，生後のメタボリックシンドロームに対する疾患リスクを下げることも判明している[12]．

　以上を踏まえると，ヒトや齧歯類における腸内マイクロバイオームの存在意義は，主として①食物残渣からのエネルギー抽出と宿主への提供，②感染性微生物の定着阻止（第2章-Ⅱ），③免疫系や腸上皮バリアの構築促進（第2章-4, 7），④中枢および末梢神経系（交感神経系や腸神経系など）の発達促進や刺激（第2章-5），⑤内分泌代謝系の調節（第2章-2, 16），など多岐にわたっている．

4）ユビキタスなマイクロバイオーム

　腸管以外にも，口腔，皮膚，呼吸器，泌尿器（尿道や膣）など外環境に接した臓器には，ほぼすべからくマイクロバイオームが存在しており（表，第1章-Ⅰ），筆者はこれをユビキタス・マイクロバイオーム（ubiquitous microbiome）と呼称している．さらには，さまざまな腫瘍組織の内部や（第2章-13），議論が分かれるものの胎盤にもマイクロバイオームが見つかっている[13]．これら腸管外のマイクロバイオームの特徴や生物学的意義については各論を参照されたいが，私たちの身体はまさにユビキタス・マイクロバイオームと共生するSuperorganismであるといえる．

2．マイクロバイオームを標的とした医療は実現可能か？

1）マイクロバイオームのダークサイド

　マイクロバイオームがさまざまな宿主機能を修飾していることを踏まえると，その変容が，潜在的に免疫系・代謝系・神経系における疾患のリスクファクターとなりうることは想像に難

※2　commensal microorganisms

「commensal」という単語は，ラテン語の「com-」（ともに）と「mensa」（食卓）に由来して，「同じ食卓を囲む者たち」を意味している．ただし，腸内マイクロバイオームは宿主動物と同じテーブルに座るものの，食べ残しが与えられない．またcommensalismとは，本来，一方（腸内微生物）が共生によって利益を得るが，もう一方（宿主動物）には利害が生じない共生関係を意味する．しかし，腸内マイクロバイオームは宿主に利害をもたらすため，正確にはcommensalismとはいえないのかもしれない．

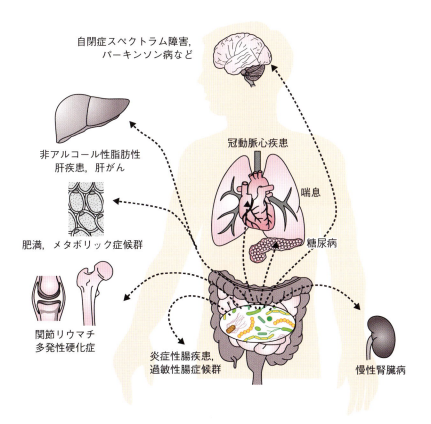

図　腸内細菌の異常が関連する疾患
食事，薬剤，加齢，遺伝的要因などでdysbiosisが起こると，リーキーガット症候群を併発するケースが多い．リーキーガット症候群はさまざまな全身性疾患の増悪因子となる．

くない（**図**）．食事様式（高脂肪食など），薬剤（抗菌剤やプロトンポンプ阻害剤など），加齢，生活様式（運動不足や睡眠不足など）によって，腸内マイクロバイオームのバランス異常が生じることをディスバイオーシス（dysbiosis）とよぶ．dysbiosisはしばしば，腸上皮バリアの低下を招き，リーキーガット症候群（leaky gut syndrome，LGS）とよばれる状態に至る．一概にはいえないものの，LGSにより腸内微生物，あるいはその成分や代謝物が腸管から全身に漏れ出すことが，全身性の炎症応答を招き種々の疾患の発症や増悪につながっているのかもしれない．実際に，dysbiosisが関連する疾患群とLGSが関連する疾患群には重複しているものが多い（**図**）[14]．dysbiosisによる疾患形成の詳細については第2章-Ⅲを参照されたい．

2）マイクロバイオーム創薬

　マイクロバイオームが多様な疾患のリスクファクターとなりうることをふまえ，主に腸内マイクロバイオームを標的として，そのバランスの改善によって疾患治療につなげようとする「マイクロバイオーム創薬」の開発が進んでいる．その代表的モダリティの1つは糞便移植（fecal microbiota transplantation，FMT）である（第3章-2参照）．FMTの最も古い記録は4世紀の中国に遡り，葛洪（Ge Hong）という中医が「黄湯」（yellow soup）と名付けた糞便発酵スープを食中毒や重度の下痢の患者の治療に用いたことが記されている[15]．近代医学の時代においては，1958年にアメリカの医師であるBen Eisemanらが，重度の偽膜性腸炎患者4名に対して

健常者由来の便を用いたFMTを実施し，その有効性を報告するもあまり注目されなかった[16]．しかし，2013年にオランダの研究グループが難治性の再発性*Clostridioides difficile*感染症に対する無作為化比較対照試験（RCT）を実施し，治癒率80％以上という画期的な治療成績をあげたことで，FMTが一躍脚光を浴びるようになった[17]．現在では，炎症性腸疾患，GVHD（移植片対宿主病），過敏性腸症候群，メタボリックシンドローム，自閉症スペクトラム障害などさまざまな疾患を対象としてFMTのRCTが実施されている．

FMT以外にも，生菌製剤カクテル，低分子薬剤，ファージ療法，ファージ由来のエンドリシン療法，IgA抗体などさまざまなモダリティを用いたマイクロバイオーム創薬の開発が進行中である（第3章参照）．

おわりに

哺乳類はマイクロバイオームの存在下で共進化してきており，それらが代謝，神経内分泌，免疫機能において重要な役割を担うようになっている．これは，宿主が健康な腸内細菌叢を利用して生物としての環境適応度を最大化していることを示唆している．一方で，腸内細菌群集の構成は，食事や薬剤などの環境要因によって大きく左右されるため，生活様式の現代化や抗生物質の使用による腸内の生物多様性の喪失は，ヒトの健康にリスクをもたらす可能性は否定できない．さらに環境変化を次世代に伝える役割をも担っているかもしれない．例えば，父親マウスに非吸収性の抗生物質を与えて，その腸内マイクロバイオームを撹乱すると，精子内で環境情報伝播を担うsmall RNA（miRNAやtRNAフラグメント）の発現が変化し，受精後の仔の胎盤発育不全を引き起こし，胎仔重量の低下や早期死亡リスクを高めることが報告されている[18]．また母体マイクロバイオーム由来の短鎖脂肪酸は胎児や胎盤の健全な発達に必須であり，その供給不足は低体重疾患や生後の疾患リスクの上昇につながる[12][19]．このようにマイクロバイオームは多臓器連関を担うのみならず，世代を超えた親子連関にもかかわっているといえる．

文献

1）Baker JL, et al：Nat Rev Microbiol, 22：89-104, doi:10.1038/s41579-023-00963-6（2024）
2）Enamorado M, et al：Cell, 186：607-620.e17, doi:10.1016/j.cell.2022.12.037（2023）
3）Muraoka A, et al：Sci Transl Med, 15：eadd1531, doi:10.1126/scitranslmed.add1531（2023）
4）Harris-Tryon TA & Grice EA：Science, 376：940-945, doi:10.1126/science.abo0693（2022）
5）Sender R, et al：PLoS Biol, 14：e1002533, doi:10.1371/journal.pbio.1002533（2016）
6）Vandeputte D, et al：Nature, 551：507-511, doi:10.1038/nature24460（2017）
7）Geesink P & Ettema TJG：Nat Microbiol, 7：10-11, doi:10.1038/s41564-021-01031-6（2022）
8）Tsugawa H, et al：Nat Aging, 4：709-726, doi:10.1038/s43587-024-00610-6（2024）
9）Shiratori H, et al：Sci Rep, 13：8903, doi:10.1038/s41598-023-35097-5（2023）
10）Al Nabhani Z, et al：Immunity, 50：1276-1288.e5, doi:10.1016/j.immuni.2019.02.014（2019）
11）Vuong HE, et al：Nature, 586：281-286, doi:10.1038/s41586-020-2745-3（2020）
12）Kimura I, et al：Science, 367：eaaw8429, doi:10.1126/science.aaw8429（2020）
13）de Goffau MC, et al：Nature, 572：329-334, doi:10.1038/s41586-019-1451-5（2019）
14）Kinashi Y & Hase K：Front Immunol, 12：673708, doi:10.3389/fimmu.2021.673708（2021）
15）de Groot PF, et al：Gut Microbes, 8：253-267, doi:10.1080/19490976.2017.1293224（2017）
16）Eiseman B, et al：Surgery, 44：854-859（1958）
17）van Nood E, et al：N Engl J Med, 368：407-415, doi:10.1056/NEJMoa1205037（2013）
18）Argaw-Denboba A, et al：Nature, 629：652-659, doi:10.1038/s41586-024-07336-w（2024）
19）Pronovost GN, et al：Sci Adv, 9：eadk1887, doi:10.1126/sciadv.adk1887（2023）

＜著者プロフィール＞
長谷耕二：1994年富山医科薬科大学（現・富山大学）薬学研究科修士課程修了．山之内製薬株式会社を退職後，2000年よりカリフォルニア大学サンディエゴ校（UCSD）医学部ポスドクとして，ライフワークである腸上皮バリア学に関する研究に着手する．'04年より理化学研究所RCAI研究員，'12年より東京大学医科学研究所・特任教授を経て，'14年より現職．学生時代に『腸は考える』（岩波新書）に強く感銘を受けて以来，腸の研究に従事している．今後も「病は腸から」のメカニズムを明らかにしたい．

第1章　全身に分布するマイクロバイオーム

Ⅰ. 各臓器のマイクロバイオーム

1. ヒト健常者の腸内マイクロバイオーム

眞田喬行，國澤　純

> ヒトの腸内には約40兆個の細菌が共生し，腸内マイクロバイオームを形成している．腸内マイクロバイオームは，食物の消化，栄養素の吸収，免疫系の調節など，ヒトの健康維持において重要な役割を果たしている．本稿では，健常者における腸内マイクロバイオームの特徴に加え，年齢，食事，居住地域，薬剤，生活習慣などの要因が腸内マイクロバイオームに与える影響について解説する．さらに，短鎖脂肪酸やビタミンの産生，免疫調節機能など，腸内マイクロバイオームがもたらす身体恒常性の維持に有用な機能についても説明する．

はじめに

　ヒトの腸内には，ヒトの構成細胞数を超えるおよそ40兆個の細菌が共生しており，腸内マイクロバイオームを形成している．これらの共生微生物は，単独で生息しているだけではなく，相互に連動し，マイクロバイオームとして1つの生態系を構築している．腸内マイクロバイオームは，食物の消化や栄養素の吸収，免疫系の調節，病原体の排除など，多岐にわたる機能をもち，ヒトの身体恒常性および健康の維持に重要な役割を果たしている．本稿では，健常者における腸内マイクロバイオームの特徴，その構成に影響を及ぼす因

子，マイクロバイオームがもつ機能について解説する．

1 多様な特徴をもつ健常者の腸内マイクロバイオーム

　筆者が所属する医薬基盤・健康・栄養研究所では，全国各地からサンプルと情報を収集し，腸内細菌データベース（NIBIOHN JMD）を構築し解析を行っている[1]．集積された腸内マイクロバイオームの解析では，*Bacteroides*属，*Faecalibacterium*属，*Bifidobacterium*属，*Blautia*属などの細菌が優勢であることが示されている（**図1A**）．同様の傾向が，日本国内のその他のコホート研究[2][3]においても示されており，日本人集団に共通した特徴であると考えられる．一方で，腸内マイクロバイオームを変動させる要因は多岐にわたって

[略語]
GPR：G-protein coupled receptor
IL：interleukin

Gut microbiota in healthy human subjects
Takayuki Sanada[1] /Jun Kunisawa[1]~[5]：Laboratory of Vaccine Materials and Laboratory of Gut Environmental System, Microbial Research Center for Health and Medicine, National Institutes of Biomedical Innovation, Health and Nutrition[1] / Graduate School of Medicine, Graduate School of Pharmaceutical Sciences, Graduate School of Dentistry, and Graduate School of Science, Osaka University[2] /International Vaccine Design Center, The Institute of Medical Science, The University of Tokyo[3] /Department of Microbiology and Immunology, Kobe University Graduate School of Medicine[4] /Research Organization for Nano & Life Innovation, Waseda University[5]（医薬基盤・健康・栄養研究所ヘルス・メディカル微生物研究センター[1] / 大阪大学大学院医学系研究科・薬学研究科・歯学研究科・理学研究科[2] /東京大学医科学研究所国際ワクチンデザインセンター[3] /神戸大学大学院医学研究科[4] /早稲田大学ナノ・ライフ創新研究機構[5]）

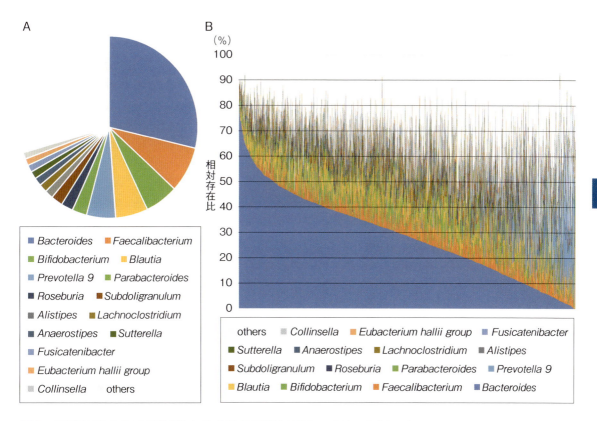

図1 NIBIOHN JMDより抽出した2,658名の健常人腸内マイクロバイオーム
A）腸内細菌属レベルの相対存在比の平均．*Bacteroides*属，*Faecalibacterium*属，*Bifidobacterium*属，*Blautia*属などの細菌が優勢である．B）健常人の腸内マイクロバイオーム属レベルの個人別積み上げ棒グラフ．最も主要な細菌である*Bacteroides*の相対存在比により整列している．健常人においてもきわめて多様な腸内細菌叢構成を示す．

おり，個人差がきわめて大きい（**図1B**）．いわゆる「健常者」とよばれる人々の間でも，個人間で多様な細菌叢組成をもつことから，すべてのヒトに当てはまる「正常な腸内細菌叢」の画一的な基準値や正常値を設けることは困難である．

一方，ヒト腸内細菌叢は，各個人がもつ腸内細菌の種類や相対的存在量の違いにより，エンテロタイプとして知られるいくつかのタイプに分類することができる．広く知られているのが2011年にArumugamらがクラスター解析により見出した，*Bacteroides*タイプ，*Prevotella*タイプ，*Ruminococcus*タイプのエンテロタイプ3分類である[4]．*Bacteroides*タイプはタンパク質や動物性脂肪を多く含む西洋型の食事に関連し，*Prevotella*タイプは炭水化物や食物繊維を多く含む食事に関するなど，エンテロタイプは普段摂っている食事との関連が指摘されている[5]．さらに，日本人のエンテロタイプは5種類に分類されるという高木らの報告[3]や，アジア5カ国10都市に住む7歳から10歳までの小学児童303名を対象に行った腸内細菌叢解析では，エンテロタイプは*Prevotella*タイプと*Bifidobacterium-Bacteroides*タイプの2種類に分類されるという中山らの報告など[6]，エンテロタイプ分類は，食事や生活習慣，環境要因によってタイプ数が変動する可能性がある．

2 腸内マイクロバイオームに影響を及ぼす因子

1）年齢による変化

腸内マイクロバイオームは，年齢を重ねるにつれて徐々に変化することが明らかになっている[7]．腸内マイクロバイオームの形成は出産時にはじまる．分娩様

式（経腟，帝王切開）により，出生後初期に形成される腸内マイクロバイオームの構成が異なることが知られている[8]．出生時や直後に産道や母親の皮膚，環境中から取り込まれる通性嫌気性菌が腸内に移行し，その後，母乳中のヒトミルクオリゴ糖を資化する*Bifidobacterium*属細菌や*Bacteroides*, *Clostridium*などの偏性嫌気性菌が腸内に定着する[6)9)]．この生後初期の腸内マイクロバイオームの確立は，身体の成長や内分泌系，粘膜免疫，中枢神経系に重要な役割を果たしている[10]．

離乳食の摂取がはじまると，*Faecalibacterium*, *Ruminococcus*, *Dorea*などの増加とともに，菌の多様性が増加する[9]．この時期には，植物由来のグリカンや複雑な炭水化物を代謝する能力を獲得し，乳酸とともに酢酸やプロピオン酸，酪酸などの短鎖脂肪酸の産生量が増加する[10]．その後，生後3年程度かけて，腸内細菌マイクロバイオームの構成が*Bacteroides*や*Faecalibacterium*を主体とした成人型へ変化していく[7)10)11)]．幼児期から学童期にかけては，菌の多様性の増加とともに，ビタミン産生能などの機能を獲得し，徐々に成熟した腸内マイクロバイオームを獲得していくと考えられている[10]．

成人期の腸内細菌マイクロバイオームは，比較的安定した構成を示すが，生活環境や身体活動量の変化，病気や治療などの影響を受けることで，腸内マイクロバイオームに個人差が大きく表れるようになる[12]．日本人を対象とした小田巻らの報告によると，*Bifidobacterium*属や*Blautia*属，*Faecalibacterium*属など酢酸や酪酸などの短鎖脂肪酸を産生する細菌が加齢とともに減少していくことが明らかとなっている[7]．一方で，100歳を超える長寿者においては酪酸産生菌を多くもつことが知られており[12]，短鎖脂肪酸が長寿に寄与している可能性が注目されている．

2）食事・食習慣

われわれが摂取している食品に含まれる栄養素や摂取方法などの食習慣は，腸内マイクロバイオームに大きな影響を与える[13]．特にヒトの酵素で分解できない食物繊維は，腸内細菌がもつ酵素により分解され，これをエネルギー源とする細菌群が増加する．さらに，食物繊維が分解・代謝されることで産生される短鎖脂肪酸は，ヒトの身体恒常性の維持に重要な役割を果た

す（後述）．一方で，飽和脂肪酸など脂質の摂取は腸内マイクロバイオームの多様性の低下と関連しており，特に*Faecalibacterium prausnitzii*や*Prevotella copri*を減少させ，冠動脈疾患の発症などの心血管イベントの増加と関連するとされる[14]．逆に，不飽和脂肪酸であるω-3脂肪酸摂取は，酪酸産生菌の増加および抗炎症効果と関連し，心血管イベントによる死亡リスクを減少させることが知られている[13]．

さらに，食事を食べるタイミングにより，栄養の摂取や身体への影響が異なることが明らかとなってきており，「時間栄養学」として注目されている．腸内細菌の量や構成における日内変動は体内時計と関連し，食事の摂取パターンなどの食行動に影響を与えることから，腸内マイクロバイオームのさらなる変化を促すと考えられる[13]．

3）居住地域

同一の場所で居住し，生活環境が類似した同居した家族では，互いに似た構成の腸内マイクロバイオームをもつことが明らかになっている[11]．一方，生活スタイルが異なるコミュニティ間では，腸内マイクロバイオーム組成が異なることが報告されている．国レベルの比較では，海外と日本人健常者106名と11カ国から収集した857名分の腸内細菌ショットガンシークエンスデータを解析した研究では，12カ国のそれぞれが異なるマイクロバイオーム組成をもつことが明らかとなった[15]．この報告によると，日本人は他国と比べて，*Bifidobacterium*属，*Blautia*属，*Collinsella*属，*Streptococcus*属などが多く，*Clostridium*属，*Alistipes*属，*Dialister*属，*Butyricicoccus*属細菌などが少ないという特徴が明らかになっている．さらに，同一国内の都市部と地方部に住む人々の間では，食習慣の相違とともに異なる腸内マイクロバイオーム構成をもつことが明らかになっており[6]，さらにわれわれの調査では，同じ地域に居住の方でも健康意識の違いが腸内マイクロバイオームに影響する可能性が示されている．

4）薬剤

細菌感染症治療に用いられる抗生物質は，細菌を直接傷害することから腸内マイクロバイオームを劇的に変容させ，その多様性を低下させる[16]．また，胃や十二指腸の消化性潰瘍や難治性逆流性食道炎の治療に用いられるプロトンポンプ阻害薬などの制酸剤は，胃酸

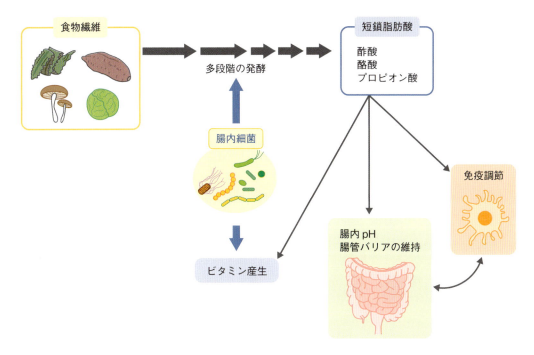

図2　腸内マイクロバイオームの機能
腸内マイクロバイオームは食物繊維などヒトが消化酵素をもたない物質を分解し，その消化を助ける．食物繊維の発酵作用により産生された短鎖脂肪酸は，pHをはじめとした腸内環境の維持，腸管バリア機能の保護，免疫機能の制御，ビタミン産生など，ヒトの身体恒常性の維持のために有用なさまざまな機能をもっている．

の減少により，*Streptococcus pneumoniae* や *Klebsiella pneumoniae* などの口腔内細菌や小腸に住む *Lactobacillus* などの通性嫌気性細菌が大腸へと異所性定着することを可能とし，腸内マイクロバイオームを変容させる[17]．この他，抗ヒスタミン剤，スタチン，抗真菌薬，非ステロイド性抗炎症薬や抗精神病薬も腸内マイクロバイオームを変容させることが知られている[16]．

5）ストレス

ストレスは腸内マイクロバイオームに直接的な影響を与えることが知られている．マウスによる動物実験では，社会的ストレスにより *Bacteroides* 属細菌の減少や *Clostridium* 属細菌の増加などを伴う腸内マイクロバイオームの変容が起こる．この変容は，炎症性サイトカインであるIL-6やMCP-1の上昇を伴う炎症を引き起こす[18]．さらに，抗菌薬を用いて腸内マイクロバイオームを除去したマウスや，腸内マイクロバイオームをもたない無菌マウスを用いた研究では，ストレス反応やストレスによる炎症性サイトカイン上昇がキャンセルされることから[18)19)]，ストレスが腸内マイクロバイオームを介して炎症を惹起する要因の1つであることが示唆される．

3 腸内マイクロバイオームの機能

腸内細菌は，宿主から生存の場と栄養の提供を受ける一方で，宿主の身体恒常性にかかわる多様な機能を提供することで，相利共生状態を構築している（**図2**）．それぞれの機能を発揮するためには，「善玉菌」とよばれるような単一の菌による作用だけでなく，細菌同士のネットワークも重要となる．

1）食物繊維の消化と短鎖脂肪酸の産生

腸内細菌は，自分の栄養を確保するために消化酵素を産生して食物を分解するが，同時に宿主による消化の助けにもなっている．特に食物繊維の消化は，ヒトの酵素では行われず，腸内細菌がもつ酵素によって担われる．枯草菌や糖化菌により食物繊維は糖へ分解され，ビフィズス菌や乳酸菌がエネルギー源として利用し，その結果，乳酸や酢酸が産生される．さらに，乳

酸や酢酸はプロピオン酸や酪酸の産生につながってくることから，食物繊維を起点とする菌の代謝リレーは，短鎖脂肪酸の産生における必須の経路となっている[20]．

このように産生された短鎖脂肪酸は，生体の恒常性維持に対して多様な作用を果たしている．例えば，腸管上皮細胞における主要なエネルギー源となり，腸管上皮細胞の機能促進による蠕動運動や腸管バリアの維持に不可欠である．腸内バリアは，消化管内の上皮細胞や粘液によって形成され，腸管内腔から生体内への有害物質や病原体の侵入を防ぐ機構であるが，leaky gutとよばれる腸管バリアの破綻は，体内での微弱な炎症を持続的に惹起させ，その結果，心血管や肝臓などさまざまな臓器の疾患の要因となる危険性が指摘されている．その他にも，短鎖脂肪酸は腸管内のpHを下げ，有害な細菌や病原体の増殖を抑制する効果や腸管運動を促進し，便通を改善する効果も知られている．

2）ビタミン合成

ビタミンは，正常な生体機能の維持に必要でかつヒトが合成できない栄養素である．一般に，ビタミンは食事から獲得するイメージが強いかもしれないが，腸内細菌叢もビタミンB群やビタミンKをつくることができ，ビタミン供給源の1つとなっている[20]．DNA合成に不可欠な栄養素であるビタミンB12は，Bacteroidota門（旧：Bacteroidetes門），Bacillota門（旧：Firmicutes門），*Limosilactobacillus reuteri*（旧：*Lactobacillus reuteri*）など，血液凝固や骨形成に重要な役割を果たすビタミンKはBacteroides属細菌が産生能を備えている[21]．

さらに，腸内細菌によるビタミン産生は，短鎖脂肪酸産生とも関与することがわれわれの研究から明らかになっている．NIBIOHN JMDの解析により，ビタミンB1の摂取量とRuminococcaceae科細菌の相対存在比が正の相関を示すことが明らかとなった．酪酸産生菌として知られるRuminococcaceae科細菌と，酪酸産生の基質となる酢酸，グルコースからの酪酸産生経路に補酵素として働くビタミンB1産生の間の相互作用が存在することを明らかにした[22]．

3）免疫調節

腸内細菌叢と産生される短鎖脂肪酸などの代謝物質は，免疫系の発達と調節に影響を及ぼす．腸内細菌が産生する酪酸は，制御性T細胞の分化誘導[23]，大腸の粘膜固有層マクロファージに対し，ヒストン脱アセチル化酵素（HDAC）の阻害作用を有し，IL-6，IL-12，一酸化窒素の産生を抑制し，大腸炎症を抑制することなどの機能を果たす[24]．この他，腸内マイクロバイオームによる免疫制御の詳細については，第2章-4の高橋・長谷の稿を参照されたい．

おわりに

腸内マイクロバイオームはわれわれの健康維持に大きな役割を果たしている一方で，きわめて多様な要因により影響を受けることが明らかとなっている．特に食事・食生活の影響はきわめて大きく，われわれの健康を維持するために，各個人の体質や年齢，ライフスタイルに適したオーダーメイド型の栄養学を提供する精密栄養学への社会的ニーズが大きくなっている[25]．われわれが所属する医薬基盤・健康・栄養研究所では，「研究開発とSociety 5.0との橋渡しプログラム（BRIDGE）事業」のなかで，「Precision Nutritionの実践プラットフォームの構築と社会実装」を展開し，腸内細菌の多様性も考慮した精密栄養学の社会実装を進めている[26]．

文献

1）医薬基盤・健康・栄養研究所：NIBIOHN JMD（https://microbiome.nibiohn.go.jp, accessed 6/6 2024）

2）Yoshida N, et al：Biosci Microbiota Food Health, 41：45-53, doi:10.12938/bmfh.2021-056（2022）

3）Takagi T, et al：Microorganisms, 10, doi:10.3390/microorganisms10030664（2022）

4）Arumugam M, et al：Nature, 473：174-180, doi:10.1038/nature09944（2011）

5）Wu GD, et al：Science, 334：105-108, doi:10.1126/science.1208344（2011）

6）内川彩夏，他：日本乳酸菌学会誌, 28：74-83（2017）

7）Odamaki T, et al：BMC Microbiol, 16：90, doi:10.1186/s12866-016-0708-5（2016）

8）Yassour M, et al：Sci Transl Med, 8：343ra81, doi:10.1126/scitranslmed.aad0917（2016）

9）Robertson RC, et al：Trends Microbiol, 27：131-147, doi:10.1016/j.tim.2018.09.008（2019）

10）Derrien M, et al：Trends Microbiol, 27：997-1010, doi:10.1016/j.tim.2019.08.001（2019）

11）Yatsunenko T, et al：Nature, 486：222-227, doi:10.1038/nature11053（2012）

12）Juárez-Fernández M, et al：Nutrients, 13, doi:10.3390/nu13010016（2020）

13) Nova E, et al：Microorganisms, 10, doi:10.3390/microorganisms10071368（2022）
14) Wolters M, et al：Clin Nutr, 38：2504-2520, doi:10.1016/j.clnu.2018.12.024（2019）
15) Nishijima S, et al：DNA Res, 23：125-133, doi:10.1093/dnares/dsw002（2016）
16) Redondo-Useros N, et al：Nutrients, 12, doi:10.3390/nu12061776（2020）
17) Nagata N, et al：Gastroenterology, 163：1038-1052, doi:10.1053/j.gastro.2022.06.070（2022）
18) Bailey MT, et al：Brain Behav Immun, 25：397-407, doi:10.1016/j.bbi.2010.10.023（2011）
19) Diaz Heijtz R, et al：Proc Natl Acad Sci U S A, 108：3047-3052, doi:10.1073/pnas.1010529108（2011）
20) Rowland I, et al：Eur J Nutr, 57：1-24, doi:10.1007/s00394-017-1445-8（2018）
21) LeBlanc JG, et al：Curr Opin Biotechnol, 24：160-168, doi:10.1016/j.copbio.2012.08.005（2013）
22) Park M, et al：Nutrients, 14, doi:10.3390/nu14183701（2022）
23) 香山尚子：腸内細菌学雑誌, 36：177-188（2022）
24) Chang PV, et al：Proc Natl Acad Sci U S A, 111：2247-2252, doi:10.1073/pnas.1322269111（2014）
25) 「健康と疾患を制御する精密栄養学」（國澤　純／編），実験医学増刊 Vol.41 No.10：1522-1528, 羊土社（2023）
26) 医薬基盤・健康・栄養研究所：Precision Nutrition の実践プラットフォームの構築と社会実装（https://www.nibiohn.go.jp/bridge-nutrition/, accessed 02/12 2024）

参考図書

・『「便秘解消」「ダイエット」「免疫力アップ」さまざまな健康効果を最大化する!「善玉酵素」で腸内革命』（國澤　純／著），主婦と生活社（2021）
・「9000人を調べて分かった腸のすごい世界　強い体と菌をめぐる知的冒険」（國澤　純／著），日経BP（2023）

＜著者プロフィール＞

眞田喬行：2004年信州大学医学部医学科卒業．初期・後期臨床研修を経て，'14年千葉大学大学院医学研究院 呼吸器内科学 博士課程修了．同年より千葉大学大学院医学研究院 呼吸器内科学 特任助教．'19年アムステルダム医療センターへ留学．'21年千葉大学真菌医学研究センター 特任助教．'22年医薬基盤・健康・栄養研究所 ワクチンマテリアルプロジェクト プロジェクト研究員．'23年 同研究員．

國澤　純：国立研究開発法人医薬基盤・健康・栄養研究所 副所長，ヘルス・メディカル微生物研究センターセンター長．1996年，大阪大学薬学部卒業．2001年，薬学博士（大阪大学）．米国カリフォルニア大学バークレー校への留学後，'04年，東京大学医科学研究所助手．同研究所助教，講師，准教授を経て，'13年より現所属プロジェクトリーダー．'19年より現所属センター長．'24年現所属副所長．その他，東京大学医科学研究所客員教授，大阪大学医学系研究科・薬学研究科・歯学研究科・理学研究科招へい教授（連携大学院），広島大学医歯薬保健学研究科客員教授，早稲田大学ナノ・ライフ創新研究機構客員教授などを兼任．

第1章　全身に分布するマイクロバイオーム

Ⅰ. 各臓器のマイクロバイオーム

2. 口腔マイクロバイオームの特徴と全身疾患への影響

齋藤さかえ，清水律子

口腔マイクロバイオームはう蝕（虫歯）や歯周病など口腔に固有の疾患の原因であるだけでなく，炎症性腸疾患，大腸がん，関節リウマチ，糖尿病など，さまざまな全身疾患に関連していることが明らかになり，そのメカニズムが注目されている．口腔細菌は，血管あるいは消化管を通って口腔から離れた器官に移行し，代謝物や免疫調節を介して全身に影響を与える可能性があると考えられている．本稿では，口腔マイクロバイオームの特徴と疾患との関連について概説し，われわれが行うゲノムコホート研究について紹介する．

はじめに

消化器官の1つである口腔には，腸管に劣らず多種多様な微生物が生息している．口腔マイクロバイオームの形成は，ヒトの出生から成長の過程で分娩の種類，授乳方法，歯の萌出と食べ物の変化，育児者の口腔細菌の伝播など，さまざまな環境要因の影響を受ける[1]．初期の定着菌によって形成される乳児期の細菌叢は比較的シンプルであるが，2歳頃までに多様性が大きく増加し，細菌の組成も成人に近づくと報告されている[1][2]．成熟した後も，口腔マイクロバイオームは食習慣や口腔ケアの状況，加齢に伴う唾液の量や成分の変化などによって生涯を通じて変動し，宿主の健康に影響を及ぼしている．

口腔細菌は，う蝕（虫歯）や歯周病といった口腔疾患の主な病因であるだけでなく，全身の疾患において腸，脳，骨髄，肺など口腔から離れた器官でも検出される[3]．最近，口腔細菌の異所性の定着が炎症の誘導や疾患の促進に関連することが示唆され[4]，口腔マイクロバイオームが全身に影響を及ぼすメカニズムへの関心が高まっている．

1 口腔マイクロバイオームの構造と多様性

口腔内には，歯の表面，歯肉溝，口蓋，舌，頬粘膜など異なる微小環境が局所的に存在しており，それぞれの環境下に特徴の異なるマイクロバイオームが形成される[5]．口腔マイクロバイオームの形成は，基質表面の特性，酸素や栄養素の勾配，唾液腺の近さなどの要因に影響を受けている[5][6]．唾液は口腔内のさまざまな部位から剥落した微生物の集合であり，口腔内全

Oral microbiome : A review of its characteristics and effects on systemic diseases
Sakae Saito[1][2] /Ritsuko Shimizu[1]~[3] : Tohoku Medical Megabank Organization (ToMMo), Tohoku University[1] /Advanced Research Center for Innovations in Next-Generation Medicine (INGEM), Tohoku University[2] /Department of Molecular Hematology, Tohoku University Graduate School of Medicine[3] （東北大学東北メディカル・メガバンク機構[1] /東北大学未来型医療創成センター[2] /東北大学医学系研究科分子血液学分野[3]）

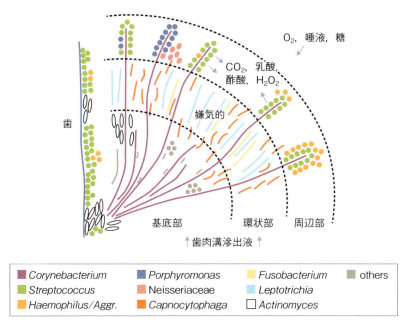

図1 歯の表面に形成される口腔マイクロバイオームの生態学的構造
CLASI-FISH（combinatorial labeling and spectral imaging - fluorescence *in situ* hybridization）により，歯垢で口腔細菌の集合体が形成する構造を観察した．（文献12より引用）

体を評価することのできる検体とも考えられる．口腔細菌は唾液によって口腔内を移動するが，主な生息部位と考えられる環境では相対存在量が高い[7) 8)]．

ヒトマイクロバイオームプロジェクトによる初期の16S rRNA遺伝子配列解析は，口腔細菌を属（genus）レベルで分析し，歯垢の細菌組成が他と比べて大きく異なることを示したが，舌，頬粘，歯肉，口蓋などにおいては明瞭な違いを見出せていなかった[9)]．その後，大規模並列シークエンスのコストが年々安価になり，ショートリードシークエンサーを用いたショットガンメタゲノム解析やロングリードシークエンスによって，細菌の種（species）や菌株（strain）レベルでの分析が進んでいる．最近の研究で，公開データベース上のショートリードメタゲノム配列情報を使用して口腔内のStreptococcus属細菌の分布を調べた結果，頬粘膜に*Streptococcus mitis*，歯垢に*S. oralis*，舌背に*S. infantis*が多く存在しており，近縁種の中にも指向性があり口腔内の生息場所が異なることが報告されている[10)]．

口腔に豊富に存在する*Streptococcus*属や*Prevotella*属には，病原性の高い菌種が存在すると同時に分類学上の多様性がある．例えば，*S. mutans*はう蝕（虫歯）の原因菌の1つだが，*S. gordonii*，*S. sanguinis*，*S. parasanguinis*などの連鎖球菌は宿主の健康維持に役立つ常在菌とみなされる[11)]．メタゲノム解析によって細菌の詳細な分類が可能になることで，マイクロバイオームの機能をより深く理解することができる．

歯のバイオフィルム※では異なる細菌が空間的に組織化され，複雑な集合体を形成していることが蛍光*in situ*ハイブリダイゼーション法を用いて観察されており，細菌の機能と相互作用について理解を深めるための手がかりとなっている（図1）．細菌種を特定できるプローブを用いて歯垢を観察した結果から，*Coryne-bacterium matruchotii*はバイオフィルムの基部と外層の間に物理的な橋を形成しており，初期定着細菌と後期定着細菌の間の橋渡しをする重要な構造的役割を果たしていることが示唆されている[12)]．

> ※ **バイオフィルム**
> 微生物が固体の表面などに付着し形成する構造体．微生物の定着と微生物が産生する物質によって，特徴的な微小環境が形成される．

2 口腔疾患とマイクロバイオーム

代表的な口腔疾患であるう蝕（虫歯）と歯周病は，いずれも口腔マイクロバイオームのバランス異常（dysbiosis）によって引き起こされ，歯と口腔の健康に大きな影響を与える[3] [13]．う蝕（虫歯）の主な原因は，病原性の高いミュータンス連鎖球菌（特に *S. mutans*）と *Lactobacillus* 属の乳酸菌であると歴史的に認識されてきた．最近では，*S. mutans* の存在はう蝕（虫歯）と非常に強い相関関係にありながらも発症に必須ではなく，歯垢のマイクロバイオームの生態学的変化によって疾患が引き起こされると考えられている[14]．

歯周病は，血管や免疫細胞が集まる歯肉縁下において，バイオフィルム内の細菌数および多様性の増加と宿主の炎症反応との相互作用によって進行する[13]．歯周病に関連する細菌は，病原性の高い *Porphyromonas gingivalis*，*Tannerella forsythia*，*Treponema denticola* に加え，*Aggregatibacter actinomycetemcomitans*，*Firmicutes nucleatum* などが知られている．また，メタゲノム配列情報にもとづく解析から，病原性を示す可能性のある新たな細菌 *Filifactor alocis*，*Peptoanaerobacter stomatis* が報告されており，他にも *Prevotella* 属，*Selenomonas* 属，*Desulfurubus* 属，*Synergistes* 属，*Dialister* 属，*Megasphaera* 属などが歯周病と相関を示している[13]．われわれの解析からも，これらの細菌の多くは日本人の口腔マイクロバイオームからも検出され，歯周病の重症度と相関があった（**図2**）[15] [16]．

3 全身とつながる口腔マイクロバイオーム

口腔マイクロバイオームと全身疾患との関連を明らかにした論文は年々数が増えている．口腔細菌，特に歯周病の関連細菌が，大腸がん，炎症性腸疾患，アルツハイマー病，関節リウマチ，糖尿病，心血管疾患，非アルコール性脂肪性肝疾患など，さまざまな疾患の進行に関与していることが報告されており[3]，その一部を**図3**に示す．口腔マイクロバイオームが全身の疾患に影響を及ぼすメカニズムは主に2つ考えられている．1つは，口腔細菌が体内の異なる器官に移行することによって起こる直接的な疾患の促進作用で，細菌は歯周の炎症や歯髄感染によって組織内に侵入し，血液を介して全身に移行すると考えられている．もう1つは，口腔微生物が宿主の免疫系や炎症反応の調節を通じて引き起こすさまざまな間接的影響である[3]．

最近では，唾液とともに飲み込まれた口腔細菌が腸内マイクロバイオームを変動させ，免疫系の異常や細菌代謝物の変動を引き起こすメカニズムも明らかになってきた．非アルコール性脂肪性肝疾患，糖尿病，炎症性腸疾患などのモデルマウスの実験で，歯周病関連細菌である *P. gingivalis* の投与が腸内マイクロバイオームの変化に伴って病態に影響を与えることが報告されている[17]．口腔細菌が生きたまま腸に届くにはいくつもの壁があり，胃酸や胆汁酸，抗菌ペプチド，腸内の常在細菌による定着抵抗などを乗り越えて腸に生着する．細菌の伝播について調べるためには，種（species）ではなく株（strain）レベルで細菌を追跡する必要がある．公開データベース上のショットガンメタゲノムデータを利用した研究では，コホート参加者の糞便と唾液で同定された細菌を一塩基変異（SNV）プロファイリングによって比較し，健康な個人の中で口腔細菌の大腸への伝播は一般的かつ広範囲に起こっていると報告している[18]．一方で，細菌の種特異的マーカー遺伝子の有無のパターンを比較するなど手法の異なる解析では，同一人物の糞便と口腔の間で細菌株の重複を稀にしか検出できない例がある[19]．コホートの違いや解析手法の違いは結果がばらつく原因と考えられ，慎重な検討が必要である．

現在のメタゲノム解析の一般的な手法では，細菌を相対存在量として定量化しているため，細菌の割合の増加が細菌数（絶対量）の増加によるものなのかは明確ではない．最近の研究では，糞便に含まれる細菌数の定量的データが付随したマイクロバイオームデータセットを分析した結果として，同種造血細胞移植を受けた患者やクローン病患者における糞便中の口腔細菌の相対存在量の増加は，口腔細菌の総量が糞便中で増加したためではなく，腸内常在細菌の絶対量の減少によるものであることを示している[20]．この結果は，治療を考える場合の方向性—口腔細菌を防ぐのか，腸内常在細菌を回復させるのか—に大きな違いを生むため，マイクロバイオームの臨床応用を考えるうえで重要となる可能性がある．

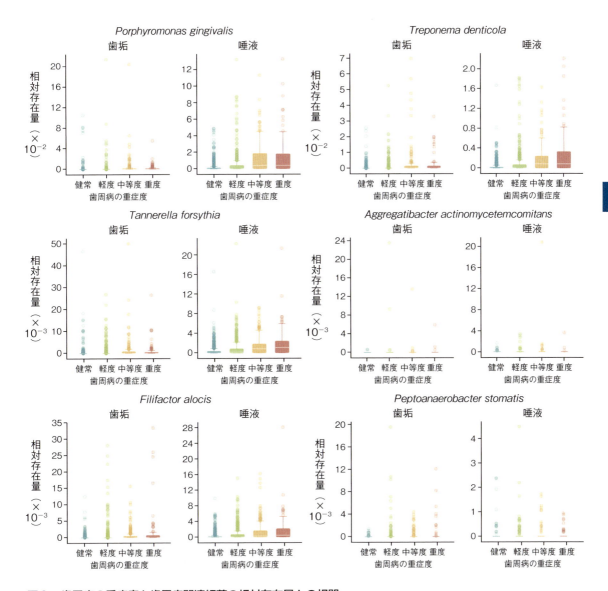

図2 歯周病の重症度と歯周病関連細菌の相対存在量との相関
日本人1,388人の歯垢および唾液について，16S rRNA遺伝子のV3-V4領域を対象としたアンプリコンシークエンス解析により細菌の相対存在量を明らかにした．データは日本人多層オミックス参照パネル（jMorp, https://jmorp.megabank.tohoku.ac.jp）で公開されている[16]．

4 コホート研究における マイクロバイオーム解析

マイクロバイオームには，集団間での特異性や，加齢，ライフイベントに伴う変化がある．分子疫学的研究によってマイクロバイオームが健康に及ぼす影響を明らかにすることは，科学的根拠にもとづいた医療の開発に向けた重要な取り組みである．

われわれが解析を担当する東北メディカル・メガバンク計画では，宮城と岩手であわせて15万人の大規模ゲノムコホートを構築している．成人を対象とした約8万人の地域住民コホート[21]と，家族三世代で構成された約7万人の三世代コホート[22]があり，幅広い年齢の参加者の追跡調査を2013年から現在まで長期にわたって続けている．コホート参加者の生体試料，健康調査情報およびゲノム・オミックス解析情報はバイオ

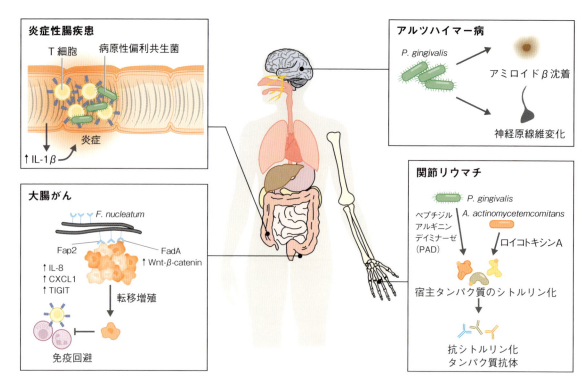

図3　口腔細菌と全身疾患との関連
モデルマウスを用いた研究などから，口腔細菌が疾患を促進するメカニズムが明らかになっている．炎症性腸疾患：腸内で*Klebsiella*属など一部の口腔細菌にT細胞が反応し，炎症性サイトカインの誘導を介して腸炎を惹起する．大腸がん：*F. nucleatum*のFap2タンパク質はがん細胞に結合して転移促進性ケモカインの発現を誘導すると同時に，TIGITを介してNK細胞を抑制する．FadAタンパク質は，E-カドヘリンに結合してWnt-β-カテニンシグナル伝達系を活性化し，がん細胞の増殖を促進する．アルツハイマー病：*P. gingivalis*が菌血症により脳に到達し，アミロイドβ産生と沈着の増加，タウタンパク質の分解と神経原線維変化に寄与する．関節リウマチ：*P. gingivalis*によるシトルリン化酵素PADの産生と*A. actinomycetemcomitans*が産生するロイコトキシンAによる好中球中のPADの活性化によって，宿主タンパク質がシトルリン化され，抗シトルリン化ペプチド抗体が産生される．（文献3をもとに作成）

バンクに集積・管理されており，マイクロバイオーム解析のための口腔検体（唾液，歯垢，舌苔）はこれまでにのべ4万人以上から収集され登録されている．解析データは日本人多層オミックス参照パネル（jMorp：Japanese Multi Omics Reference Panel）で公開されており[16]，10万人規模のヒト全ゲノム解析をはじめ，メチローム，トランスクリプトーム，血漿メタボロームなど多種類の情報がある．マイクロバイオームは，約2,600人の唾液・歯垢16S rRNA遺伝子解析データ，および約300人の糞便ショットガンシークエンスデータを公開し，今後も拡張を予定している．試料・情報は研究利用のために分譲されており，口腔マイクロバイオームが全身に与える影響や宿主の遺伝型との関連を統合解析することが可能な研究基盤を提供している．

おわりに

口腔細菌が腸をはじめとしたさまざまな器官に移行して疾患に関与しているという発見は，全身に広がるマイクロバイオームが相互に影響し合い，複雑なネットワークを形成している可能性を示唆している．一般に，細菌は主な生息部位の環境以外では存在量がきわめて低く，網羅的シークエンスにもとづく解析では検出が難しくなる．また，他の細菌叢との間の伝播を明らかにするためには，細菌を株（strain）かそれ以上に分類し追跡する必要がある．新しい医療の創出に向けて，メタゲノム解析技術のさらなる発展によって，微生物の動態や相互作用の全容が明らかになることを期待したい．

文献

1) Xiao J, et al：Int J Oral Sci, 12：12, doi:10.1038/s41368-020-0082-x（2020）
2) Kageyama S, et al：mBio, 14：e0133723, doi:10.1128/mbio.01337-23（2023）
3) Baker JL, et al：Nat Rev Microbiol, 22：89-104, doi:10.1038/s41579-023-00963-6（2024）
4) Atarashi K, et al：Science, 358：359-365, doi:10.1126/science.aan4526（2017）
5) Mark Welch JL, et al：Cell Host Microbe, 28：160-168, doi:10.1016/j.chom.2020.07.009（2020）
6) Proctor DM & Relman DA：Cell Host Microbe, 21：421-432, doi:10.1016/j.chom.2017.03.011（2017）
7) Eren AM, et al：Proc Natl Acad Sci U S A, 111：E2875-E2884, doi:10.1073/pnas.1409644111（2014）
8) Mark Welch JL, et al：Annu Rev Microbiol, 73：335-358, doi:10.1146/annurev-micro-090817-062503（2019）
9) Segata N, et al：Genome Biol, 13：R42, doi:10.1186/gb-2012-13-6-r42（2012）
10) McLean AR, et al：Mol Oral Microbiol, 37：229-243, doi:10.1111/omi.12387（2022）
11) Abranches J, et al：Microbiol Spectr, 6, doi:10.1128/microbiolspec.GPP3-0042-2018（2018）
12) Mark Welch JL, et al：Proc Natl Acad Sci U S A, 113：E791-E800, doi:10.1073/pnas.1522149113（2016）
13) Lamont RJ, et al：Nat Rev Microbiol, 16：745-759, doi:10.1038/s41579-018-0089-x（2018）
14) Banas JA & Drake DR：BMC Oral Health, 18：129, doi:10.1186/s12903-018-0595-2（2018）
15) Saito S, et al：Front Cell Infect Microbiol, 10：604596, doi:10.3389/fcimb.2020.604596（2020）
16) Tadaka S, et al：Nucleic Acids Res, 52：D622-D632, doi:10.1093/nar/gkad978（2024）
17) Yamazaki K：Jpn Dent Sci Rev, 59：273-280, doi:10.1016/j.jdsr.2023.08.003（2023）
18) Schmidt TS, et al：Elife, 8, doi:10.7554/eLife.42693（2019）
19) Rashidi A, et al：Sci Data, 11：75, doi:10.1038/s41597-024-02916-x（2024）
20) Liao C, et al：Nat Microbiol, 9：1555-1565, doi:10.1038/s41564-024-01680-3（2024）
21) Hozawa A, et al：J Epidemiol, 31：65-76, doi:10.2188/jea.JE20190271（2021）
22) Kuriyama S, et al：Int J Epidemiol, 49：18-19m, doi:10.1093/ije/dyz169（2020）

＜筆頭著者プロフィール＞

齋藤さかえ：博士（理学）．2004年大阪大学で学位取得．奈良先端科学技術大学院大学バイオサイエンス研究科客員助手，公益財団法人がん研究会がん化学療法センター嘱託研究員，京都大学医学研究科特定研究員を経て，'13年より東北大学東北メディカル・メガバンク機構講師，現在はメタゲノムデータ室副室長．'21年より東北大学未来型医療創成センター講師兼任．

| 第1章 | 全身に分布するマイクロバイオーム |

Ⅰ. 各臓器のマイクロバイオーム

3. 皮膚マイクロバイオームと炎症性皮膚疾患

米倉　慧，中島沙恵子

> ヒトには多様な微生物が共生しており，皮膚，消化管，呼吸器系などに分布し，宿主であるヒトの生理機能や免疫機能に関与する．近年，次世代シークエンサーによるマイクロバイオームの網羅的解析が進展し，疾患との関連性が明らかになりつつある．特に皮膚マイクロバイオームは，炎症性皮膚疾患（乾癬，痤瘡，酒さ，アトピー性皮膚炎など）の病態への関与が報告されている．今後，これら炎症性皮膚疾患の病態解明と新たな治療ターゲット創出に皮膚マイクロバイオームが重要な役割を果たす可能性がある．

はじめに

　ヒトには多くの微生物が共生し，これらが微生物叢（マイクロバイオーム）とよばれる複雑な生態系を形成している．マイクロバイオームは，細菌，古細菌，真菌，ウイルスなど，多様な微生物種で構成されている．マイクロバイオームの分布は人体の広範囲におよび，皮膚，口腔，食道から結腸までの消化管，鼻腔，肺胞を含む呼吸器系粘膜，泌尿生殖器系に存在している．各部位のマイクロバイオームは，その環境に適応した独自の微生物群を形成しており，宿主の生理機能や免疫系と密接にかかわっている．近年，次世代シークエ

ンサーの発達により，これらのマイクロバイオームの詳細な解析が可能となり，ヒトの健康や疾患との関連性について新たな知見が蓄積されつつある．本稿では，マイクロバイオームのなかでも特に皮膚マイクロバイオームに注目し，炎症性皮膚疾患とのかかわりについて概説する．

1 皮膚の構造とバリア機能

　皮膚は外部環境との間の物理的バリアとして，外部からの有害物質の侵入を防ぎ，体内の水分や必要な物質の漏出を防止する役割を持ち，生体の恒常性維持にきわめて重要な役割を果たしている．皮膚は表皮と真皮から構成され，表皮には角層とタイトジャンクション（tight junction，TJ）という2種類の物理的バリアが存在する．角層は，角化・脱核したケラチノサイトが重層化したものであり，角層の内側を乾燥や外力に

[略語]
AD：atopic dermatitis（アトピー性皮膚炎）
PRRs：pattern recognition receptors（パターン認識受容体）
TJ：tight junction（タイトジャンクション）

Human skin microbiome homeostasis and inflammatory skin diseases
Satoru Yonekura/Saeko Nakajima：Department of Dermatology，Kyoto University Graduate School of Medicine（京都大学大学院医学研究科皮膚科学）

よる障害から保護する．角層は，一般に分子量500 Da以上の物質をほとんど通過させない性質をもち，外来の有害物質や病原体を効果的に遮断する．TJは表皮顆粒層に存在し，細胞間隙を埋めるように配置された接着構造であり，選択的な物質透過性をもち，イオンや小分子の通過を制御している．これにより，角層を補完する形でさらなるバリア機能を提供している[1]．

一方で，近年の研究により，皮膚が免疫系の重要な一部であることも明らかになってきている．ケラチノサイトや脂腺細胞，肥満細胞などの皮膚を構成する細胞は，外来抗原に対する防御だけでなく，皮膚の恒常性維持にも関与していることが示唆されている[2]．これらの細胞は感染や損傷時の皮膚の免疫防御に不可欠な抗菌ペプチドを産生する．抗菌ペプチドは多くの細菌に存在する負に帯電したリン脂質に結合することにより，直接的な抗菌活性を発揮する[2]．一部の抗菌ペプチドはサイトカインの放出，走化性，抗原提示，血管新生，創傷治癒などの多様な細胞プロセスに影響を与える．例えば，抗菌ペプチドであるCathelicidinの活性型であるLL-37は皮膚創傷が発生すると浸潤する炎症細胞と遊走するケラチノサイトにおいて発現が増加する[3]．一方で慢性潰瘍においてLL-37発現は低下していること，またLL-37阻害により創傷の再上皮化が抑制されたことからLL-37は創傷治癒において重要な役割をもつことが報告された[3]．

これらの多様な機能が相互に作用することで，皮膚は単なる物理的バリアを超えた，高度に制御された生体防御システムとして機能している．

2 皮膚マイクロバイオームとは

皮膚表面には多数の細菌，真菌，ウイルスなどの微生物が共生し，皮膚特有の微生物集団を構成している．これらは皮膚マイクロバイオームとよばれ，微生物同士あるいは宿主との間でバランスを保ちながら複雑な生態系を構成している．皮膚マイクロバイオームは，皮膚の恒常性維持や病原体からの防御に重要な役割を果たしており，近年その重要性が注目されている．

1）皮膚常在細菌叢

皮膚常在細菌叢の詳細が明らかとなってきた背景には，16SリボソームRNA遺伝子解析やショットガンメ

タゲノム解析による網羅的解析技術の発展がある．この技術革新により，培養困難な細菌種も含めた包括的な細菌叢の解析が可能となり，皮膚マイクロバイオームの全体像がより詳しく報告されるようになった．

一般に皮膚に存在する主要な常在細菌として*Staphylococcus*（ブドウ球菌）属，*Cutibacterium*属，*Corynebacterium*属が知られているが，その存在比率は体表の部位（脂漏・湿潤・乾燥部位）やその微小環境によって異なり，これらの細菌叢の違いは，各部位の環境特性（温度，水分量，pH，皮脂量など）に適応した結果であると考えられている．例えば，顔面・背部・前胸部などの脂漏部位には遊離脂肪酸が豊富に存在するため低pHとなるが，皮脂を代謝に利用し，低pHに耐えることのできる*Cutibacterium*属や*Corynebacterium*属などの細菌が大勢を占める．一方，肘関節屈側や膝関節屈側などの湿潤部位では汗内の塩類も利用可能になり，*Staphylococcus*属が大勢を占める（表1）[4]~[6]．

無菌マウスを用いた研究や他の実験から，皮膚常在細菌やそれらが産生する物質が皮膚の免疫応答を調節し，皮膚の恒常性の維持に重要な役割を果たしていることが明らかになってきている[7][8]．

2）皮膚常在真菌叢

皮膚に定着する真菌は，体表の部位特異性の高い細菌叢とは対照的に，これまで比較的一様だと考えられてきた[8]．成人の皮膚表面に存在する主要な真菌は*Malassezia*属である．*Malassezia*属が優勢を示す背景には脂質代謝能力が関係しており，皮脂を主要な栄養源として利用できることが，皮脂の豊富な環境での繁栄につながっていると推測されている．それに続いて*Aspergillus*属や*Penicillium*属，*Candida*属や*Trichophyton*属なども確認されているものの，体の各部位による顕著な違いはみられなかった[8]．例外として，足部（特に踵，爪，指間）では多様な真菌種の存在が知られている[9]．

興味深いことに，近年の研究成果により，皮膚真菌叢の構成が年齢によって大きく変動することが明らかになってきた．具体的には，14歳未満の小児の皮膚には，成人と比較してより多様な真菌が存在していることが報告されている．この多様性は，成長過程における皮脂腺の発達と皮脂組成の変化に伴い，徐々に失われていく傾向にある．その結果，成人の皮膚常在真菌

表1 環境別体表部位に占める細菌（属）の割合[3]

細菌		環境別体表部位に占める細菌（綱，目，属）の割合		
門	綱[†]，目*，属[‡]	脂漏部位	湿潤部位	乾燥部位
Actinomycetota	*Cutibacterium*[‡]	46％	7％	13％
	Corynebacterium[‡]	10％	28％	15％
	他	4％	1％	0％
Bacillota	*Staphylococcus*[‡]	16％	22％	5％
	Lactobacillales*	3％	2％	4％
	Clostridiales*	1％	2％	3％
Pseudomonadota	Alphaproteobacteria[†]	1％	1％	2％
	Betaproteobacteria[†]	9％	21％	32％
	Gammaproteobacteria[†]	1％	3％	7％
Bacteroidota	Flavobacteriales*	3％	9％	14％
	Bacteroidales*	1％	0％	0％
他		5％	4％	5％

表2 皮膚マイクロバイオームの関与が示唆される炎症性皮膚疾患

皮膚疾患	病態に関与している免疫細胞	病態への関与が示唆される皮膚常在微生物
尋常性乾癬	Th17/Th1	黄色ブドウ球菌，カンジダ，マラセチア
アトピー性皮膚炎	Th2/Th17/Th22	黄色ブドウ球菌，カンジダ，マラセチア
アレルギー性接触皮膚炎	Th1/Th17	–
一次刺激性皮膚炎	innate cells	–
脂漏性皮膚炎	ケラチノサイト	マラセチア
尋常性ざ瘡	好中球	アクネ菌
酒さ	ケラチノサイト，形質細胞様樹状細胞，好中球	*Demodex folliculorum*, *Bacillus oleronius*

叢では*Malassezia*属が支配的になる現象が報告されている[10] [11]．

3）皮膚常在ウイルス叢

皮膚のウイルス叢は，近年のメタゲノム解析技術の進展により，その多様性と生態系の理解が急速に進んでいる．これらのウイルス（二本鎖DNAウイルス）は主にバクテリオファージとして存在し，皮膚常在細菌の病原性や抗生物質耐性などに影響を与えると考えられている．皮膚常在細菌叢や真菌叢と異なり，皮膚常在DNAウイルス叢は体表部位よりも個人間の差が大きいことが知られている[12]．

一方でウイルス叢の多様性解析には技術的な課題もある．ウイルス様粒子の検出，またはショットガンメタゲノミクスが必要であるのに加え，RNAウイルスはRNAシークエンシングが必要となる[12]．皮膚常在マイクロバイオームの恒常性の深い理解のために皮膚常在ウイルス叢のさらなる研究の進展が期待される．

3 皮膚マイクロバイオームと皮膚疾患

皮膚常在微生物叢のバランスの変調は，尋常性乾癬，尋常性痤瘡，酒さ，アトピー性皮膚炎（atopic dermatitis, AD）などの炎症性皮膚疾患の病態に関与している報告が集積している（**表2**）．

1）尋常性乾癬

尋常性乾癬は厚い銀白色の鱗屑を伴う角化性紅斑が特徴の慢性炎症性皮膚疾患であり，IL-17A/IL-23を基軸にした免疫応答が病態の中心にある．尋常性乾癬の

病変皮膚における抗菌ペプチド，特にLL-37の発現が亢進し，自己由来DNAと複合体を形成してインターフェロンαの産生を促進し，病態を悪化させる[13]．皮膚マイクロバイオームとのかかわりでは，乾癬病変部における皮膚常在微生物叢の乱れ（dysbiosis）が報告されている．例えば健常皮膚と比較した場合の皮膚細菌叢の多様性の低下[14]，*Candida*属の割合の増加[15]，皮膚共生真菌叢の存在によりTh17応答と好中球細胞外トラップの誘導[16]が観察されており，乾癬の病態形成への関与が示唆されている．

2）尋常性痤瘡

尋常性痤瘡の病変部では，正常皮膚の脂漏部位に常在しているアクネ桿菌が，局所での抗菌ペプチド産生を制御することにより，過剰に増殖していることが知られている．この過剰増殖は，毛包壁の破壊や好中球の浸潤，膿疱の形成を促進する．具体的には，アクネ桿菌が産生する酵素や代謝産物が皮脂を分解し，炎症性メディエーターを放出することにより，炎症反応を引き起こす．また，アクネ桿菌はケラチノサイトに作用し，インターロイキン-1βやインターロイキン-8などの炎症性サイトカインの産生を誘導することで，尋常性痤瘡の炎症をさらに悪化させることが報告されている[17]．

3）酒さ

顔面に紅斑，毛細血管拡張，丘疹，膿疱などが現れる慢性炎症性皮膚疾患であり，病因は完全には解明されていない．遺伝的要因，環境要因，免疫系の異常のほか，ヒト皮膚寄生ダニである*Demodex folliculorum*（ニキビダニ）の関与が示唆されている[18] [19]．皮膚に発現するパターン認識受容体（pattern recognition receptors，PRRs）は潜在的な病原体を排除するための免疫監視に関与しているが，酒さ患者ではニキビダニ単体によるPRRsの活性化によってケラチノサイトからCathelicidinが分泌され，酒さの病態形成に関与することが知られている．さらに，丘疹膿疱型の酒さはテトラサイクリン系の抗菌薬投与によって改善することが知られており，これまでその機序はテトラサイクリン系の免疫抑制作用によって説明されていた．一方で抗菌薬はニキビダニに直接作用しないこと，酒さはステロイドやタクロリムス外用で増悪すること，*Demodex folliculorum*は体内にグラム陰性桿菌である*Bacillus oleronius*を有しており同細菌由来抗原が丘疹膿疱型酒さ患者の炎症反応を刺激する可能性が示唆されたこと[20]から細菌の関与も示唆されていたが詳細は不明だった．近年，MylonasらはCathelicidinによって*Bacillus oleronius*が破壊されると，放出される細菌DNAとLL-37との複合体によって形質細胞様樹状細胞依存性に酒さに特徴的な炎症反応が誘導されることを報告し，ニキビダニだけではなく細菌も病態形成に関与していることを明らかにした[21]．

4）アトピー性皮膚炎

アトピー性皮膚炎（AD）は，主に乳児期発症の慢性炎症性皮膚疾患で，強いかゆみと慢性湿疹が特徴である．Type2型免疫応答と皮膚バリア機能低下が主要因とされ，非特異的な刺激に対する皮膚の被刺激性が亢進していると考えられている．以前よりAD患者の皮膚から黄色ブドウ球菌が頻繁に分離されることは知られていた[22]．近年，ADの病態における皮膚細菌叢の役割が注目されている．例えば，松岡らは黄色ブドウ球菌の増加がAD増悪と関連する報告として，黄色ブドウ球菌の菌体外毒素δ-toxinが肥満細胞の脱顆粒を促進，Th2型免疫反応を誘導し湿疹を増悪させることを報告した[23]．また，AD類似症状を示すADAM17欠損マウスの皮膚で，湿疹発症前に黄色ブドウ球菌と*Corynebacterium*属菌が増殖していたが抗菌薬の投与により，これらの細菌が減少し，血清IgEとサイトカインが低下，皮膚炎が改善され，皮膚細菌叢の多様性が回復した[24]．さらに近年，皮膚細菌だけではなく皮膚常在真菌マラセチアのADの病態への関与が明らかになりつつある．成人AD患者の皮膚からはマラセチア，特に*M. globosa*，*M. restrica*が多く検出された[25]．さらにAD患者の汗内には*M. globosa*由来のMGL_1304タンパク質が存在し，好塩基球からのヒスタミン遊離を誘導することが報告された[26]．つまり，汗中に含まれる皮膚常在マラセチア菌由来のタンパク質抗原によってADの皮膚症状を悪化させるアレルギー反応を誘導することが明らかとなった．これらの知見は，ADにおける微生物叢の重要性を示し，新たな治療法開発の可能性を示唆する．ADの複雑な病態メカニズムにおいて，免疫反応，皮膚バリア機能，微生物叢の相互作用の理解が重要であり，これらの総合的な研究がAD治療の進展につながると考えられる．

おわりに

　炎症性皮膚疾患におけるマイクロバイオームに着目した研究は増加傾向にあり，皮膚マイクロバイオームの重要性が次々と明らかになりつつある．皮膚マイクロバイオームは炎症性皮膚疾患においても皮膚免疫とのクロストークを介して病態形成に影響しており，今後マイクロバイオームを軸とした皮膚炎増悪メカニズムのさらなる解明と新規治療戦略の構築が期待される．

文献

1) Proksch E, et al：Exp Dermatol, 17：1063-1072, doi:10.1111/j.1600-0625.2008.00786.x（2008）
2) Borkowski AW & Gallo RL：J Invest Dermatol, 131：285-287, doi:10.1038/jid.2010.360（2011）
3) Heilborn JD, et al：J Invest Dermatol, 120：379-389, doi:10.1046/j.1523-1747.2003.12069.x（2003）
4) Grice EA & Segre JA：Nat Rev Microbiol, 9：244-253, doi:10.1038/nrmicro2537（2011）
5) Grice EA：Semin Cutan Med Surg, 33：98-103, doi:10.12788/j.sder.0087（2014）
6) Grice EA, et al：Science, 324：1190-1192, doi:10.1126/science.1171700（2009）
7) Naik S, et al：Science, 337：1115-1119, doi:10.1126/science.1225152（2012）
8) Naik S, et al：Nature, 520：104-108, doi:10.1038/nature14052（2015）
9) Findley K, et al：Nature, 498：367-370, doi:10.1038/nature12171（2013）
10) Park J, et al：J Invest Dermatol, 142：212-219, doi:10.1016/j.jid.2021.04.034（2022）
11) Jo JH, et al：J Invest Dermatol, 136：2356-2363, doi:10.1016/j.jid.2016.05.130（2016）
12) Oh J, et al：Cell, 165：854-866, doi:10.1016/j.cell.2016.04.008（2016）
13) Lande R, et al：Nat Commun, 5：5621, doi:10.1038/ncomms6621（2014）
14) Langan EA, et al：Br J Dermatol, 181：1254-1264, doi:10.1111/bjd.17989（2019）
15) Takemoto A, et al：J Dermatol, 42：166-170, doi:10.1111/1346-8138.12739（2015）
16) Hurabielle C, et al：Proc Natl Acad Sci U S A, 117：16465-16474, doi:10.1073/pnas.2003022117（2020）
17) Gallo RL & Nakatsuji T：J Invest Dermatol, 131：1974-1980, doi:10.1038/jid.2011.182（2011）
18) Ahn CS & Huang WW：Dermatol Clin, 36：81-86, doi:10.1016/j.det.2017.11.001（2018）
19) Erbağci Z & Ozgöztaşi O：Int J Dermatol, 37：421-425, doi:10.1046/j.1365-4362.1998.00218.x（1998）
20) Lacey N, et al：Br J Dermatol, 157：474-481, doi:10.1111/j.1365-2133.2007.08028.x（2007）
21) Mylonas A, et al：JCI Insight, 8, doi:10.1172/jci.insight.151846（2023）
22) Rudikoff D & Lebwohl M：Lancet, 351：1715-1721, doi:10.1016/S0140-6736(97)12082-7（1998）
23) Nakamura Y, et al：Nature, 503：397-401, doi:10.1038/nature12655（2013）
24) Kobayashi T, et al：Immunity, 42：756-766, doi:10.1016/j.immuni.2015.03.014（2015）
25) Sugita T, et al：J Clin Microbiol, 39：3486-3490, doi:10.1128/JCM.39.10.3486-3490.2001（2001）
26) Hiragun T, et al：J Allergy Clin Immunol, 132：608-615.e4, doi:10.1016/j.jaci.2013.03.047（2013）

参考図書

「特集：皮膚微生物叢」（松岡悠美／企画），実験医学 Vol.41 No.3（2023年2月号），羊土社（2023）

＜筆頭著者プロフィール＞

米倉　慧：2011年東京大学農学部卒業後，'15年東京医科歯科大学医学部卒業．'17年からフランス共和国 Paris-Saclay 大学・Gustave Roussy 研究所の Laurence Zitvogel 教授のもと，腫瘍免疫における腸内細菌の役割の研究に従事，'20年に同研究によって Ph. D. を取得．帰国後 '21年より，京都大学皮膚科学教室に所属，'23年より日本学術振興会特別研究員 PD として研究に従事．現職では悪性腫瘍のみならず炎症性・自己免疫性皮膚疾患における皮膚微小免疫環境研究にも従事している．

第1章 全身に分布するマイクロバイオーム

Ⅰ. 各臓器のマイクロバイオーム

4. 生殖器・泌尿器のマイクロバイオーム

石山顕信，鈴木美穂，赤松秀輔，近藤　豊

> 近年，従来無菌と考えられていた生殖器や泌尿器で，マイクロバイオームの解析が進みつつある．これらのマイクロバイオームは恒常性の維持に役割を果たすものもあるが，一方で炎症性疾患の原因となるものや，子宮体がんや膀胱がんのような悪性疾患への関与が疑われているものもある．しかし，これらの細菌感染が真に疾患の原因であるのか，それとも結果であるのかはほとんど明らかになっていない．本稿では，生殖器と泌尿器のマイクロバイオームに関する最新の知見を解説し，子宮内膜症の発症にかかわる細菌を明らかにしたわれわれの研究を紹介する．

はじめに

　近年，生殖器のマイクロバイオームが重要視されるようになっている．微生物と宿主（ヒト）の間の相互作用は，疾患だけでなく，正常な生理機能にも多岐にわたって関与していることがわかってきたからである．特に女性では性ホルモンの変動や妊娠などでマイクロバイオームが非常に重要な役割を果たしている．本稿では，生殖系・泌尿器系のマイクロバイオームに関する最新の研究と，それがヒトの健康や生殖に及ぼす

影響についての最近の知見を紹介する．後半では，われわれの最近の研究である子宮内のマイクロバイオームと子宮内膜症について詳述する．

1 生殖器のマイクロバイオーム

1）女性生殖器

ⅰ）膣および上部生殖器のマイクロバイオーム

　女性の生殖器系（膣，子宮頸部，子宮内膜，卵管，卵巣）には独自のマイクロバイオームが存在し，体内

[略語]
EQUC：expanding quantitive urine culture（拡張定量尿培養）
HMP：Human Microbiome Project（ヒトマイクロバイオームプロジェクト）
HPV：human papilloma virus（ヒトパピローマウイルス）
IC：interstitial cystitis（間質性膀胱炎）

NB：neurogenic bladder（神経因性膀胱）
SUI：stress urinary incontinence（腹圧性尿失禁）
UTI：urine tract infection（尿路感染症）
UUI：urgent urinary incontinence（切迫性尿失禁）

Genitourinary microbiome
Akinobu Ishiyama[1][2] /Miho Suzuki[1] /Shusuke Akamatsu[2] /Yutaka Kondo[1]：Department of Cancer Biology, Nagoya University Graduate School of Medicine[1]：Department of Urology, Nagoya University Graduate School of Medicine[2]（名古屋大学大学院医学系研究科腫瘍生物学教室[1] /名古屋大学大学院医学系研究科泌尿器科学教室[2]）

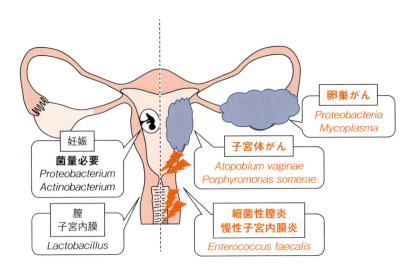

図1　女性生殖器のマイクロバイオーム
正常な膣や子宮内膜では*Lactobacillus*が多く，恒常性に役立っている．正常妊娠にはある程度の菌量が必要で，そのなかでも*Proteobacterium*や*Actinobacterium*が妊娠の維持に役立つと考えられている．細菌性膣炎では*Lactobacillus*が減少し，*Enterococcus faecalis*などが増加してしまう．子宮体がんでは炎症性の細菌が発がんにかかわっている可能性が示唆されており，卵巣がんでは大規模シークエンスの結果で*Proteobacteria*などが多いことがわかってきた．

の全細菌量の約9％を占める[1]．膣には最も多くの微生物が存在し，健康な膣では97％以上が*Lactobacillus*属の細菌である．子宮頸部，子宮内膜，卵管，卵巣は，以前は無菌であると考えられていたが[2]，それぞれ特異なマイクロバイオームをもつことがわかってきた．女性の生殖器系に存在する微生物は，膣から卵巣に向かうにつれて総数が減少する一方で多様性が増加する．膣のマイクロバイオームは2007年のヒトマイクロバイオームプロジェクト（Human Microbiome Project, HMP）で明らかにされ[3]〜[5]，最近ではintegrative HMP（iHMP）によって妊娠および早産におけるマイクロバイオームの研究が行われている[6]．また，生理周期の異なる段階におけるマイクロバイオームの構成を明らかにする研究も進められている[7]．

ⅱ）生殖器のマイクロバイオームは年齢とともに変化する

女性生殖器のマイクロバイオームは，年齢，ホルモンの変動，妊娠，疾患などに応じて変化する．例えば，乳児期から学童期にかけては膣のpHが中性で，嫌気性菌や大腸菌が多く存在する．思春期にはエストロゲンの影響で膣の上皮細胞がグリコーゲンを生成しはじめ，それに伴い*Lactobacillus*が優勢となる．*Lactobacillus*は乳酸，過酸化水素，バクテリオシンを生成し，膣のpHを低下させ，病原菌の増殖を抑える．更年期にはエストロゲンの減少に伴いグリコーゲンの量が減り，*Lactobacillus*の数は減少する．

ⅲ）妊娠におけるマイクロバイオームの役割

非妊娠時と比べて妊娠中は膣内のマイクロバイオームが変化し，*Lactobacillus*属の細菌が増える一方で，他の種類の細菌が減る[8]〜[10]．妊娠中期から後期にかけては*Lactobacillus*属のなかでも*L. iners*が減少し，*L. crispatus*が増加する[11]．また妊娠成功時の子宮内膜液に細菌量が少ないと，自然流産を経験する頻度が高まることが報告されている．妊娠中期には，胎盤に特定の微生物種（*Proteobacterium*, *Actinobacterium*, *Firmicutes*, *Bacteroidetes*, *Temericutes*）と抗炎症性の子宮環境が妊娠の維持に役立つことが，iHMPを含む複数の研究で明らかにされている（図1）．

ⅳ）マイクロバイオームと婦人科疾患

細菌性膣炎では，*Lactobacillus*が減少し，*Gardnerella*, *Mycoplasma*, *Prevotella*が増加する．これにより膣内の環境が乱れ，異常な分泌物や悪臭を引き起こす．慢性子宮内膜炎は細菌感染が原因であり，抗生物質治療によって改善がみられる[12]．慢性子宮内膜炎

を引き起こす主な細菌は，*Enterococcus faecalis*，Enterobacteriaceae科，*Streptococcus*属，*Staphylococcus*属，*Gardnerella*，*Mycoplasma*などである[13]．卵巣がんについては大規模なシークエンス解析が行われており，ProteobacteriaやFirmicutesの多くの種を多く含む特有のマイクロバイオームが明らかにされた[14]．これらのマイクロバイオームががんの発症と進行に影響を与える可能性が指摘されているが，逆に，腫瘍自体が特定の細菌の生存に適した環境をつくり出しているのかもしれない．この点については，まだ明らかでない．子宮体がんでも，特定の細菌（*Atopobium vaginae*や*Porphyromonas somerae*）が炎症を引き起こし，がんの進行に寄与する可能性が示唆されている（**図1**）．

以上のように，近年のマイクロバイオームの研究によって，細菌が女性の健康と生殖に大きな役割を果たしていることが明らかになった．これらの研究から，特定の細菌に対する抗生剤の使用や，人体に有益なプロバイオティクスの導入，さらにはマイクロバイオームの移植が，不妊や婦人科疾患を治療する新たな方法として提案されている．これらのアプローチは，病原菌の抑制，健康な微生物バランスの維持・回復を通じて，従来の治療法では対応が難しい症例に対しても，新しい治療法となる可能性がある[15]．

2）男性生殖器のマイクロバイオーム

男性生殖器のマイクロバイオームに関する研究は，女性生殖器に比べて少なく，進展が遅れているのが現状である．しかし，そのなかでも微生物が関与するがんとして知られているのが陰茎がんである．陰茎がんは子宮頸がんと同様にHPV（ヒトパピローマウイルス）に関連する悪性腫瘍であり，くり返しHPVに曝露されることで炎症が引き起こされ，がん化すると考えられている[16]．最近の研究では，HPV感染がある陰茎ではマイクロバイオームが変化し，特に*Staphylococcus*や*Prevotella*が増加することが報告されている（**図2**）[17]．また，腫瘍組織と非腫瘍組織を比較すると，Fusobacteriota門とCampylobacterota門が腫瘍組織で多く検出された．これらの細菌感染は炎症を引き起こすため，HPV感染に加え，細菌感染による慢性炎症も発がんリスクを高める可能性があると筆者は考える．ただし，陰茎がんとマイクロバイオームの研究は，皮膚や尿道

からの混入が多く，両者の関係を明確に示すことが難しいとされている．

2 尿路系のマイクロバイオーム

1）尿は無菌？

2007年のHMPでは，健常人から膀胱の組織を採取することが倫理的に問題視されたため，膀胱のマイクロバイオームは評価されなかった．また，従来の手法では尿中の細菌種を検出できなかったため，「尿は無菌である」と考えられていた．しかし，EQUC（拡張クオリティ尿培養法）と16S rRNA遺伝子シークエンスの技術により，約80％の尿にマイクロバイオームが存在することが明らかになった[18]．男女ともに*Lactobacillus*，*Streptococcus*，*Corynebacterium*などが検出されたが，男性には*Corynebacterium*が多く，女性には*Lactobacillus*が多いことがわかった[19]．

2）排尿障害とマイクロバイオーム

排尿障害は生活の質を低下させ，尿失禁や下部尿路症状を引き起こす．特に高齢者や女性に多くみられ，全人口の25〜45％がこの問題を抱えているとされる．最近では，排尿障害が尿のマイクロバイオームに影響を与える可能性が示唆され，研究が進められている．UUI（切迫性尿失禁）の女性では，非UUIの女性と比較して尿中の*Lactobacillus*が少なく，*Gardnella*が多いことが報告されている．また，UUI患者では症状が重くなるほど微生物の多様性が低くなることが報告されている．一方，SUI（腹圧性尿失禁）では，尿のマイクロバイオームの変化はみられないという報告もあり，尿失禁の種類によってマイクロバイオームの変化が異なることが示されている（**図2**）[20]．

間質性膀胱炎（IC）は，膀胱痛，頻尿，尿失禁，排尿困難などの症状を伴う病態であり，女性は男性の5倍の頻度で発症する．これまで，ICは細菌感染とは無関係と考えられていたが，最近の研究で，非患者群と比較して*Lactobacillus*が極端に増加する一方で，全体的なマイクロバイオームの多様性が減少していることが明らかになった[21]．*Lactobacillus*は一般的には弱毒性であり病原性は低いが，一部には病原性を示すものもある．またこのマイクロバイオームのバランスの異常により，膀胱のバリア機能に影響を与え，炎症を引

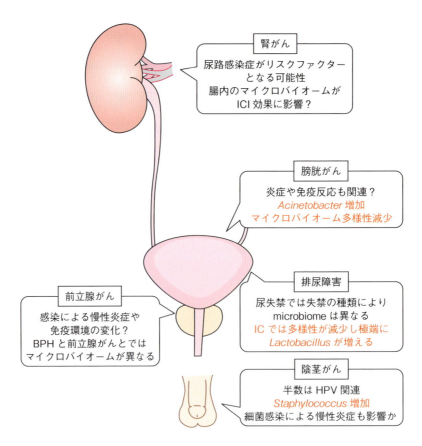

図2 男性生殖器・泌尿器のマイクロバイオーム
腎がんはUTIがリスクファクターとなりうるが，マイクロバイオームとの関連は不明な点も多い．膀胱がんはAcinetobacterなど特定の細菌叢は増える一方でマイクロバイオームの多様性は低下する．前立腺がんについては炎症を惹起するマイクロバイオームが関係する可能性が示唆されており，前立腺がんとBPHでは存在するマイクロバイオームの構成が異なっていることはわかっている．陰茎がんでは半数はHPV関連だがHPV感染に加えて炎症性のマイクロバイオームの感染が発がんにかかわっていると考えられる．（文献23をもとに作成）

き起こしてICを発症する可能性が示唆されている（**図2**）．ただし，具体的な因果関係はまだ解明されておらず，今後の研究が必要である．

脳卒中，脊髄損傷，腫瘍などの神経異常に起因する排尿障害の1つである神経因性膀胱（NB）では，マイクロバイオーム異常がNBの直接の原因とは考えられていないが，NB患者ではマイクロバイオームの構成が変化し，*Klebsiella*, *Enterococcus*, *Pseudomonas*などが多く報告されている[22]．

3）泌尿器がんとマイクロバイオーム

膀胱がんと尿中マイクロバイオームの関連については，比較的研究が進んでいる．膀胱がん患者と非罹患者ではマイクロバイオームの構成が異なり，非膀胱がん患者の尿には*Lactobacillus*が多く含まれる一方，膀胱がん患者の尿からは*Acinetobacter*が有意に検出されている[23]．*Lactobacillus*は女性生殖器と同様に膀胱でも保護的な役割を果たしていると考えられる（**図2**）．また，*Pseudomonas*や*Escherichia*など，N-ニトロソアミンを生成する細菌も膀胱がんの発生に影響するとされている[24]．さらに，筋層浸潤性膀胱がんと非筋層浸潤性膀胱がんの患者間でマイクロバイオームの構成が異なることが報告されている[25]．膀胱がん群では細菌の多様性が増し，手術後の再発期間の短さと関連しているとの報告もある．

前立腺がんは日本の男性で最も罹患数の多いがんである．前立腺がんの手術検体や，前立腺肥大症患者と前立腺がん患者の尿中マイクロバイオームを比較した研究があるが，特に優位なマイクロバイオームは特定

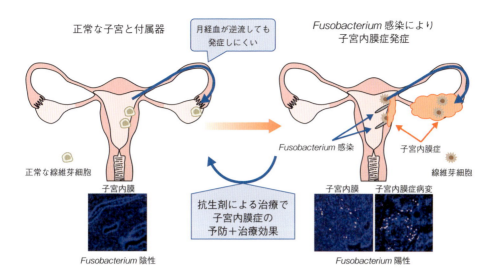

図3　Fusobacterium感染が子宮内膜症を促進させる
月経の際に月経血の一部が付属器や腹腔内に逆流する．Fusobacteriumに感染した子宮内膜液を含んだ月経血が逆流することにより子宮内膜症を発症し，促進される．感染したFusobacteriumに対して抗生剤を投与すると子宮内膜症の発症を予防できた．

されていない．マイクロバイオームががんを促進する要因として，慢性炎症や免疫環境の変化が考えられるが，そのメカニズムはまだ十分に解明されていない．ただし，前立腺肥大症患者とがん患者のマイクロバイオームが異なることが一様に報告されており，これが今後の研究の手がかりになる可能性がある．

腎細胞がんと尿マイクロバイオームの関連性については，尿路感染症（UTI）が関連する可能性が示唆されている．しかし，研究はまだ十分には進んでおらず，発がんにどの程度影響しているのかは明らかになっていない．また，腸内マイクロバイオームが腎細胞がんの免疫チェックポイント阻害剤の治療効果に影響を与えるとの報告もある．腸内マイクロバイオームと腫瘍免疫との関連については，第2章-12を参照されたい．

3 当研究室での試み──Fusobacterium感染が子宮内膜症の発症を促進する

1）子宮内膜症の症状と発症の原因

次に，最近われわれのグループが明らかにした子宮内膜マイクロバイオームと子宮内膜症とのかかわりについて紹介する[26]．子宮内膜症は，生殖年齢の女性の約10％に発症する慢性疾患である．子宮外部の卵巣などに子宮内膜組織が異所性に増殖し，骨盤痛や不妊などのさまざまな症状を引き起こす．この疾患の発症メカニズムは，子宮内膜剥離組織が月経血とともに卵管を介して腹腔内へ逆流することが一要素と考えられている．しかし，なぜ一部の女性だけが子宮内膜症を発症するのか，その詳細はまだ完全には明らかにされていない．

現時点での子宮内膜症の治療法としては，ホルモン剤内服による偽閉経療法や手術療法での病巣切除が一般的である．しかし，どちらの治療法も薬剤の副作用や術後の高い再発率などが問題となっている．また，これらの治療法は妊娠に与える影響が大きいため，妊娠を希望する女性にとっては安全に使用できる非ホルモン性の新規治療戦略が望まれている．そこでわれわれは，子宮内膜症の発症メカニズムを解明し，妊娠を希望する女性にも使用可能な新規治療法を開発することを目的として研究を開始した．

2）TAGLNによる線維芽細胞から筋線維芽細胞への分化促進

子宮内膜症の発症には，慢性的な炎症による子宮内膜の変化が関与している．具体的には，静止状態の間質線維芽細胞（fibroblast）が活性化して筋線維芽細胞（myofibroblast）に変化し，それらが異所性に増殖す

ることが，子宮内膜症の進行における重要な要因である．われわれは，子宮内膜症をもつ患者と健常者の子宮内膜の線維芽細胞の遺伝子発現プロファイルの違いをRNAシークエンシング（RNA-seq）法で詳細に解析した．その結果，細胞移動に関連するタンパク質であるTransgelin（TAGLN）が子宮内膜症患者の病変部および子宮内膜の線維芽細胞で顕著に上昇していることを見出した．さらに，TAGLNは子宮内膜において線維芽細胞から筋線維芽細胞への分化を促進する重要な因子であることが示された．TAGLN陽性の線維芽細胞は，子宮内膜症の発症にかかわる増殖，遊走，腹膜中皮細胞への接着が亢進した筋線維芽細胞の性質をもっており，これが子宮内膜症の病変形成に寄与することが示唆された．

3）*Fusobacterium*感染が子宮内膜症の発症を促進する（図3）

最近，これまで無菌環境だと考えられていた子宮内に実際には多様な細菌が存在することが報告されていた．そこでわれわれは，子宮内膜微小環境内のマイクロバイオームを比較解析し，子宮内膜症患者の子宮内膜組織および病変部に特異的に，*Fusobacterium*感染が有意に増加していることを発見した．臨床検体を用いた蛍光*in situ*ハイブリダイゼーション（FISH）解析により，子宮内膜症患者の64％で子宮内膜から*Fusobacterium*が検出され，一方で正常子宮内膜においては10％未満であった．

免疫組織化学実験（IHC）によって，*Fusobacterium*の感染が子宮内膜組織内でマクロファージを活性化していることがわかった．細胞実験でも，*Fusobacterium*との共培養によりマクロファージがトランスフォーミング増殖因子β（TGF-β）を分泌するM2マクロファージへ変化することが確認された．このTGF-βが，静止状態の線維芽細胞においてTAGLNの発現を誘導し，TAGLN陽性の筋線維芽細胞へと分化させる重要な因子である．*Fusobacterium*感染によるTGF-βシグナルの活性化が，子宮内膜症の病変形成において重要な役割を果たしていることが明らかになった．

4）マウスモデルにおける抗生剤治療の効果

*Fusobacterium*は口腔内や腸管内にも存在し，大腸がんの発症に関与する菌体として知られている．*Fusobacterium*感染が子宮内膜症病変の形成に関与するか

を調べるため，内膜症モデルマウスを用いて検証を行った．まず，マウスの子宮内に*Fusobacterium*を感染させ，その後，感染させた子宮内膜組織を取り出して別のマウスに移植した．対照として，*Fusobacterium*に感染していない子宮内膜組織や，膣の常在菌である*Lactobacillus iners*を感染させた子宮内膜組織を移植した場合と比較すると，*Fusobacterium*に感染させた場合の方が子宮内膜症病変の数と重量が増加した．さらに，*Fusobacterium*に感染した子宮内膜組織に対してメトロニダゾールやクロラムフェニコールなどの抗生剤で治療を行ったところ，子宮内膜症病変の形成が有意に抑制された（$P < 0.01$）．以上の研究結果は，*Fusobacterium*感染が子宮内膜症の発症における重要な要因であり，抗生剤治療が有効な治療戦略となりうることを示している．

5）今後の展望

罹患者の多さを考慮すると，子宮内膜症は根本的原因から解決すべき疾患であり，その解明に向けた研究は急務である．われわれの研究結果は，抗生剤治療が子宮内膜症患者にとって，病態発症メカニズムに即した非ホルモン性治療としての新規治療戦略となる可能性を示している．本研究成果を受け，子宮内膜症患者におけるメトロニダゾール治療の有効性を検証する臨床試験を実施中であり，この治療法が妊娠を希望する女性にも適用可能であることを期待している．

さらに，子宮内膜症は卵巣がんの前がん病態であることや，TAGLN陽性筋線維芽細胞ががん促進タイプの線維芽細胞として知られていることから，今後卵巣がんの予防や治療戦略を考えていくうえで，*Fusobacterium*感染と卵巣がんの発がんとの関係についても明らかにする必要がある．

今回示した子宮内膜症のように，細菌感染が未解明の原因となっている疾患が多く存在することが推測される．慢性疾患の発症メカニズムにおいて細菌感染は従来考えられていた以上に重要な役割を果たしており，さらなる研究によってこれらの慢性疾患に対する細菌感染の影響を解明することが必要である．

おわりに

従来は「無菌」と考えられていた子宮内や尿にも，

遺伝子シークエンス技術によってマイクロバイオームが存在することが明らかとなり，未知の疾患発生メカニズムも解明されつつある．泌尿器・生殖器のマイクロバイオーム研究はまだ十分に成熟しているとは言い難く，今後も新たな知見が明らかになっていくだろう．

文献

1) Moreno I & Simon C：Reprod Med Biol, 18：40-50, doi:10.1002/rmb2.12249（2019）
2) 「Recherches sur la flore intestinale des nourrissons（état normal et pathologique）」（Tissier H），Méd.-Paris（1900）
3) Peterson J, et al：Genome Res, 19：2317-2323, doi:10.1101/gr.096651.109（2009）
4) The Human Microbiome Project Consortium：Nature, 486：207-214, doi:10.1038/nature11234（2012）
5) Turnbaugh PJ, et al：Nature, 449：804-810, doi:10.1038/nature06244（2007）
6) The Integrative HMP (iHMP) Research Network Consortium：Nature, 569：641-648, doi:10.1038/s41586-019-1238-8（2019）
7) Sola-Leyva A, et al：Hum Reprod, 36：1021-1031, doi:10.1093/humrep/deaa372（2021）
8) Romero R, et al：Microbiome, 2：4, doi:10.1186/2049-2618-2-4（2014）
9) DiGiulio DB, et al：Proc Natl Acad Sci U S A, 112：11060-11065, doi:10.1073/pnas.1502875112（2015）
10) Aagaard K, et al：PLoS One, 7：e36466, doi:10.1371/journal.pone.0036466（2012）
11) Zheng Q, et al：Biomed Res Int, 2019：6539294, doi:10.1155/2019/6539294（2019）
12) Kitaya K, et al：Fertil Steril, 110：344-350, doi:10.1016/j.fertnstert.2018.04.012（2018）
13) Moreno I, et al：Am J Obstet Gynecol, 218：602.e1-602.e16, doi:10.1016/j.ajog.2018.02.012（2018）
14) Nejman D, et al：Science, 368：973-980, doi:10.1126/science.aay9189（2020）
15) Punzón-Jiménez P & Labarta E：J Assist Reprod Genet, 38：2519-2541, doi:10.1007/s10815-021-02247-5（2021）
16) Akogbe GO, et al：Int J Cancer, 131：E282-E291, doi:10.1002/ijc.27397（2012）
17) Thomas A, et al：Nat Rev Dis Primers, 7：11, doi:10.1038/s41572-021-00246-5（2021）
18) Pearce MM, et al：mBio, 5：e01283-e01214, doi:10.1128/mBio.01283-14（2014）
19) Fouts DE, et al：J Transl Med, 10：174, doi:10.1186/1479-5876-10-174（2012）
20) Karstens L, et al：Front Cell Infect Microbiol, 6：78, doi:10.3389/fcimb.2016.00078（2016）
21) Siddiqui H, et al：BMC Microbiol, 12：205, doi:10.1186/1471-2180-12-205（2012）
22) Jones-Freeman B, et al：Mucosal Immunol, 14：779-792, doi:10.1038/s41385-020-00372-5（2021）
23) Randazzo G, et al：Front Urol, 4, doi:10.3389/fruro.2024.1367720（2024）
24) Jubber I, et al：Eur Urol, 84：176-190, doi:10.1016/j.eururo.2023.03.029（2023）
25) Hussein AA, et al：Urol Oncol, 39：370.e9-370.e19, doi:10.1016/j.urolonc.2020.12.011（2021）
26) Muraoka A, et al：Sci Transl Med, 15：eadd1531, doi:10.1126/scitranslmed.add1531（2023）

＜筆頭著者プロフィール＞
石山顕信：2015年度名古屋大学総長顕彰受彰，'16年名古屋大学医学部医学科卒業．湘南鎌倉総合病院で初期臨床研修を修了後，名古屋大学泌尿器科へ入局．'23年名古屋大学大学院医学系研究科博士課程入学，同腫瘍生物学教室で泌尿器がんとマイクロバイオームの研究に従事している．今後は泌尿器疾患におけるトランスレーショナルリサーチにかかわりたいと考えている．

第1章 全身に分布するマイクロバイオーム

Ⅰ. 各臓器のマイクロバイオーム

5. 呼吸器疾患とマイクロバイオーム

友田恒一

無菌とされてきた肺にも細菌叢が存在し，多くの呼吸器疾患の病態や予後に関連していることが明らかにされてきた．一方で他臓器の疾患と同様に腸内細菌叢が呼吸器疾患の病態と深く関連していることも明らかにされ，その連関は Gut-lung axis とよばれている．腸内環境を改善することで呼吸器疾患が改善する可能性が報告されており，Gut-lung axis は呼吸器疾患の新たな治療領域として発展することが期待されている．

はじめに

これまで無菌環境と考えられていた肺内にも細菌叢が存在することが明らかにされてきた．嚥下や吸い込みによって口腔・咽頭の細菌叢が肺内へ移動し，移動した一部が肺内に留まり肺の細菌叢を形成すると考えられている．肺内の細菌叢は，独立しているわけではなく，定常状態であれば口腔・咽頭の細菌叢は肺における免疫反応をも調整していると考えられている[1][2]．

呼吸器疾患には肺炎をはじめとする呼吸器感染症，気管支喘息をはじめとするアレルギー疾患，慢性呼吸不全をきたす肺線維症，慢性閉塞性肺疾患（COPD[※1]），さらには肺がんを代表とする悪性疾患と多岐にわたる疾患が存在している．いずれの呼吸器疾患も病態と肺内の細菌叢との関連性が明らかにされつつある（**表**）[3]．さらに他臓器の疾患と同様に腸内細菌叢も病態と関連していることが明らかにされ，Gut-lung axis という概念が提唱されている[4]．特に Gut-lung axis については COPD をはじめ（**図1**）[5][6] 多くの呼吸器疾患に関する知見が明らかとなってきている．

本稿では肺内の細菌叢と各呼吸器疾患とのかかわりとさらには COPD における Gut-lung axis に関する知見を中心に概説する．

[略語]
CHP：chronic hypersensitivity pneumonitis（慢性過敏性肺臓炎）
COPD：chronic obstructive pulmonary disease（慢性閉塞性肺疾患）
IPF：idiopathic pulmonary fibrosis（特発性肺線維症）
SCFA：short chain fatty acids（短鎖脂肪酸）

※1 COPD
喫煙を主因とし閉塞性換気障害を呈する呼吸器疾患．肺胞が破壊される気腫型と慢性気管支炎を主体とする非気腫型の2つの表現型が存在する．栄養障害，心血管疾患，骨粗鬆症など多くの併存を伴う全身性疾患としても知られている．

Lung and gut microbiome in pulmonary diseases
Koichi Tomoda：Department of General Internal Medicine 1, Kawasaki Medical School（川崎医科大学総合内科学1）

表 肺のマイクロバイオームと呼吸器疾患[3]

疾患	主要	増加	関連する病態
気管支喘息	*Haemophilus, Moraxella, Neisseriaceae*	*Haemophilus, Streptococcus, Psuedomonas, Actinomyces*	気道粘膜の炎症, heterogenity
COPD	*Psuedomonas, Streptococcus, Prevotella, Haemophilus*	*P.aeruginosa, Lactobacillus*, Pseudomonadota, *Haemophilus*	肺胞壁破壊 細気道と肺胞組織のリモデリング
肺線維症	*Haemophilus, Veillonella, Prevotella, Neisseria*	*Streptococcus, Staphylococcus, Actinomyces, Veillonella*	肺組織破壊, 炎症, 線維化
肺炎	*Prevotella, Streptococcus, Clostridium, Roseburia, Veillonella*	*Moraxella, Streptococcus, Haemophilus*	肺炎および炎症に対する感受性増加
肺がん	*Prevotella, Bifidobacterium, Acinetobacter, Ruminococcus*	*Granulicatella, Abiotrophia, Streptococcus, Staphylococcus*	悪性新生物の微小環境や免疫細胞活性の変化

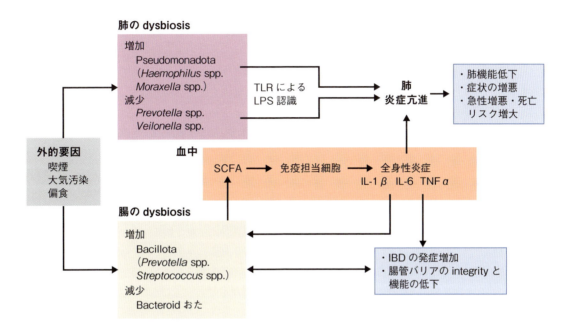

図1 COPDにおけるGut-lung axis[5]
肺と腸双方向で影響を及ぼしている. TLR：Toll like receptor. SCFA：short chain fatty acids（短鎖脂肪酸）.

1 肺のマイクロバイオームと呼吸器疾患[2]

1）気管支喘息[7]

気道粘膜炎症を基盤とし間歇的な気道狭窄に起因する喘鳴をきたす疾患である. 病的とされる*Actinomyces*だけでなく*Haemophilus*や*Staphylococcus*が増加する一方で共生菌とされる*Prevotella*や*Veillonella*が減少する. 重症喘息では正常肺ではみられない*Pseudomonas*が増加し, 入院したアトピー型喘息の気管では*Haemophilus, Fusobacterium*, Neisseriaceae, *Sphingomanas, Porphyromonas*が増加し, *Bacteroides*や*Lactobacillus*が減少することが報告されている. 増加した細菌叢は短鎖脂肪酸である酪酸やプロピオン酸の代謝を促進し, これらの生物活性を抑制することでアトピー型喘息の発症を促進すると考えられている. さらに肺での細菌叢におけるdysbiosisは慢性炎症を促進することで喘息の増悪にも関与していることも明らかにされている.

2）COPD[8]～[10]

　喫煙が主たる原因で閉塞性換気障害を呈する慢性呼吸器疾患であり，肺胞壁が断裂破壊される気腫型と気管支が肥厚する非気腫型がある．健常人や喘息患者と比較してPseudomonadota（旧：Proteobacteria）特にHaemophilusが増加する．閉塞性換気障害が進むほどPseudomonasの増加がみられ，肺内組織のリモデリングやCD4T細胞の浸潤とも関連があるとされる．PseudomonadotaやActinomycetesはCOPDの肺内における好中球，好酸球，B細胞の浸潤と関連することが報告されている．さらに肺内細菌叢のdysbiosisはCOPDの病態だけでなく急性増悪やCOPDの進行にも関与していると考えられている．急性増悪時には病原体が肺内で増加することでマイクロバイオームの多様性がさらに低下し，特に細菌感染が関与する急性増悪では喀痰中のPseudomonadotaが優位となりPseudomonadota/Bacillota（旧：Firmicutes）比が高くなる．増悪時に病原性細菌であるStaphylococcusが存在し，非病原性細菌であるVeillonellaが認められない場合には一年以内に死亡するリスクが高くなることも報告されている．また細菌叢の代謝産物がCOPDの良好な予後と関連していることも明らかにされている．

3）肺線維症[11][12]

　間質に線維化をきたし拘束性換気障害を呈する疾患である．原因不明の特発性肺線維症をはじめ慢性過敏性肺臓炎（CHP）や膠原病関連など多くの疾患で肺に進行性線維化をきたすことが知られている．特発性肺線維症（IPF[※2]）で最も共通してみとめられるのはPrevotella, Veillonella, Escherchiaである．気道ではStreptococciが増加しておりStreptococcus nepalensisはcorisinを放出し肺胞上皮細胞のアポトーシスを誘導することが報告されている．特定のStreptococcusやStaphylococcusはIPFの進行に関与し特に予後不良に関連していることも報告されている．肺線維症モデルでは肺内の細菌叢のバランスの変化がIL-17経路の活性化を介して肺での炎症と線維化を促進することが明

```
※2  IPF
拘束性換気障害を呈する原因不明の難治性呼吸器疾患．診断
されてからの平均余命が5年余りとされ，疾患進行を遅らせ
る抗線維化薬が主な治療薬剤である．
```

らかにされている．CHPではStaphylococcus，IPFではActinomycesやVeillonellaが増加しており，肺線維症の原因によって肺の細菌叢組成が異なる可能性が考えられている．

4）肺炎[13]

　細菌，ウイルス，真菌などの微生物によって炎症をきたしている状態であり，幼児や高齢者では重症化すると死亡に至ることがある呼吸器疾患である．下気道や口腔内の細菌叢におけるPrevotella, Streptococcus, Clostridium, Roseburia, Veillonellaは潜在性炎症と関連しているとされる．HIV患者で抗菌薬治療中ではPseudomonadaceaeが優勢の群では病因菌の毒性を軽減し改善を促進する一方，StreptococcaceaeまたはPrevotellaceaeが優勢の群では病因菌の定着や増殖を促進することが報告されている．気管切開している患者では肺炎をきたした場合はPseudomonas, Corynebacterium, Roseburiaが増加し，肺炎のない患者ではStreptococcusやPrevotellaが減少する．移植後肺炎では肺の細菌叢の多様性は減少しPseudomonas, Staphylococcusが増加することが知られている．下気道における細菌叢の均衡の破綻による免疫機構の異常が炎症反応を亢進すると考えられ，肺炎の感受性に関連している可能性が示唆されている．酪酸などの短鎖脂肪酸が直接T細胞に作用してINF-γやIL-17産生を抑制するとの報告もある．

5）肺がん[14]

　肺がん患者ではStreptococcus, Staphylococcusレベルが高くStreptomyces, Staphylococcusは肺がん患者の非がん部位では減少していることが知られている．非小細胞肺がんではVeillonella Neisseriaが多いがそのなかで腺がんと扁平上皮がんで組成や菌量に違いがあることも報告されている．肺の細菌叢はがんの微小環境を形成し腫瘍浸潤細胞の活性を調整することで肺がんの進展に関与していると考えられている．さらには肺の細菌叢やGut-lung axisの乱れが肺がんの進展に関与しているとも考えられている．術後再発の有無で術前の下気道の細菌叢に違いがあり予後にも関与している可能性がある．さらにdysbiosisはがんの進展だけでなく治療効果にも関与していることも明らかにされている．

2 呼吸器疾患におけるGut-lung axis

　腸内細菌叢が呼吸器疾患，特にCOPD，気管支喘息，肺がん，COVID-19関連肺炎などの呼吸器疾患の病態に影響を及ぼすことが明らかになり，この連関はGut-lung axisとよばれ，腸内細菌叢の代謝産物である短鎖脂肪酸である酢酸，酪酸，プロピオン酸が重要な役割を果たすことが知られている．本稿では特にCOPDについて概説する．

1）病態と関連するGut-lung axis[5] [15] [16]（図1）

　COPDにおけるGut-lung axisは肺から腸，腸から肺つまり双方向に影響を及ぼすことが明らかになっている．腸と肺における細菌叢のdysbiosisは喫煙や大気汚染や不規則な食生活によって引き起こされる．*Haemophilus*, *Moraxella*, *Pseudomonas*を含むPseudomonadotaが肺で優勢となり，細菌表面にあるLPSがTLRに結合することで炎症反応に対する応答が活性化され，肺だけでなく全身における炎症が亢進する．このことで肺と腸における細菌叢も変化する．腸内細菌叢の変化によって肺や全身の炎症を調節している短鎖脂肪酸の産生が低下し，炎症の悪性サイクルが活性化されると考えられている．

　安定期COPDにおいては腸内では*Bacteroides*が減少し肺機能の低下と関連することが報告されている．また急性増悪期には*Bacteroides*, Pseudomonadotaが増加しBacillota, Actinomycetota（旧：Actinobacteria）は減少する．減少したBacillotaとActinomycetotaと炎症性マーカーや呼吸機能低下とは関連することも報告されている．

2）発症要因としての腸内細菌叢： 喫煙感受性とGut-lung axis[17] [18]

　COPDは主たる原因は喫煙とされているが，COPDを発症するのは喫煙者の約20％とされている．この喫煙感受性規定因子のすべては明らかにされていない．食習慣が規定因子の1つであると仮想し研究を行ってきた．最近の食生活では不規則な食事摂取が問題となっており，食習慣を考えるうえで食事内容だけでなく摂取様式も重要とされる．エラスターゼ肺気腫モデルで繊維除去食および不規則給餌は肺気腫病変形成を促進し，繊維除去食を不規則給餌すると気腫病変が最も高度であったことから，この負荷食（繊維除去食を不規則給餌する）の効果を喫煙曝露モデルで検証した．8週間の喫煙曝露では通常食（普通食を連続給餌する）では気腫病変は形成されなかったが，負荷食では気腫病変が形成された．また肺気腫群（負過食）では喫煙群（通常食）で認められた体重減少および骨密度の低下がより高度であった．肺気腫群では喫煙によって減少したビフィズス菌量には差は認められないものの（図2A），有機酸濃度はさらに低下した（図2B）．喫煙曝露下では腸内環境が悪化し食習慣の変化でさらに悪化し肺病変と併存症の発症が促進されると考えられ，その機序として腸内細菌叢の変化と短鎖脂肪酸の産生低下が関与していると考えられた．以上の結果から主因となる喫煙によるLung→gut axis，COPDの発症・進展過程におけるGut→lung axisが重要な役割を果たすと考えられた．COPDにおける喫煙感受性規定因子の1つであると考えられる食習慣の変化にはGut-lung axisが中心的な役割を果たしており，併存症である体重減少や骨粗鬆症にも関与していると考えられた．

3）Gut-lung axisからみた治療への展開[19]

　前述の喫煙曝露モデルにシンバイオティクス※3を投与すると気腫が軽減されるとともに骨粗鬆症も軽減された（図3A）．腸内環境改善はCOPDだけでなく気管支喘息，肺がん，COVID-19関連肺炎など他の呼吸器疾患についても新たな治療法として期待されている．

　COPD栄養障害は独立した予後因子として知られ，予後を改善する目的でさまざまな経腸栄養剤が開発されてきた．Wheyペプチド含有の経腸栄養剤はエラスターゼ誘導のラット肺気腫病変を軽減するとともに肺胞洗浄液の好中球を減少させた．回盲部の短鎖脂肪酸量の著明な増加を認めたことから腸内細菌が産生する短鎖脂肪酸の増加が肺における抗炎症作用を介した気腫病変抑制に関連している可能性が考えられた（図3B）．

※3 シンバイオティクス
腸内環境を整えるために開発されたビフィズス菌や乳酸菌を主体としたプロバイオティクスと食物繊維やオリゴ糖を主体としたプレバイオティクスが含まれている食品．

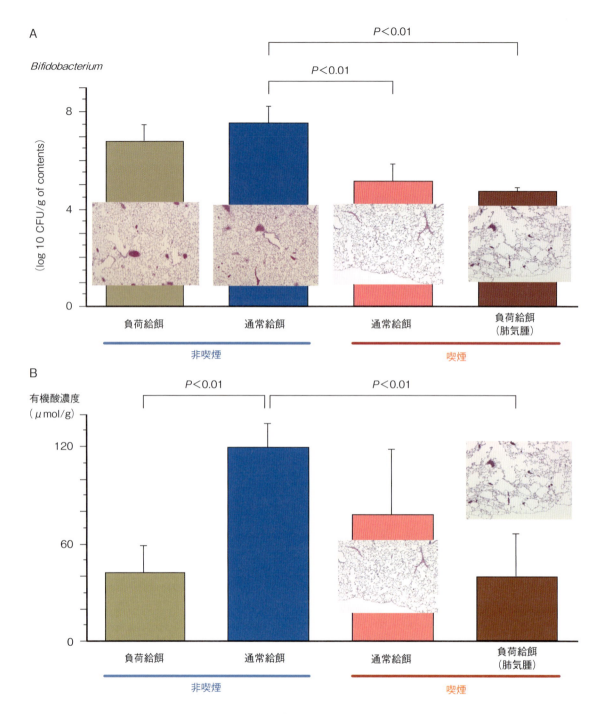

図2 Gut-lung axisからみたCOPDの発症要因[17]
A) 8週間の喫煙曝露では通常食では気腫はできないが負荷食（脱繊維食を不規則に給餌）では気腫ができる．糞便中のビフィズス菌は喫煙によって減少するが喫煙群（通常食）と気腫群（負荷食群）では差は認められなかった．B) 喫煙によって低下した糞便中の有機酸濃度は気腫群（負荷食群）ではさらなる低下が認められた．

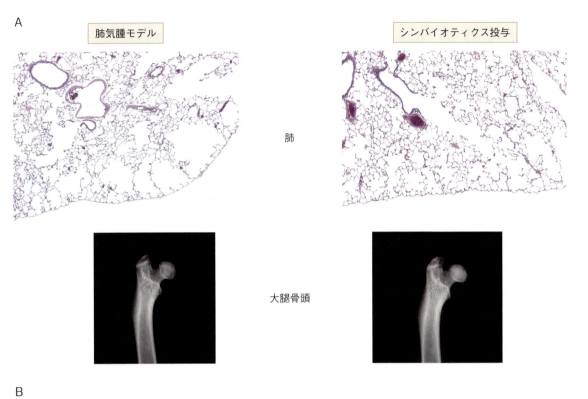

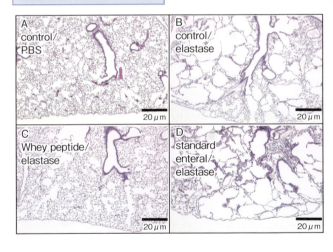
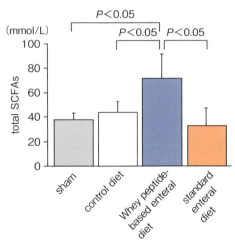

図3　Gut-lung axis からみた COPD の治療：シンバイオティクスと Whey ペプチド
A）シンバイオティクスは気腫病変だけでなく併存症として知られる骨粗鬆症も軽減した．B）Whey ペプチド含有の経腸栄養剤は気腫病変を抑制した．回盲部の有機酸量が増加しており，気腫抑制効果は有機酸産生亢進と関連していると考えられた．（Bの画像とグラフは文献19より転載）

おわりに─今後の展望

呼吸器疾患におけるマイクロバイオームは肺だけでなく腸内の細菌叢も重要な役割を果たすことが明らかになってきた．病態把握や予後予測だけでなく，発症予防を含め新たな治療戦略の一領域としてマイクロバイオームの研究がさらに発展することが期待される．

文献

1）Morris A, et al：Am J Respir Crit Care Med, 187：1067-1075, doi:10.1164/rccm.201210-1913OC（2013）
2）Dickson RP, et al：mBio, 8, doi:10.1128/mBio.02287-16（2017）
3）Li R, et al：Signal Transduct Target Ther, 9：19, doi:10.1038/s41392-023-01722-y（2024）
4）Trompette A, et al：Nat Med, 20：159-166, doi:10.1038/nm.3444（2014）
5）Cheng ZX & Zhang J：Chronic Obstr Pulm Dis, 11：311-325, doi:10.15326/jcopdf.2023.0442（2024）
6）Wang L, et al：Am J Respir Crit Care Med, 207：1145-1160, doi:10.1164/rccm.202206-1066TR（2023）
7）Essilfie AT, et al：Thorax, 67：588-599, doi:10.1136/thoraxjnl-2011-200160（2012）
8）Yan Z, et al：Nat Microbiol, 7：1361-1375, doi:10.1038/s41564-022-01196-8（2022）
9）Leitao Filho FS, et al：Am J Respir Crit Care Med, 199：1205-1213, doi:10.1164/rccm.201806-1135OC（2019）
10）Madapoosi SS, et al：Am J Respir Crit Care Med, 206：427-439, doi:10.1164/rccm.202110-2241OC（2022）
11）D'Alessandro-Gabazza CN, et al：Nat Commun, 11：1539, doi:10.1038/s41467-020-15344-3（2020）
12）Invernizzi R, et al：Am J Respir Crit Care Med, 203：339-347, doi:10.1164/rccm.202002-0460OC（2021）
13）Shenoy MK, et al：Am J Respir Crit Care Med, 195：104-114, doi:10.1164/rccm.201603-0523OC（2017）
14）Xu N, et al：Transl Lung Cancer Res, 9：1554-1568, doi:10.21037/tlcr-20-156（2020）
15）Bowerman KL, et al：Nat Commun, 11：5886, doi:10.1038/s41467-020-19701-0（2020）
16）Ashique S, et al：Chem Biol Interact, 368：110231, doi:10.1016/j.cbi.2022.110231（2022）
17）Tomoda K, et al：J Toxicol Sci, 36：261-266, doi:10.2131/jts.36.261（2011）
18）Song W, et al：Biomed Pharmacother, 165：115150, doi:10.1016/j.biopha.2023.115150（2023）
19）Tomoda K, et al：BMC Pulm Med, 15, doi:10.1186/s12890-015-0059-2（2015）

＜著者プロフィール＞
友田恒一：1995年奈良県立医科大学医学研究科卒業．奈良県立医科大学呼吸器内科（旧第二内科）に入局，同准教授を経て2018年より川崎医科大学総合医療センター総合内科学1教授．専門は呼吸器内科と医療安全．研究分野は全身性疾患としてのCOPDの病態解明と新たな治療戦略の創出，肺における力学負荷とコラーゲン線維配向性．

第1章　全身に分布するマイクロバイオーム

Ⅱ. 細菌以外のマイクロバイオーム

6. 真菌叢の動態と作用

森　大地，後藤義幸

> 近年，腸内微生物叢の解析技術が進歩したことにより腸内真菌の多様性や宿主免疫システムとの相互作用が次々に明らかとなってきた．真菌は腸管において腸内細菌と宿主免疫システムの複雑なネットワークのなかで巧妙に生存し，腸管生態系の重要な役割を担っている．腸内真菌叢のdysbiosisは腸管だけでなく，さまざまな組織において疾患を増悪させる．一方で腸内真菌はプロバイオティクスとして活用されるものもあり，腸内真菌を用いた新たな治療法の開発も進められている．

はじめに

　腸内には無数の微生物が常在し，微生物−微生物，微生物−宿主間の相互作用により複雑な生態系をつくり出している．これら微生物には細菌や真菌，ウイルス，寄生虫などが含まれ，主に食餌や環境中に存在する微生物が，経口的に体内に入るとされている．特に，日本人が伝統的に摂取する食餌には細菌（例：乳酸菌）や真菌（例：麹菌），さらにはそれら微生物が産生する代謝産物を含むものも多い．このうち，腸内において常在する真菌は，全微生物中のおよそ0.01〜0.1％とさ

れている[1] [2]．しかしながら，細菌の直径は約1μmであるのに対して真菌は約5μmであることから，体積で換算すると真菌は細菌の100倍を超える．さらに真菌は真核生物であり，原核生物である細菌とは異なる構成成分，代謝経路を有していることからも，腸内生態系において重要な役割を果たしていることは，容易に想像することができる．

　真菌は原核生物である細菌とは細胞の構造も大きく異なることに加え，同じ真核生物であるわれわれの細胞とも異なる特徴を有している．例えば，細胞壁は，真菌特異的な構成成分であるβ−グルカンやα−マンナ

[略語]
CARD9：caspase-recruitment domain 9
DC-SIGN：dendritic cell-specific intercellular adhesion molecule-grabbing non-integrin
IgA：immunoglobulin A

ILC3：group 3 innate lymphoid cells
Mincle：macrophage-inducible C-type lectin
PAMPs：pattern-associated molecular patterns
Syk：spleen tyrosine kinase

Dynamics and effects of mycobiome

Daichi Mori[1] /Yoshiyuki Goto[1]〜[4]：Project for Host-Microbial Interactions in Symbiosis and Pathogenesis, Division of Molecular Immunology, Medical Mycology Research Center, Chiba University[1] /Division of Pandemic and Post-disaster Infectious Diseases, Research Institute of Disaster Medicine, Chiba University[2] /Division of Infectious Disease Vaccine R & D, Research Institute of Disaster Medicine, Chiba University[3] /Chiba University, Synergy Institute for Futuristic Mucosal Vaccine Research and Development（cSIMVa）[4]〔千葉大学真菌医学研究センター感染免疫分野微生物・免疫制御プロジェクト[1] /千葉大学災害治療学研究所災害感染症研究部門[2] /千葉大学災害治療学研究所感染症ワクチン開発研究部門[3] /千葉大学未来粘膜ワクチン研究開発シナジー拠点（cSIMVa）[4]〕

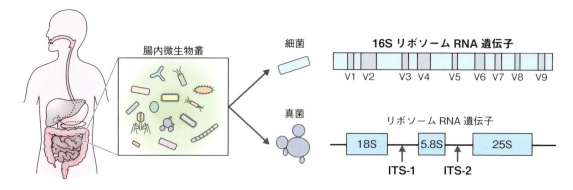

図1　腸内細菌・真菌叢の解析
ヒトの腸内には無数の細菌・真菌が常在する．これらの細菌，真菌叢に含まれる菌種を同定するために，腸管内容物や糞便からDNAを抽出する．このDNAをテンプレートとして，細菌特異的遺伝子である16SリボソームRNA遺伝子の配列を解読することで，細菌叢に含まれる菌種を同定することができる．一方，真菌特異的リボソームRNA遺伝子配列であるinternal transcribed spacer（ITS）配列を解読することで，真菌叢に含まれる菌種を同定することができる．

ン，キチンにより構成され，細胞膜の構成成分としてエルゴステロールが含まれる．これらの真菌特異的な構成成分は，主に宿主のパターン認識受容体の1つであるC型レクチン受容体（例：Dectin-1, 2）に認識され，免疫細胞の活性化を誘導する．また，真菌は酵母様真菌と糸状菌に大別され，後述するように，腸管では主として*Candida*属や*Saccharomyces*属を含む酵母様真菌が検出される．酵母様真菌は，一定の生育環境が整うと菌糸を形成する二形性の性質を有しており，酵母型，菌糸型のそれぞれにおいて遺伝子発現が異なることが知られている．例えば*C. albicans*[※1]が主に産生する細胞溶解性のペプチド毒素因子であるCandidalysinは，菌糸形成遺伝子の発現とともに誘導される．このように，真菌は細菌や宿主細胞にはないユニークな特徴を有する．近年，次世代シークエンサーやバイオインフォマティクス技術の発達により，ヒトやマウスを含むさまざまな動物種の腸内真菌叢がしだいに明らかになりつつある．さらに，それら腸内真菌が，宿主の腸管免疫システムの成熟や疾患の発症・制御に深く関与することが明らかとなってきた[3]．本稿では，マウス，ヒトにおける腸内真菌叢を中心に紹介し，宿主免疫システムとの相互作用や宿主疾患との関係性について紹介したい．

1 ヒト，マウスにおける腸内真菌叢

以前より，培養法を用いてヒトの糞便中に*Candida*属真菌の存在が確認されていた[4]．近年では，次世代シークエンサーとバイオインフォマティクス技術を用い，DNAをベースにした網羅的解析により，世界中で腸内微生物叢の研究が進められている．例えば，細菌は各菌種で16S rRNA遺伝子の配列が異なり，次世代シークエンサーを用いて検体中に含まれる16S rRNA遺伝子の配列を解析することで，検体中に含まれる細菌の同定が可能である（図1）．一方，真菌ではリボソームRNA遺伝子中に含まれるinternal transcribed spacer（ITS）配列が各菌種で異なるため，細菌と同様に次世代シークエンサーを用いて検体中に含まれる真菌種を同定することができる（図1）．例えば，米国のhuman microbiome project（HMP）では，ヒトの細菌叢（microbiome）にくわえて真菌叢（mycobiome）の解析もなされており，*Saccharomyces*属，*Malassezia*属，*Candida*属真菌はヒトの糞便において

※1　*Candida albicans*
腸管や皮膚，膣などに常在する代表的な*Candida*属真菌．酵母型，菌糸型の二形性を示す．健常人や野生型マウスでは病原性を示さないが，臓器移植や抗がん治療を受けた患者，免疫不全症候群患者など，免疫抑制・免疫不全下では全身感染症である侵襲性カンジダ症の原因菌の1つとしても知られている．

最も高頻度で検出されている．なかでも，*S. cerevisiae*は96.8％の検体から検出され，*M. restricta*と*C. albicans*はそれぞれ88.3％，80.8％の検体から検出されている[1]．さらに，同個体から経時的に糞便を採取し，検体中に含まれる真菌叢を解析したところ，前述の3菌種は大部分の検体で検出されたことから，これらは腸内に常在する真菌であると考えられる．一方，日本人においても腸内真菌叢の解析が進んでいる．日本人の腸内真菌叢は大きく3つのパターンにわかれており，パターン1では*S. cerevisiae*が，パターン2では*C. albicans*がそれぞれ真菌叢のうち90％以上を占める構成となっている[5]．一方，パターン3の真菌叢では，*S. cerevisiae*や*C. albicans*にくわえて*C. glabrata*や*C. dubliniensis*，*Ganoderma lingzhi*，*Aspergillus oryzae*，その他未同定の真菌など多様な真菌によって構成されている[5]．

研究室で用いられている実験用の野生型マウスの腸内では，ヒトとは異なる真菌が観察される．米国では4つのベンダー〔Charles River Laboratories，Envigo，The Jackson Laboratory（Jax），Taconic Biosciences（Tac）〕から生産されたC57BL/6マウスの空腸部位における真菌叢が調べられている．その結果，C57BL/6マウスの空腸真菌叢は各ベンダー間で特徴的な真菌が検出されることが示されている．例えば，Jaxでは Rasamsonia，Mycosphaerella，Millerozyma，Geosmithia，Byssochlamysという5つのユニークな真菌 phyla（門）が存在しており，Tacでは Bipolaris，Hanseniaspora，Tritirachium という3つの phyla が特異的に検出される[6]．一方で，各ベンダー間で真菌の多様性には差はみられない．おそらく，各研究室で飼育されている野生型マウスにおいても，各真菌叢は異なっていると考えられ，例えば，コーネル大学において飼育されている野生型マウスの糞便からは*C. tropicalis*や*S. cerevisiae*が主要な真菌として検出されている[7]．

2 腸内細菌と腸内真菌の相互作用

真菌は腸内において，微生物をはじめさまざまな環境因子から刺激を受けている．微生物間の相互作用では，定着・増殖するうえで助けあう共生的な関係の場合や，互いに排除し合う競合的な関係の場合もある．

腸内では細菌や真菌が絶えず相互作用しており，複雑かつユニークな生態系を形成している．

1）腸内真菌と腸内細菌の共生関係

いくつかの腸内細菌と腸内真菌は，相利共生または片利共生の関係性にある．代表的な例として出芽酵母である*S. cerevisiae*が分泌するアミノ酸による*Lactobacillus Lactis*の増殖とラクトースの産生の促進があげられる[8]．また，*C. albicans*が有するクオラムセンシング※2分子の1つであるファルネソールは，黄色ブドウ球菌の薬剤排出ポンプの発現を増加させることで抗生物質であるバンコマイシン耐性を強化することが知られている[9]．これは*C. albicans*と黄色ブドウ球菌が片利共生の関係にあることを示唆する．さらにクローン病患者において*Serratia marcescens*，*Escherichia coli*そして*C. tropicalis*が増加し，それら細菌と真菌が混在するようなバイオフィルム※3を形成することで共生している可能性が示された[10]．植物性多糖であるアラビノキシランは*Candida*属真菌を増殖させ，*Candida*属真菌により分解されたアラビノースとキシロースは，腸内細菌の一種である*Prevotella*属の増殖に寄与している[11]．実際，*C. albicans*を保有したマウスでは*P. copri*が腸管に定着するのに対し，無菌マウスでは排除されてしまう[11]．興味深いことに日本人と比較しインド人の腸内には*Candida*属真菌と*Prevotella*属細菌の割合が高いことが示されており，これは食餌性代謝産物が腸内細菌と腸内真菌の定着に関与する可能性を示唆している[11]．

※2 クオラムセンシング

クオラムは「法廷において必要な裁判官の数」を意味するラテン語である．一部の微生物は同種菌が産生するオートインデューサーとよばれるシグナル物質の菌体外濃度を感知することで，周囲に存在する同種の菌密度を測り，自身の遺伝子発現調節を行っている．このような微生物の同種細胞間コミュニケーションシステムを，クオラムセンシングとよぶ．十分な数に増殖したことを感知すると毒素産生を行う微生物も知られている．

※3 バイオフィルム

一般的な例として歯垢や洗面所のヌメリなどがあげられる．微生物と，微生物が付着する際に産生する物質（菌体外多糖，タンパク質，DNAなど）が集合してできた構造体の総称であり，生育環境に適応するために重要な役割を有す．一方でバイオフィルム形成は薬剤耐性や宿主免疫系への防御機能を高め，歯周病の原因の1つとされる．

2）腸内細菌と腸内真菌の競合関係

共生関係に対して多くの腸内細菌と腸内真菌は競合することが知られている[12]．例えば，ヒト腸管内に常在する *Enterococcus Faecalis* が産生するバクテリオシン[※4]の1つであるEntVは *C. albicans* の菌糸やバイオフィルムの形成を阻害するだけでなく，すでに形成されたバイオフィルムを縮小させることが報告されている[13]．実際，アンピシリンやペニシリンなどの抗生物質を投与してdysbiosis[※5]を誘導したマウスや無菌マウスには *C. albicans* が定着するのに対し，通常の腸内細菌叢を有する野生型マウスでは排除されてしまう[11)14]．これら報告は腸内細菌が *C. albicans* に対し感染抵抗性を有すことを示唆するが，腸内細菌と腸内真菌の相互作用の研究は往々にして *in vitro* の実験系によって示されており，*in vivo* での検証は限られている．しかし近年，腸内細菌存在下のマウス腸管において，*C. albicans* が巧妙に形態を変化させ腸内細菌存在下で定着していることが報告された[15]．前述の通り *C. albicans* は酵母と菌糸の形態をもち，これまで酵母型は菌糸型と比較しマウス腸管に定着しやすいと考えられてきた．しかし，腸内細菌を有するマウス腸管においては菌糸型のほうが定着しやすいことが示された[15]．また，*E. coli* や *Klebsiella pneumoniae*，*Enterococcus faecium* は酵母型の *C. albicans* を排除するが，菌糸型の *C. albicans* は排除できない[15]．このような腸内細菌と腸内真菌の相互作用が宿主に対してどのような影響を及ぼすかは不明な点も多く，腸内細菌と腸内真菌そして宿主という三位一体のsuperorganismを理解するうえでは，さらなる知見が必要不可欠である．

※4 バクテリオシン

細菌が産生する抗菌活性をもつタンパク質やペプチドの総称である．バクテリオシンは抗生物質と比較し抗菌スペクトルが狭く，産生した細菌の類縁菌に対してのみ抗菌作用を有す．この標的特異性に着目し新しい抗菌薬として注目を集めている．

※5 dysbiosis

腸内微生物叢が外因的要因（例：抗生物質，感染，食事の偏り）や内因的要因（例：遺伝子多型，ストレス）により，撹乱された状態．炎症性腸疾患や感染症，肥満，糖尿病など，さまざまな疾患においてdysbiosisが観察されており，腸内微生物と疾患との関連が指摘されている．

---

3 腸内真菌による免疫誘導と腸管免疫による真菌制御

前述の通り，真菌の病原体関連分子パターン（PAMPs）として β-グルカンや α-マンナン，キチンなどがあげられ，樹状細胞やマクロファージに発現するDectin-1,2やMincle，DC-SIGNをはじめとするC型レクチン受容体やToll様受容体がPAMPsの認識を担っている（**図2**）[12)16]．このような受容体によって認識されたシグナルはSykやCARD9を媒介し，Tヘルパー1細胞（Th1）やTh17といった免疫細胞を誘導する[12)16]．Th1は樹状細胞のインターロイキン-12（IL-12）により分化誘導され，インターフェロン-γ（IFN-γ）を産生し，抗原提示やファゴサイトーシスを亢進する（**図2**）[16]．これに対してTh17は樹状細胞から産生されるIL-23，IL-6，IL-1β などにより分化し，IL-22を介して腸管上皮細胞からの抗菌ペプチドの分泌促進やIL-17による好中球の活性化といった腸管免疫系を惹起する（**図2**）[16]．興味深いことに腸内細菌の一種であるセグメント細菌は樹状細胞から産生されるIL-23を介しTh17細胞の誘導だけでなく，3型自然リンパ球（ILC3）を活性化するが，腸内真菌による同様の報告はみられない．今後は腸内細菌と真菌に対する宿主免疫応答機序の違いに着目し，それぞれの微生物による免疫誘導の特徴を明らかにすることが重要と考えられる．

腸内真菌とりわけ *C. albicans* は，パイエル板における胚中心B細胞や粘膜固有層におけるIgA陽性形質細胞を増加させ，分泌型IgA（sIgA）産生を強く誘導する（**図2**）[17]．さらに *C. albicans* によって誘導されたsIgAは *C. albicans* に特異性があり，他の *Candida* 菌種と交差反応しないことが示されている[17]．B細胞が消失した μMT 欠損マウスでは野生型マウスと比較し，腸管内で菌糸型の割合が増加することから，sIgAは *C. albicans* の形態形成を制御することが示された[17]．このように真菌を制御する免疫系の破綻は，真菌の過剰な増殖や病原性の増加にかかわる．例えば，真菌由来のシグナル伝達に重要なCARD9の欠損マウスは *C. tropicalis* をはじめとする *Candida* 属の増加といったdysbiosisを引き起こし，デキストラン硫酸Na（DSS）誘導性大腸炎に感受性を示す[18]．腸内真菌による免疫

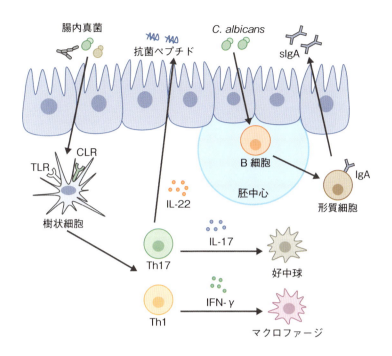

図2 腸内真菌による免疫誘導
腸内真菌は樹状細胞のC型レクチン受容体（CLR）やToll様受容体（TLR）を介し，Tヘルパー1（Th1）細胞やTh17細胞を誘導する．Th1細胞はインターフェロンγ（IFN-γ）によりマクロファージを誘導し，Th17細胞はインターロイキン17（IL-17）により好中球を活性化させ，IL-22により抗菌ペプチドの産生を促す．またCandida albicansは胚中心B細胞から形質細胞を誘導し，分泌型IgA（sIgA）を産生させる．

誘導とその制御機構の理解は，疾患のメカニズムを解き明かすうえで必須と考えられる．

4 腸内真菌の疾患とプロバイオティクス

腸内真菌が宿主免疫系や腸内細菌と複雑なネットワークを形成していることは前述の通りである．宿主免疫系や腸内生態系の乱れは腸内真菌叢のdysbiosisを引き起こし，さまざまな疾患の発症や増悪とかかわる．一方で腸内真菌叢の制御は，新たな治療戦略のターゲットとして注目を集めている．

1）腸内真菌と疾患

近年の報告から腸内真菌のdysbiosisがさまざまな炎症性疾患を引き起こすことがわかってきた．例えば，抗生物質であるクリンダマイシンとセフォペラゾンの投与は，Candida属真菌を過剰に増殖させるだけでなく，Candida誘導性のプロスタグランジンE2（PGE2）により活性化されたマクロファージがアレルギー性気管支炎を重篤化させることなどが報告されている（図3）[19]．また，腸管内でC. albicansによって誘導されたTh17細胞は肝臓のクッパー細胞を媒介し，アルコール性肝炎を重篤化させる（図3）[20]．さらに，クローン病患者ではC. albicansやC. tropicalisなどのCandida属の増加やS. cerevisiaeの減少といった腸内真菌のdysbiosisが観察される[3)21)]．皮膚常在真菌として知られるM. restrictaはCARD9[S12N]遺伝子多型のホモ変異を有するクローン病患者に多く存在し，マウス大腸炎モデルにおいてCARD9を介した炎症応答により大腸炎を重篤化させることが報告されている[22]．

2）プロバイオティクスとしての腸内真菌

腸内にはこのように宿主に対し病原性を示す真菌が存在する一方で，一部の真菌はプロバイオティクスとしても活用されている．例えば，S. boulardiiはClostridioides difficile感染や炎症性腸疾患などの治療に効果がある（図3）[21]．また，真菌から単離したβ-グルカンや代謝産物であるトリプトファノールなどは，がん治療や細菌感染の防御に効果があるとされる[21]．他

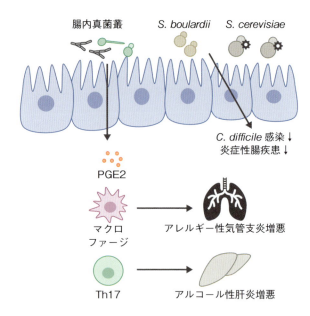

図3　腸内真菌による疾患とプロバイオティクス
腸内真菌のdysbiosisは炎症性疾患を引き起こす．Candida誘導性プロスタグランジンE2（PGE2）はマクロファージを活性化し，アレルギー性気管支炎を重篤化させる．またC. albicans誘導Th17細胞はアルコール性肝炎を悪化させる．一方，Saccharomyces boulardiiやS. cerevisiaeはClostridioides difficile（C. difficile）感染や炎症性腸疾患の治療効果を有す．

にも近年，S. cerevisiaeをターゲットに合成生物学的アプローチで炎症性腸疾患の新規治療法の開発を試みた興味深い研究がある．この報告では，腸炎誘導分子の1つである細胞外ATP（eATP）の受容体を遺伝子工学的手法により高感受性な構造を選択するとともに，eATP受容体の下流にeATP分解酵素を発現する経路を組み込んだS. cerevisiae株を作製した[23]．この株は腸管内eATP濃度依存的にeATP分解酵素を発現し，腸管内に投与することで3つの腸炎マウスモデルでその有効性が示された（図3）[23]．このような報告に留まらず，次世代型プロバイオティクスのモダリティの1つとして腸内真菌も現在注目を集めている．

おわりに

本稿では，近年研究の進展が目覚ましい腸内真菌叢について紹介してきた．真菌は腸内生態系を構成する重要な微生物の1つであり，宿主の恒常性や疾患発症・制御に深く関与している．一方で，腸内細菌と真菌で誘導される免疫システムの差異や，疾患発症・制御機構の違いなど，未解明の点も多い．特に，腸内真菌が宿主腸管免疫システムを誘導する機序の詳細は，今後の研究の進展が待たれる．また，これまで腸内真菌モデルとしてC. albicansに代表される特定の菌種が定着したマウスがしばしば用いられてきたが，生理的条件下における腸内真菌叢モデルとしては十分とはいえない．今後は，ヒトの腸内真菌叢を模したモデル動物の開発も必要になるであろう．

宿主免疫システムや腸内細菌叢が健全な状態では，腸内における真菌の増殖は抑制され共生関係を維持している一方，腸内細菌叢が攪乱された場合や，宿主の免疫抑制下では真菌が腸内で増殖し，真菌感染症や炎症性腸疾患の増悪を引き起こす．特に，抗生物質や免疫抑制剤を多用する現代の高度医療の現場では，常在真菌のコントロールが真菌感染症予防・治療という観点において重要な課題の1つとされている．今後は，真菌感染症以外の疾患（例：炎症性腸疾患）においても，食餌や糞便移植，プロバイオティクス，腸内細菌が産生する代謝産物などを用いて真菌叢を適切にコントロールすることで，新たな治療法の開発に結び付くことが期待される．

文献

1）Nash AK, et al：Microbiome, 5：153, doi:10.1186/s40168-017-0373-4（2017）

2）Huffnagle GB & Noverr MC：Trends Microbiol, 21：334-341, doi:10.1016/j.tim.2013.04.002（2013）

3）Li XV, et al：Immunity, 50：1365-1379, doi:10.1016/j.immuni.2019.05.023（2019）

4）Odds FC, et al：J Clin Microbiol, 44：3647-3658, doi:10.1128/JCM.00934-06（2006）

5）Motooka D, et al：Front Microbiol, 8：238, doi:10.3389/fmicb.2017.00238（2017）

6）Mims TS, et al：Commun Biol, 4：281, doi:10.1038/s42003-021-01820-z（2021）

7）Iliev ID, et al：Science, 336：1314-1317, doi:10.1126/science.1221789（2012）

8）Ponomarova O, et al：Cell Syst, 5：345-357.e6, doi:10.1016/j.cels.2017.09.002（2017）

9）Kong EF, et al：Antimicrob Agents Chemother, 61, doi:10.1128/AAC.01573-17（2017）

10）Hoarau G, et al：mBio, 7, doi:10.1128/mBio.01250-16（2016）

11）Pareek S, et al：NPJ Biofilms Microbiomes, 5：37, doi:10.1038/s41522-019-0110-9（2019）

12）Richard ML & Sokol H：Nat Rev Gastroenterol Hepatol, 16：331-345, doi:10.1038/s41575-019-0121-2（2019）

13）Graham CE, et al：Proc Natl Acad Sci U S A, 114：4507-4512, doi:10.1073/pnas.1620432114（2017）

14）Matsuo K, et al：Microbiol Immunol, 63：155-163, doi:10.1111/1348-0421.12680（2019）

15）Liang SH, et al：Nature, 627：620-627, doi:10.1038/s41586-024-07142-4（2024）

16）Speakman EA, et al：Trends Immunol, 41：61-76, doi:10.1016/j.it.2019.11.007（2020）

17）Ost KS, et al：Nature, 596：114-118, doi:10.1038/s41586-021-03722-w（2021）

18）Wang T, et al：Immunity, 49：504-514.e4, doi:10.1016/j.immuni.2018.08.018（2018）

19）Kim YG, et al：Cell Host Microbe, 15：95-102, doi:10.1016/j.chom.2013.12.010（2014）

20）Zeng S, et al：Cell Host Microbe, 31：389-404.e7, doi:10.1016/j.chom.2023.02.001（2023）

21）Zhang F, et al：Lancet Microbe, 3：e969-e983, doi:10.1016/S2666-5247(22)00203-8（2022）

22）Limon JJ, et al：Cell Host Microbe, 25：377-388.e6, doi:10.1016/j.chom.2019.01.007（2019）

23）Scott BM, et al：Nat Med, 27：1212-1222, doi:10.1038/s41591-021-01390-x（2021）

＜筆頭著者プロフィール＞

森　大地：2023年，埼玉大学理学部生体制御学科卒業（細胞制御学研究室）．千葉大学医学薬学府修士課程（感染免疫分野）に進学．現在，腸内真菌 *C. albicans* と腸管免疫系の相互作用について研究を行っている．

| 第1章 | 全身に分布するマイクロバイオーム |

Ⅱ. 細菌以外のマイクロバイオーム

7. ヒト腸内ウイルス叢の多様性と健康

池田一史，友藤嘉彦，岡田随象

> 微生物叢の多様性や健康への影響については広範に研究が行われている一方で，微生物叢のなかでもウイルス叢に関する報告は依然として限られている．ショットガンシークエンスを用いたメタゲノム解析や，それに伴う解析ツールおよびパイプラインの発展により，ヒト腸内のウイルス叢の多様性が明らかになってきた．また，疾患関連の研究では，最近分類されたcrAss-like phageなど特定のウイルスの豊富さが疾患と関連していることが示されている．このように，ウイルスゲノムデータベースの多様性が増加することで，今後のウイルス叢研究において新たな知見を得るための貴重なリソースとなることが期待される．

はじめに

　ヒトの体内には，微生物叢（マイクロバイオーム）とよばれる多様な微生物群が存在している．同様に，ヒトの体内には細胞や細菌に感染するさまざまなウイルスが存在しており，これらは総称して「ウイルス叢（バイローム）」とよばれる．本稿では主にヒト腸内のウイルス叢に着目し，どのようなウイルスが存在し，それらがどのようにヒトの健康に影響を及ぼしているのかについて述べる．また，解析に用いられている現在のツールや手法についても簡単に紹介しながら，ウイルス叢とその研究の体系的な理解をめざす．

1 ヒト腸内ウイルス叢の多様性

　ヒトの腸内には，豊富で活動的かつ多様な微生物群が存在しており，これまでに500〜1,000種類以上が確認されている[1][2]．このように，腸組織と微生物叢の両方の細胞が豊富に存在するため，腸内には多くのウイルス叢が形成されている[3]．ウイルス叢の大半を占

[略語]

JMAG：Japanese metagenome assembled genomes（日本人集団腸内細菌データベース）
JVD：Japanese virus database（日本人集団腸内ウイルスデータベース）
mNGS：metagenome next-generation

sequencing（メタゲノム次世代シークエンシング）
NGS：next-generation sequencing（次世代シークエンシング）
VLP：virus like particle（ウイルス様粒子）

The diversity of the human gut virome and its impact on health
Kazushi Ikeda[1][2] /Yoshihiko Tomofuji[1][3] /Yukinori Okada[1][3][4]：Department of Genome Informatics, Graduate School of Medicine, The University of Tokyo[1] /Research Core Function Laboratories, Research Unit, Kyowa Kirin Co., Ltd.[2] /Laboratory for Systems Genetics, RIKEN Center for Integrative Medical Sciences[3] /Department of Statistical Genetics, Osaka University Graduate School of Medicine[4]（東京大学大学院医学系研究科遺伝情報学[1] /協和キリン株式会社研究ユニット創薬基盤研究所[2] /理化学研究所生命医科学研究センターシステム遺伝学チーム[3] /大阪大学大学院医学系研究科遺伝統計学[4]）

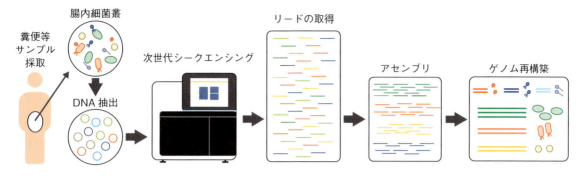

図　メタゲノム次世代シークエンシングの概略図
メタゲノム次世代シークエンス（mNGS）は，ウイルス叢を含む腸内細菌叢の解析に広く用いられる手法である．まず，採取したヒト糞便などのサンプルから腸内細菌叢全体のDNAを抽出する．次に，この抽出したDNAを用いてNGSによりシークエンスを行い，リードとよばれる短い配列断片を取得する．これらのリードをアセンブリすることで，ウイルスや細菌のゲノムを再構築する．この再構築されたゲノムは，腸内細菌叢の構成や機能を理解するための重要なデータとなる．

めるバクテリオファージ（以下，ファージ）の検出には，細菌を用いた感染実験によるウイルス増殖法が用いられてきた．しかし，培養が困難な細菌も存在するため，これらの方法では腸内の真の多様性を十分に反映していないと考えられてきた[4]．ところが，次世代シークエンシング（NGS，next-generation sequencing）の技術がメタゲノム解析（mNGS，metagenome next-generation sequencing）に応用されることで，これまで「ダークマター」とよばれていた未分類のウイルス配列が徐々に明らかになってきた（図）．ウイルス配列の80％以上がリファレンスデータベースと一致せず分類できていないなかで，ヒト糞便中のウイルス様粒子（VLP，virus-like particle）のシークエンスの結果，得られた100〜300 bp程度のショートリードの重複を元に再構築したコンティグとよばれる連結配列は，18％がSiphoviridae科，10％がMyoviridae科，4.8％がPodoviridae科，0.9％がMicroviridae科，0.4％がその他のファミリーに類似し，11％は複数のファージ科に類似していた．残りの55％のコンティグはどのファージ科にも有意な類似性がないことが報告されている[5]．また，同解析法により，既存のメタゲノムデータに豊富に存在するファージとして新たにcrAss-like phageが発見されたことは，ウイルス叢研究の奥深さを示すものである[6]．crAss-like phageはヒトの腸内に高頻度に存在するバクテリオファージの一種である．複数のヒトメタゲノムシークエンシングデータを統合して *de novo* assembly（cross-Assembly）を行った研究で発見されたことから，その名がつけられた．Bacteroidota門を中心としたさまざまな腸内細菌に感染することが報告されているものの，その機能の大部分が未解明であり，crAss-like phageと健康との関連はメタゲノム研究における重要な研究課題の1つであると考えられている．

2 ヒト腸内におけるウイルス叢の成り立ち

このようにヒトの健康に重要な役割を果たすと考えられるウイルス叢は，どのようにして成り立ち，変化していくのだろうか．ヒトの腸内ウイルス叢は出生時に構築され，最初は主にファージが占めているが，徐々に真核ウイルス（動物，植物，菌類，原生動物に感染するウイルス）が出現するとされている[7]．具体的には，固形食の導入に伴いマイクロバイオームの多様性を3歳までに獲得し，それに伴いウイルス叢も多様性を獲得すると考えられる[8]．しかしながら，成人においても真核ウイルスの存在量は少なく，依然としてファージが大多数を占めている．さらに，双生児とその母親のウイルス叢の研究によると，個人内ではウイルス叢は1年間にわたり安定しているが，双子の間や親子の間での類似性はみられないという報告がある[9]．これは，ウイルス叢が遺伝的な要因だけでなく，個々

の生活環境や行動などの多様な要因に影響されていることを示唆しており，ウイルス叢の動態を解釈する際には注意が必要である．

③ ヒト腸内ウイルス叢の解析研究と疾患治療応用

ウイルス叢のメタゲノムは，本質的にマイクロバイオーム（細菌叢）とは大きく異なり，先述のように「ダークマター」といわれるほどその大部分が未解明である．しかし，その配列の多様性と広範な遺伝子の豊富さは，膨大な遺伝的多様性を示すとされている．これらメタゲノムのシークエンスリードからウイルスの分類やファージの多様性（Microdiversity）の解析に至るまで，多くのツールが開発されているので，ここで簡単に紹介する．

解析の最初のステップとしては，シークエンスリードのウイルスコンティグへのアセンブリと同定である．これまでにMEGAHITやmetaSPAdesといったアセンブリツールがショートリードからのウイルスコンティグへのアセンブリを最大化する最良の選択肢とされてきたが，近年ではMetaviralSPAdesパイプラインの一部としてViralAssemblyが開発され，metaSPAdesを上回る性能を発揮することが報告されている[10)~12)]．このツールはMetaplasmidSPAdesの環状ゲノム配列検出を活用し，環状ウイルスゲノムの検出およびアセンブリを可能にする．一方で，ウイルスゲノムには短いリピート配列や長い反復配列が含まれることがあり，ショートリードシークエンスではこれらの配列を正確に決定できないという課題がある．そこで活用されるのが10 kbp以上のリード長を生成するロングリードシークエンス技術であり，そのアセンブリ技術の開発はウイルスの検出の増加やウイルス叢の多様性解明に有用であるとして注目されている．metaFlyeはロングリードメタゲノムデータセットにおいてウイルスゲノムの検出およびアセンブリを従来までのロングリードアセンブラーより高速高精度に行えることが示されている[13)]．次にファージと，感染によって細菌のゲノムに組込まれたプロファージとよばれるファージDNAの予測である．ここでの重要な要素は，解析対象のファージが特定のファージのみを解析したいのか，核酸の種類に関係なくすべてのファージを解析したいのかによって選択が異なる．VirSorter2はdsDNA，ssDNAおよびRNAファージに対応して異なる予測モデルを包含することから広く選択されるツールとなっている[14)]．次はゲノムのアノテーションである．このプロセスでは複数のソフトウェアの併用が推奨されており，遺伝子予測のためにProdigalやGLIMMER，機能アノテーションに関してはBLAST，DIAMONDや機械学習の隠れマルコフモデル（HMM，hidden Markov model）を組合わせることで，予測された機能に対する信頼性の向上が期待できる[15)~18)]．ファージの分類のための手法としても，BLASTベースやHMMベースのツールの併用が推奨されており，ViPTreeやVPF-Class，VIRifyなどがある[19)~21)]．また，Microdiversityの解析のためには自動化されたパイプラインを利用することが最も平易であり，MetaPopは多様なメトリクスを利用可能な点で魅力的とされている[22)]．

このようにして解析されたメタゲノムデータはIntegrated Microbial Genomes/Viral DatabaseやNCBI Virus（https://www.ncbi.nlm.nih.gov/labs/virus/vssi/#/），Viral Informatics Resource for Metagenome Exploration, Gut Virome Databaseといったデータベースに蓄積されている[23)~25)]．しかし，これらデータベースの集団多様性は依然として低いため，当研究室では日本人集団の腸内マイクロバイオーム（JMAG，Japanese Metagenome Assembled Genomes）および腸内ウイルス叢（JVD，Japanese Virus Database）のデータベースを構築した[26)]．この研究では，日本人のcrAss-like phageの亜科レベルの構成がアジア，欧州，北米の集団とほぼ類似することが示され，日本人集団のケースコントロール比較解析では，関節リウマチ（RA，rheumatoid arthritis），全身性エリテマトーデス（SLE，systemic lupus erythematosus），潰瘍性大腸炎（UC，ulcerative colitis），およびクローン病（CD，Crohn's disease）患者でcrAss-like phageのいくつかの分類グループが減少していることが明らかとなった．一方で，大腸がん患者ではcrAss-like phageの増加が確認されており，データベースの多様性の増加が新たな知見の蓄積に貢献できると考えられている．

4 ヒト腸内ウイルス叢と疾患の関係

ファージは宿主である細菌の豊富さや多様性，代謝を制御するとされているが，ヒト腸内での影響についてはほとんど解明されていなかった．しかし，健常者2例の便サンプルの詳細な研究により，健常な成人に広く分布するコアファージ集団（HGP，healthy gut phageome）が特定され，そのなかに先述のcrAss-like phageも含まれていることが明らかになった[27]．また，健常人と炎症性腸疾患（IBD，inflammatory bowel disease）患者におけるコアファージの保有率を比較した研究では，IBD患者のコアファージの割合や種類が健常人に比べて有意に減少していることが報告されており，一部のファージがヒトの健康維持に重要な役割を果たしている可能性が示されている．さらに，IBDと腸内ウイルス叢の関連についての他の研究ではUCとCDのウイルス叢の特徴が異なり，健常人と比較してCDの方がUCよりも多くのウイルス組成が変動することが報告されている．このため，これらは個別に分析する必要があると考えられている[28]．ウイルス叢を含めた腸内マイクロバイオームの影響はまだ完全には解明されていないが，UCにおける腸内細菌dysbiosis（バランスが崩れた状態）を健康なドナーからの糞便移植で治療するいくつかの試みは，その有効性を示している[29]．一方で，動物モデルでは，真核ウイルスが宿主細菌とともに作用し，腸のバイオロジーや炎症を変化させることが示されているため，ウイルス叢の糞便移植の有効性への影響も考慮する必要がある[30]．

次に，自己免疫疾患との関連についての研究を紹介する．多発性硬化症（MS，multiple sclerosis）と腸内ウイルス叢の関連を調べた報告では，MS患者のウイルス叢の多様性が健常人よりも有意に高く，さらにMSで特徴的なウイルスとして*Enterococcus* phage EFC-1の豊富さが患者群で低く，薬物治療群とは逆相関することが報告されている．一方で，マイクロバイオームの分析結果との比較では，ウイルス叢がMS治療に対して反応性が低いことも示唆されており，その影響は限定的となる可能性がある[31]．日本人集団の腸内ウイルス叢メタゲノム解析を行った当研究室の結果では，MS患者と健常人との間に有意な差はみられなかったものの，RA患者およびSLE患者において，健常人に比べてcrAss-like phageの豊富さが有意に減少していることが明らかとなった[32]．これらの結果は，crAss-like phageの減少が自己免疫疾患の共通の病因に関与している可能性を示唆している．

次に，肥満と2型糖尿病（T2DM，type 2 diabetes mellitus）との関係についての研究を紹介する．肥満とT2DMはマイクロバイオームの変化と関連していることが知られているが，ヒト腸内ウイルス叢の影響については明らかにされていなかった．中国でのコホート研究では，やせ型の対照群と比較して肥満型では腸内ウイルスの豊富さと分類構成が異なることが示唆される一方で，非T2DM肥満型とやせ型対照群のウイルス叢の多様性には有意な変化はみられず，T2DM肥満型とやせ型対照群との比較ではウイルス叢の多様性が減少していることが観察されており，さらにこの変化には地域差があることも報告されている[33]．このような変化の特徴は，やせ型，肥満型，T2DMの進行の一部を反映している可能性があると考えられている．

5 ヒト腸内ウイルス叢研究の医療応用

これらのウイルス叢研究の結果は，近年その有用性が再評価されはじめているファージセラピーの可能性を広げるものである．ファージセラピーは1920年代に開発され注目されたが，抗生物質の発見と商業化により一時衰退した．しかし，抗生物質の使用による多剤耐性菌の出現により，従来の薬効が期待できないケースが増える一方で，ファージは抗生物質とは全く異なる殺菌機構をもつため，より効果的な治療法として期待されている[34]．さらに，細菌感染症のみならず，病原菌による腸内細菌叢の異常や病態を改善するために，ファージによる腸内細菌叢の精密編集が試みられている．特に消化器疾患および肝臓疾患において前臨床／臨床試験が実施され，有用な結果が報告されている（**表**）[35]〜[41]．今後さらなる研究の進展により，前述の疾患以外にもウイルス叢の様態や細菌とファージの関連が明らかになることで，新たな治療法につながることが期待される．

表　ファージセラピーの前臨床・臨床試験[34)]

標的細菌	疾患	臨床・非臨床	試験デザイン	ファージ・用量	例数・投与方法	結果	文献
E.coli	胃腸障害	臨床試験（完了）	プラセボ対照二重盲検	4ファージ，1日1回28日間	32例の軽症から中等症の胃腸障害患者，経口投与	有意差なし，安全かつ許容可能	35
E.coli	胃腸障害	臨床試験（完了）	プラセボ対照二重盲検	4ファージ＋プロバイオティクス，1日1回28日間	68例の軽症から中等症の胃腸障害患者，経口投与	症状改善傾向，安全かつ許容可能	36
E.coli	クローン病	前臨床試験	AIEC移植マウスモデル	7ファージ，1日2回15日間	AIEC移植マウスモデル，経口投与	体重減少とDAIスコアの抑制	37
E.coli	クローン病	臨床試験	プラセボ対照二重盲検	7ファージ，1日2回15日間	30例の寛解期クローン病患者，経口投与	2024年9月30日完了予定	clinical traials.gov：nct03808103
K.pneumoniae	IBD	前臨床試験	患者由来Kp移植マウスモデル	5ファージ（10^9 PFU/mL），1週間3回	Kp移植マウスモデル，経口投与	腸の炎症と組織損傷の改善	38
K.pneumoniae	PSC	前臨床試験	患者由来Kp移植マウスモデル	4ファージ（10^9 PFU/mL），3日に1回2，3週間	Kp移植マウスモデル，経口投与，静脈内投与	Kpレベルの抑制，肝臓の炎症と重症度の軽減	39
K.pneumoniae	NAFLD	前臨床試験	患者由来糞便移植マウスモデル	1ファージ（最大10^6 PFU），1日1回1，4もしくは7日間	患者由来糞便移植マウスモデル，経口投与	明らかな副作用なし，脂肪肝炎を軽減	40
E.faecalis	ALD	前臨床試験	患者由来糞便移植マウスモデル	3もしくは4ファージ（10^9 PFU），エタノール大量摂取の1日前	患者由来糞便移植マウスモデル，経口投与	腸内細菌叢の正確な編集と病態の改善	41

E.coli〔Escherichia coli（大腸菌）〕とK. pneumoniae（Kp：Klebsiella pneumoniae）は腸内細菌科のグラム陰性桿菌．E. faecium〔Enterococcus faecalis（腸球菌）〕はグラム陽性通性嫌気性細菌．PSC：primary sclerosing cholangitis（原発性硬化性胆管炎）．NAFLD：nonalcoholic fatty liver disease（非アルコール性脂肪性肝疾患）．ALD：alcohol-associated liver disease（アルコール性肝疾患）．AIEC：adherent-invasive Escherichia coli（接着性浸潤性大腸菌）．プロバイオティクスとは宿主の健康に好影響を与える生きた微生物のこと．PFU：plaque-forming unit（プラーク形成単位）．DAI：disease activity index（病態活動性評価の指標）．

おわりに

　本稿では，マイクロバイオームのなかでも特にウイルス叢について，その多様性や動態，作用，疾患への影響に関する研究や報告を紹介してきた．また，当研究室のウイルス叢研究への取り組みについても触れ，これら研究が疾患治療にどのように貢献できるかについても述べた．近年，マイクロバイオームやウイルス叢に限らずゲノムデータの解析のための多種多様なアルゴリズム，ツールやパイプラインが開発され，多くの知見が明らかになってきている．しかし依然としてウイルス叢の多くは「ダークマター」として未解明のままであると認識している．今後新たな解析技術の開発によりウイルス叢に関するさらなる知見が蓄積され，人類の疾患研究に貢献することを期待している．

文献

1）Breitbart M, et al：J Bacteriol, 185：6220-6223, doi:10.1128/JB.185.20.6220-6223.2003（2003）
2）Rajilić-Stojanović M & de Vos WM：FEMS Microbiol Rev, 38：996-1047, doi:10.1111/1574-6976.12075（2014）
3）Pargin E, et al：Front Microbiol, 14：963173, doi:10.3389/fmicb.2023.963173（2023）
4）Shkoporov AN & Hill C：Cell Host Microbe, 25：195-209, doi:10.1016/j.chom.2019.01.017（2019）
5）Minot S, et al：Genome Res, 21：1616-1625, doi:10.1101/gr.122705.111（2011）
6）Dutilh BE, et al：Nat Commun, 5：4498, doi:10.1038/ncomms5498（2014）

7) Adiliaghdam F & Jeffrey KL : Genome Med, 12 : 66, doi:10.1186/s13073-020-00766-x（2020）

8) Yatsunenko T, et al : Nature, 486 : 222-227, doi:10.1038/nature11053（2012）

9) Reyes A, et al : Nature, 466 : 334-338, doi:10.1038/nature09199（2010）

10) Li D, et al : Bioinformatics, 31 : 1674-1676, doi:10.1093/bioinformatics/btv033（2015）

11) Nurk S, et al : Genome Res, 27 : 824-834, doi:10.1101/gr.213959.116（2017）

12) Antipov D, et al : Bioinformatics, 36 : 4126-4129, doi:10.1093/bioinformatics/btaa490（2020）

13) Kolmogorov M, et al : Nat Methods, 17 : 1103-1110, doi:10.1038/s41592-020-00971-x（2020）

14) Guo J, et al : Microbiome, 9 : 37, doi:10.1186/s40168-020-00990-y（2021）

15) Hyatt D, et al : BMC Bioinformatics, 11 : 119, doi:10.1186/1471-2105-11-119（2010）

16) Delcher AL, et al : Nucleic Acids Res, 27 : 4636-4641, doi:10.1093/nar/27.23.4636（1999）

17) Camacho C, et al : BMC Bioinformatics, 10 : 421, doi:10.1186/1471-2105-10-421（2009）

18) Buchfink B, et al : Nat Methods, 12 : 59-60, doi:10.1038/nmeth.3176（2015）

19) Nishimura Y, et al : Bioinformatics, 33 : 2379-2380, doi:10.1093/bioinformatics/btx157（2017）

20) Pons JC, et al : Bioinformatics, 37 : 1805-1813, doi:10.1093/bioinformatics/btab026（2021）

21) Rangel-Pineros G, et al : PLoS Comput Biol, 19 : e1011422, doi:10.1371/journal.pcbi.1011422（2023）

22) Gregory AC, et al : Microbiome, 10 : 49, doi:10.1186/s40168-022-01231-0（2022）

23) Paez-Espino D, et al : Nucleic Acids Res, 47 : D678-D686, doi:10.1093/nar/gky1127（2019）

24) Wommack KE, et al : Stand Genomic Sci, 6 : 427-439, doi:10.4056/sigs.2945050（2012）

25) Gregory AC, et al : Cell Host Microbe, 28 : 724-740.e8, doi:10.1016/j.chom.2020.08.003（2020）

26) Tomofuji Y, et al : Cell Genom, 2 : 100219, doi:10.1016/j.xgen.2022.100219（2022）

27) Manrique P, et al : Proc Natl Acad Sci U S A, 113 : 10400-10405, doi:10.1073/pnas.1601060113（2016）

28) Liang G, et al : Curr Opin Virol, 51 : 190-198, doi:10.1016/j.coviro.2021.10.005（2021）

29) Liu H, et al : BMC Microbiol, 23 : 371, doi:10.1186/s12866-023-03107-1（2023）

30) Cadwell K, et al : Cell, 141 : 1135-1145, doi:10.1016/j.cell.2010.05.009（2010）

31) Thirion F, et al : Genome Med, 15 : 1, doi:10.1186/s13073-022-01148-1（2023）

32) Tomofuji Y, et al : Ann Rheum Dis, 81 : 278-288, doi:10.1136/annrheumdis-2021-221267（2022）

33) Yang K, et al : Gastroenterology, 161 : 1257-1269.e13, doi:10.1053/j.gastro.2021.06.056（2021）

34) Fujiki J & Schnabl B : JHEP Rep, 5 : 100909, doi:10.1016/j.jhepr.2023.100909（2023）

35) Gindin M, et al : J Am Coll Nutr, 38 : 68-75, doi:10.1080/07315724.2018.1483783（2019）

36) Grubb DS, et al : Nutrients, 12, doi:10.3390/nu12082474（2020）

37) Titécat M, et al : J Crohns Colitis, 16 : 1617-1627, doi:10.1093/ecco-jcc/jjac064（2022）

38) Federici S, et al : Cell, 185 : 2879-2898.e24, doi:10.1016/j.cell.2022.07.003（2022）

39) Ichikawa M, et al : Nat Commun, 14 : 3261, doi:10.1038/s41467-023-39029-9（2023）

40) Gan L, et al : Nat Commun, 14 : 3215, doi:10.1038/s41467-023-39028-w（2023）

41) Duan Y, et al : Nature, 575 : 505-511, doi:10.1038/s41586-019-1742-x（2019）

＜筆頭著者プロフィール＞

池田一史：2018年九州大学大学院システム生命科学府一貫制博士課程修了．同年に杏林製薬株式会社に入社し薬理研究に従事するなかでデータサイエンス研究に興味をもつ．'23年に杏林製薬株式会社を退社，同年に協和キリン株式会社に入社し，データを活用した創薬標的探索研究に従事し，'24年より東京大学大学院医学系研究科遺伝情報学教室（岡田随象教授主宰）に研究員として所属．ゲノムデータを活用した創薬研究に取り組みたいと考えている．

| 第2章 | マイクロバイオームと生理・病理との関連 |

Ⅰ. マイクロバイオームによる生理機能調節

1. 運動とマイクロバイオーム

森田寛人，福田真嗣

ヒトの腸管内には多種多様な腸内細菌が棲息しており，それらの集団である腸内細菌叢は宿主細胞と相互作用することで複雑な腸内生態系を形成している．腸内細菌叢は，服薬や食事，加齢などの影響を受けて変化することが知られているが，近年，運動も腸内細菌叢に影響を与える因子であることが示唆されている．逆に腸内細菌叢が運動機能にも影響する因子であり，運動と腸内細菌叢には相互関係があることがわかってきた．本稿では，運動と腸内細菌叢に関する最新の研究動向について概説する．

はじめに

ヒトの腸内細菌叢の形成は出生直後からはじまる．そして幼少期にはそのおおよそが形成され，その後は食事，服薬，加齢などが腸内細菌叢のバランスの変化に影響を及ぼすと考えられている[1]．近年，これらの因子に加えて運動も腸内細菌叢に影響する因子の1つである可能性が示唆されている．さらに，まだ動物実験のレベルではあるものの，いくつかの腸内細菌は宿主の運動パフォーマンスに影響を与えることが分かってきたことから，運動と腸内細菌叢は相互に影響を与えあう関係性であることが明らかになりつつある．

1 運動がヒト腸内細菌叢に及ぼす影響

運動はヒトの体に対し，心拍数の上昇，ホルモンの分泌，体温の上昇など，さまざまな現象を引き起こす．

これらの現象に比べると運動が腸内細菌叢に及ぼす影響はいまだはっきりしない部分が多いが，次世代シークエンサーを用いた腸内細菌叢解析の普及により少しずつその理解が進んでいる．

1）運動と腸内細菌叢の多様性

Clarkeらは，プロフェッショナルラグビーチームに所属する男性ラグビー選手と非アスリート男性の腸内細菌叢を比較すると，種の多様性を示すα多様性（1つの環境における生物種の多様性）がラグビー選手で高いことを示した[2]．また，プロフェッショナルレベルのサイクリストとアマチュアレベルのサイクリストの腸内細菌叢を比較した研究においても同様に，プロフェッショナルレベルの選手でα多様性が高いことが明らかにされている[3]．さらに，運動と腸内細菌叢に関する25本の論文を対象としたメタアナリシス研究では，運動の介入により腸内細菌叢のα多様性，特にShannon index（α多様性を評価する指数の1つで，生

Relationship between exercise and gut microbiome
Hiroto Morita[1] /Shinji Fukuda[2]~[6] : Asahi Quality & Innovations Ltd., Core Technology Laboratories[1] /Institute for Advanced Biosciences, Keio University[2] /Juntendo University Graduate School of Medicine[3] /Kanagawa Institute of Industrial Science and Technology[4] /Transborder Medical Research Center, University of Tsukuba[5] /Metagen, Inc.[6] （アサヒクオリティーアンドイノベーションズ株式会社コアテクノロジー研究所[1] /慶應義塾大学先端生命科学研究所[2] /順天堂大学大学院医学研究科[3] /神奈川県立産業技術総合研究所[4] /筑波大学トランスボーダー医学研究センター[5] /メタジェン[6]）

物種の数と均一性をあらわす）が顕著に高くなり，女性や高齢者では特にその傾向があることを報告している[4]．これらのことから，運動はヒト腸内細菌叢の a 多様性を増加させる1つの因子であると考えられる．

2）運動と腸内細菌叢の組成

では，運動が具体的にどういった腸内細菌種の割合を増減するのだろうか．これについては，アスリートの腸内細菌叢を調べたり，活動量が多いヒトとそうでないヒトの腸内細菌叢を比較したりするなど，いくつかのアプローチで研究が行われている．例えば，サイクリストを対象とした研究調査では，プロとアマを分ける特徴的な腸内細菌は見出せていないものの，彼らの腸内細菌叢パターンは $Prevotella$ 属が多いグループ，$Bacteroides$ 属が多いグループ，どちらにも当てはまらないグループ，にわかれること，1週間あたりの運動量が多いサイクリストほど便中の $Prevotella$ 属の存在量が多いことが示唆されている[3]．また，16種類のスポーツを動的要素と静的要素に基づき9グループに分け，それぞれにおけるオリンピックレベルのアスリートの腸内細菌叢を調べた結果では，$Bifidobacterium\ animalis$, $Lactobacillus\ acidophilus$, $Prevotella\ intermedia$, $Faecalibacterium\ prausnitzii$, $Bacteroides\ caccae$ などの菌種の存在量により各グループが特徴づけられるとしている．特に重要な点として，この研究では詳細な食事記録を取得しているが，グループ間に栄養素摂取量の違いはなかった．このため著者らは，グループ間の腸内細菌叢の違いは運動の種類に起因すると考察している[5]．また，アスリートではない成人を対象とした研究では，VO_{2max}（最大酸素摂取量．有酸素運動能力を示す項目の1つ）が高いと $Bacteroides$ グループの腸内細菌が多く，反対に $Eubacterium\ rectale$–$Clostridium\ coccoides$ グループの腸内細菌が少ないことが報告されている[6]．さらに，週に3時間以上の運動を行っている女性の腸内細菌叢では，週の運動が1.5時間以下の女性と比較して $F.\ prausnitzii$, $Roseburia\ hominis$ といった酪酸産生菌や $Akkermansia\ muciniphila$ が多いことが報告されている[7]．このように，スポーツ選手や身体的な活動量が多いヒトとそうでないヒトの腸内細菌叢の構成が異なるという報告は多いが，運動と具体的な腸内細菌種の変化について一貫した関係性はまだ見出されていない．

3）運動介入による腸内細菌叢の変化

特定のヒトに対して運動の介入を行うと腸内細菌叢は変化するのか．これについてもいくつかの研究結果が報告されている．ハーフマラソン大会出場日の朝と出場翌日の朝にアマチュアランナーから取得した便中の細菌叢を調べた研究によると，ハーフマラソン後には $Pseudobutyrivibrio$, $Coprococcus$, $Collinsella$, $Mitsuokella$ が増加し，$Bacteroides$ が減少した[8]．一方で，健康だが運動不足の高齢女性に対して有酸素運動トレーニングを12週間実施させた場合，便中の $Bacteroides$ 属の相対存在比が大幅に増加し，$Clostridium$ subcluster XIVa が減少することが報告されている[9]．また，Min らが行った運動と腸内細菌叢の論文に関するメタアナリシス研究では，運動の介入により Bacillota 門（旧 Firmicutes 門）の増加と Bacteroidota 門（旧 Bacteroidetes 門）の減少が認められている[4]．

2 実験動物を用いた運動と腸内細菌叢に関する研究

前述のように，運動はヒトの腸内細菌叢の多様性やその組成に影響を及ぼすことが示唆されたが，臨床試験では被験者の生活環境や生活習慣，食生活などの運動以外の腸内細菌叢に影響する因子を完全にそろえることは難しく，運動と腸内細菌叢の真の関係性を知ることは容易ではない．そのため，実験動物を用いた研究も複数報告されている．

1）運動と腸内細菌叢の相互関係

運動と腸内細菌叢に関する実験動物を用いた研究の初期では，運動をさせた群とさせない群を比較する実験が行われている．2014年，Evans らは，ランニングホイールで自発的に運動させたマウスでは，腸内の Bacteroidota 門の占有率が上がる一方で Bacillota 門の占有率が下がり，F/B 比（ヒトの腸内細菌叢で占有率が高い Firmicutes 門と Bacteroidetes 門の量比）は運動量に相関（運動量が多いほど F/B 比が小さい）するとしている[10]．反対に，Kang らは，マウスに対してランニングホイールによる強制運動試験を行うと，Bacillota 門の占有率が増加し Bacteroidota 門の占有率が減少することを報告し，Evans らの報告と一致しないのは自発的運動と強制運動の違いではないかと考察

している[11]. また, 動物種や腸内細菌叢の解析方法が異なるものの, 他の研究でも運動が腸内細菌叢を変化させることが報告されている[12] [13]. どういった腸内細菌種が運動の影響を受けるかについてはヒトと同様に実験動物においても一致した見解は認められていないが, 運動がげっ歯類の腸内細菌叢の構成に影響を与える点はヒトと同様と考えられる.

その後, 研究の焦点は腸内細菌叢が宿主の運動パフォーマンスに影響を及ぼすかという点に移る. 2016年, Hsuらは, 無菌マウス (体に微生物を一切持たないマウス. もちろん腸内細菌も存在しない) が静水中で疲労困憊に至るまでの遊泳時間は, 腸内細菌を有するspecific-pathogen-free (SPF) マウス (マウス固有の病原体を保有していないマウス. 腸内細菌や体表微生物は存在する) のものよりも短いことを明らかにし[14], 腸内細菌叢の存在が運動パフォーマンスに影響する要因の1つであることを明らかにした. 2019年には, フルマラソン完走前後のランナーの腸内細菌叢を調べたところ, Veillonella atypicaが有意に増加することが明らかとなった[15]. V. atypicaを経口投与したマウスでは, トレッドミルを走らせた際の疲労困憊までの時間が有意に延長し, これは運動により蓄積した乳酸が腸内に流入し, V. atypicaによる乳酸代謝で産生されたプロピオン酸による効果であることが報告された[15]. さらに2022年には, 抗生物質で腸内細菌叢を除去したマウスや無菌マウスでは自発的な運動量とトレッドミルで疲労困憊に至るまでの時間が有意に減少し, これはEubacterium rectaleやCoprococcus eutactusを経口投与することで回復することが明らかとなっている. この論文では, そのメカニズムとして腸内細菌が産生する脂肪酸アミドが腸管神経系を介した脳腸相関により, 脳内のドーパミン分解を抑制することで結果として運動意欲が継続することがそのメカニズムとされている[16]. 2023年には, 運動トレーニングによって形成されたマウスの腸内細菌叢は, トレーニングを受けていないマウスのトレッドミル走行可能な時間を延長する効果があることが明らかとなった[17]. また, 2020年前後には, 無菌マウスの脚の筋肉量はSPFマウスのものよりも少ないことや[18], 高齢ラットに若齢ラットの腸内細菌叢を移植すると脚の筋肉量が回復することも報告されており[19], 腸内細菌叢が持久運動のみなら

ず筋肉量にも関わることが示唆されている.

2) *Bacteroides uniformis* の運動への関与

ヒトの腸内細菌叢を調べた研究において, Bacteroidota門に属する腸内細菌は運動介入によって減少するという報告と, その逆に増加するという報告が混在しているが, われわれは主要なヒト腸内細菌の1種である *Bacteroides uniformis* が少なくともマウスの持久運動パフォーマンスを向上させる効果をもつことを見出したので紹介する[20].

大学生長距離ランナー (アスリート群) と同年代の一般男性 (一般男性群) の腸内細菌叢を16S rRNA遺伝子のメタゲノム解析により比較したところ, スポーツ選手を対象とした過去の論文と同様に, アスリート群ではa多様性が一般男性群のものより高かった. また, アスリート群で特徴的に多かった腸内細菌の1つである *B. uniformis* の細菌数は, 彼らの3,000 m走行タイムと負の相関があることが明らかとなった (**図1**).

そこで, *B. uniformis* と運動との関連を調べることを目的に, *B. uniformis* の基準株 (JCM5828^{T}) をマウスに毎日経口投与し, 週に1回流水プール中で遊泳させて疲労困憊で泳げなくなるまでの時間を計測した. その結果, 投与開始から3週目, 4週目において *B. uniformis* 投与群ではリン酸緩衝液 (PBS) を投与したコントロール群と比較して限界遊泳時間の有意な延長が認められた (**図2**). 一方で, 同様の実験を *Phocaeicola dorei* (本菌種は2020年に属名が変更されたが, それ以前は *Bacteroides* 属に属する菌種であった) を用いて行ったが, *P. dorei* の経口投与ではマウスの限界遊泳時間の延長は認められなかった. これらの結果から, 少なくともマウスにおいては, *B. uniformis* が限界遊泳時間すなわち持久運動パフォーマンスを高めると考えられた.

さらに, そのメカニズムを明らかにするため, *B. uniformis* を経口投与して運動をさせるマウス, と *B. uniformis* を経口投与して運動させないマウス, PBSを経口投与して運動させるマウスとPBSを経口投与して運動させないマウスの4群について詳細な比較解析を行った. その結果, *B. uniformis* の経口投与は運動時の肝臓グリコーゲンの分解を促進し, また, 肝臓における長鎖脂肪酸の$β$酸化の律速段階にかかわる酵素であるカルニチンパルミトイルトランスフェラーゼ I を

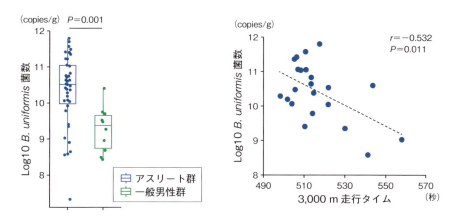

図1 便中の *B. uniformis* の菌数（A）とアスリート群における便中 *B. uniformis* 菌数と3,000 m走行タイムの相関（B）
細菌数の群間差はMann-Whitney U testにより検定した．r：ピアソンの積率相関係数

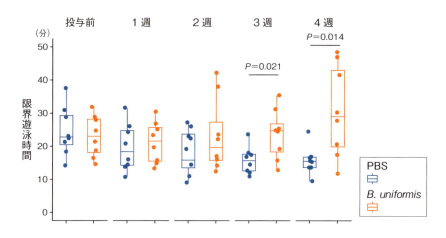

図2 *B. uniformis* 基準株経口投与マウスが疲労困憊に至るまでの遊泳時間
PBSまたは *B. uniformis* の経口投与は毎日行い，週に1回流水プールで遊泳させて疲労困憊に至るまでの時間を測定した．群間差はMann-Whitney U testにより検定した．

コードする遺伝子 *Cpt1a* と，糖新生の律速段階にかかわる酵素であるホスホエノールピルビン酸カルボキシキナーゼをコードする遺伝子 *Pck1* の発現量を有意に上昇させることが明らかとなった（**図3**）．

これらの変化をもたらす要因として腸内細菌叢由来代謝物質が考えられたことから，盲腸内の短鎖脂肪酸量を調べたところ，PBSを経口投与して運動させたマウスでは，PBSを経口投与して運動させないマウスと比べて酢酸，プロピオン酸，酪酸の量が有意に低下していたことから，腸管からの短鎖脂肪酸の吸収は運動によって促進されることが示唆された（**図4**）．一方，*B. uniformis* を経口投与して運動させたマウスではこのような短鎖脂肪酸量の低下は認められず，特に酢酸とプロピオン酸はPBSを投与して運動させたマウスよりも有意に多かった（**図4**）．無菌マウスに *B. uniformis* を単独で定着させたマウスでは，無菌マウスと比較して腸内の酢酸とプロピオン酸の量が顕著に多くなったことから，経口投与した *B. uniformis* が腸内で酢酸とプロピオン酸を産生することにより，持久運動による短鎖脂肪酸の減少を補っている可能性が考えられた．酢酸とプロピオン酸は，肝臓における *Cpt1a* などの脂肪酸酸化関連遺伝子の発現量を上昇させること

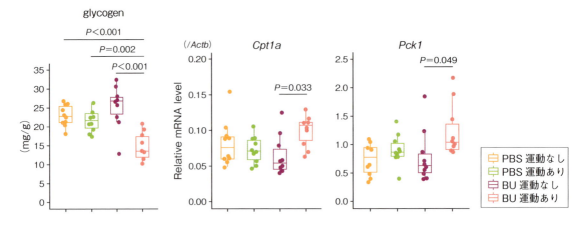

図3　*B. uniformis*基準株を経口投与して運動させたマウスの運動直後の肝臓におけるグリコーゲン量と，*Cpt1a*および*Pck1*発現量

PBSまたは*B. uniformis*（BU）投与群への経口投与は毎日行い，運動あり群の運動は週に1回流水プールで15分間行った．*Pck1*発現量の群間比較はSteel-Dwass test，それ以外の群間比較はTukey-Kramer testにより検定を行った．これらの検定法はShapiro-Wilk testによる正規性検定の結果に従って選択した．

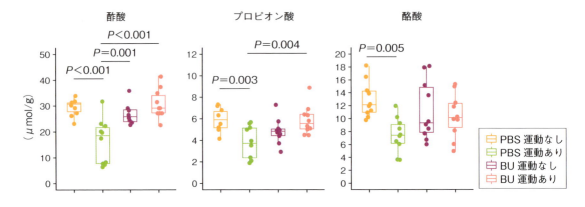

図4　*B. uniformis*基準株を経口投与して運動させたマウスの運動直後の盲腸内短鎖脂肪酸量

PBSまたは*B. uniformis*（BU）投与群への経口投与は毎日行い，運動あり群の運動は週に1回流水プールで15分間行った．群間比較はTukey-Kramer testにより検定を行った．

が知られている[21)22)]．また，盲腸に投与されたプロピオン酸の60％以上は肝臓で糖新生によりグルコースに変換されることや[23)]，腹腔内投与されたプロピオン酸は肝臓のグリコーゲン分解促進を介して血糖値を上昇させることが報告されている[24)]．さらに，Scheimanらは，プロピオン酸を結腸内に投与したマウスではトレッドミルでの走行タイムが有意に延長することを報告している[15)]．これらから，*B. uniformis*は腸管内で酢酸とプロピオン酸を産生することで運動中でも腸管内の短鎖脂肪酸量を維持し，腸管から吸収された酢酸やプロピオン酸は肝臓の内因性グルコース産生（糖新生とグリコーゲン分解）を促進し，結果として生じたグルコースが持久運動時のエネルギーとして全身に供給されるというメカニズムが明らかとなった（図5）[20)25)]．

おわりに

本稿で紹介したように，運動は腸内細菌叢を変化させる要因の1つと考えられるが，どの腸内細菌種がどういった運動の影響を受けるのか，その詳細についてはさらなる研究が必要である．運動は，筋肉の持続的な活動や，心拍・血流の増加，自律神経系への影響な

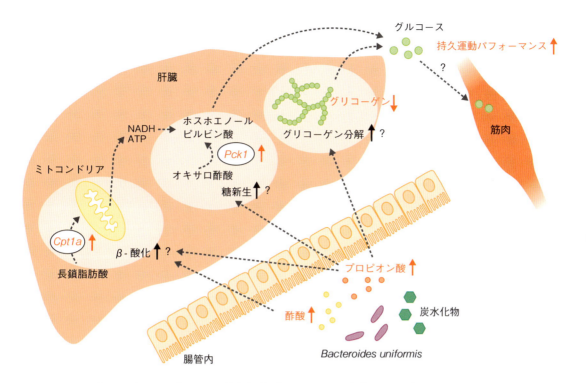

図5　*Bacteroides uniformis* がもたらす持久運動パフォーマンス向上メカニズム
　B. uniformis がα-シクロデキストリンなどの炭水化物を腸内で代謝することで酢酸やプロピオン酸などの短鎖脂肪酸を産生する．腸から吸収された短鎖脂肪酸は肝臓に作用することでβ酸化や糖新生，グリコーゲン分解が促進され，運動に必要なグルコースが筋肉を含む全身に供給されることで持久運動パフォーマンスが向上する．（文献20より引用）

どさまざまな現象を引き起こすが，その誘発程度は運動の強度，種類，頻度や継続時間によっても異なってくる．これら多数の要素が複雑に絡み合って腸内細菌叢に影響しているため，運動による腸内細菌叢への影響の方向性は一定ではないのだと推察される．一方，少なくとも動物実験においては *V. atypica* や *B. uniformis* といった腸内細菌種が短鎖脂肪酸などの代謝物質を介して持久運動パフォーマンス向上にかかわることも分かってきた．ヒトの運動パフォーマンスに影響を与える主な要因は筋力や柔軟性，心肺能力，精神力など多岐にわたり，それらと腸内細菌叢がどのようにかかわるかは今後の課題であるが，腸内細菌叢やその代謝物質と運動との関連が今後より詳細に明らかになることで，将来的には身体のみならず腸内細菌叢のメンテナンスまでもがトップアスリートのパフォーマンス維持に重要な要因になることが考えられる．

文献

1) Nagata N, et al：Gastroenterology, 163：1038-1052, doi:10.1053/j.gastro.2022.06.070（2022）
2) Clarke SF, et al：Gut, 63：1913-1920, doi:10.1136/gutjnl-2013-306541（2014）
3) Petersen LM, et al：Microbiome, 5：98, doi:10.1186/s40168-017-0320-4（2017）
4) Min L, et al：Nutrients, 16：1070, doi:10.3390/nu16071070（2024）
5) O'Donovan CM, et al：J Sci Med Sport, 23：63-68, doi:10.1016/j.jsams.2019.08.290（2020）
6) Yang Y, et al：Nutrients, 9：792, doi:10.3390/nu9080792（2017）
7) Bressa C, et al：PLoS One, 12：e0171352, doi:10.1371/journal.pone.0171352（2017）
8) Zhao X, et al：Front Microbiol, 9：765, doi:10.3389/fmicb.2018.00765（2018）
9) Morita E, et al：Nutrients, 11：868, doi:10.3390/nu11040868（2019）
10) Evans CC, et al：PLoS One, 9：e92193, doi:10.1371/journal.pone.0092193（2014）
11) Kang SS, et al：Mol Neurodegener, 9：36, doi:10.1186/1750-1326-9-36（2014）

12) Petriz BA, et al：BMC Genomics, 15：511, doi:10.1186/1471-2164-15-511（2014）

13) Queipo-Ortuño MI, et al：PLoS One, 8：e65465, doi:10.1371/journal.pone.0065465（2013）

14) Hsu YJ, et al：J Strength Cond Res, 29：552-558, doi:10.1519/JSC.0000000000000644（2015）

15) Scheiman J, et al：Nat Med, 25：1104-1109, doi:10.1038/s41591-019-0485-4（2019）

16) Dohnalová L, et al：Nature, 612：739-747, doi:10.1038/s41586-022-05525-z（2022）

17) Uchida M, et al：J Physiol, 601：2329-2344, doi:10.1113/JP283995（2023）

18) Lahiri S, et al：Sci Transl Med, 11：eaan5662, doi:10.1126/scitranslmed.aan5662（2019）

19) Mo X, et al：J Cachexia Sarcopenia Muscle, 14：2168-2183, doi:10.1002/jcsm.13294（2023）

20) Morita H, et al：Sci Adv, 9：eadd2120, doi:10.1126/sciadv.add2120（2023）

21) Yu K, et al：J Agric Food Chem, 67：13073-13081, doi:10.1021/acs.jafc.9b05070（2019）

22) Kondo T, et al：J Agric Food Chem, 57：5982-5986, doi:10.1021/jf900470c（2009）

23) den Besten G, et al：Am J Physiol Gastrointest Liver Physiol, 305：G900-G910, doi:10.1152/ajpgi.00265.2013（2013）

24) Tirosh A, et al：Sci Transl Med, 11：eaav0120, doi:10.1126/scitranslmed.aav0120（2019）

25) 福田真嗣：「健康と疾患を制御する精密栄養学」（國澤　純／編），実験医学増刊 Vol.41 No.10, 1682-1687（2023）

＜著者プロフィール＞

森田寛人：東京農工大学連合大学院 博士後期課程を2006年に修了し，博士研究員として大学に残る．この頃は黄麹菌の転写調節因子やプロテアーゼの研究に従事．'11年にカルピス株式会社に入社．'16年にM＆Aによりアサヒグループに転籍，現在に至る．腸内細菌には'14年からかかわりはじめ，本稿執筆時でちょうど10年目となる．食品分野での動物実験が行いにくい近年の潮流のなか，最近はMicrophysiological Systemに興味をもっている．

福田真嗣：2006年，明治大学大学院農学研究科博士課程修了．博士（農学）．理化学研究所基礎科学特別研究員などを経て，'12年より慶應義塾大学先端生命科学研究所特任准教授，'19年より同特任教授，'21年より（一社）腸内デザイン学会代表理事，'22年より順天堂大学大学院医学研究科特任教授を兼任．'15年，ビジネスプラン「便から生み出す健康社会」で第1回バイオサイエンスグランプリにて最優秀賞を受賞し，株式会社メタジェンを設立．代表取締役社長CEOに就任．専門は腸内デザイン学．

第2章 マイクロバイオームと生理・病理との関連

Ⅰ．マイクロバイオームによる生理機能調節

2. マイクロバイオームによる代謝・内分泌制御

山野真由，池田貴子，西田朱里，木村郁夫

> 腸内細菌は宿主が摂取した食事成分を栄養源として利用することで生存しているが，この栄養源の代謝過程で産生されたさまざまな代謝産物の一部は，宿主の恒常性維持に利用されることで腸内細菌−宿主共生関係が成り立っている．近年の研究により，短鎖脂肪酸をはじめとするさまざまな腸内細菌代謝産物が，宿主の代謝・内分泌機能を制御することが明らかにされてきた．また最近，われわれは腸内細菌により産生される新たな代謝産物，菌体外多糖が，腸内細菌−宿主糖代謝連関に重要な役割を果たすことを見出した．本稿では，腸内細菌代謝産物による宿主代謝・内分泌制御機構についてわれわれの研究成果とともに概説する．

はじめに

　ヒトを含む哺乳類の腸管内には多種多様な細菌が生息しており，腸内細菌叢とよばれる微生物群集を形成している．腸内細菌叢はさまざまな代謝産物を生み出す場であり，細菌叢の構成の変化は代謝産物の種類や産生量に影響を与える．そのため，偏った食事や抗菌薬の服用など，細菌叢のバランスが乱れたディスバイオーシスという状態は，全身の生体機能を損なわせ疾患の発症につながる．これまで，短鎖脂肪酸をはじめとするさまざまな腸内細菌代謝産物が同定されており，生体機能に与える影響と疾患との関連から精力的な研究が行われている．なかでも，宿主の代謝・内分泌機能に及ぼす各種腸内細菌代謝産物の影響と，肥満や2型糖尿病などの代謝性疾患とのかかわりについては数多くの知見が得られている．そこで，そのなかでも本

[略語]

AhR：aryl hydrocarbon receptor
BMI：body mass index
EPS：exopolysaccharide
FXR：farnesoid X receptor
GLP-1：glucagon-like peptide-1
GPCRs：G-protein coupled receptors
HYA：10-hydroxy-cis-12-octadecenoic acid

IAA：indole-3-acetic acid
IDO：indoleamine 2,3-dioxygenase
KetoA：10-oxo-cis-12-octadecenoic acid
L. mesenteroides：*Leuconostoc mesenteroides*
S. salivarius：*Streptococcus salivarius*
TGR5：Takeda G-protein-coupled receptor

Gut microbial metabolites regulate host metabolisms and endocrine systems
Mayu Yamano[1] /Takako Ikeda[1][2] /Akari Nishida[1] /Ikuo Kimura[1][2] : Department of Molecular Endocrinology, Graduate School of Pharmaceutical Sciences, Kyoto University[1] /Laboratory of Molecular Neurobiology, Graduate School of Biostudies, Kyoto University[2]（京都大学大学院薬学研究科薬科学専攻代謝ゲノム薬学分野[1] /京都大学大学院生命科学研究科高次生命科学専攻生体システム学分野[2]）

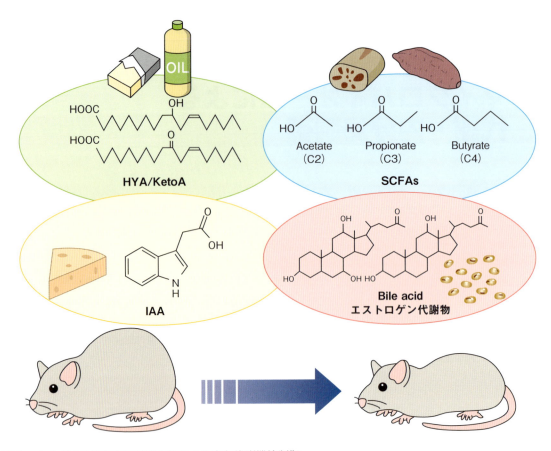

図1　さまざまな腸内細菌代謝産物による宿主代謝機能制御
短鎖脂肪酸（SCFAs），多価不飽和脂肪酸代謝物（HYA/KetoA），アミノ酸代謝物（IAA），性ステロイドホルモン代謝物や二次胆汁酸などの腸内細菌代謝産物は，宿主の代謝機能を制御する．

稿では腸内細菌代謝産物によるその分子作用機序に焦点して概説する（図1）．さらに近年，われわれは菌体外多糖であるEPS[※1]を介した宿主‐腸内細菌糖代謝連関を見出し，代謝性疾患の新たな治療戦略として，EPSを用いたプレバイオティクスやEPS産生菌を利用したプロバイオティクスなどを提示している（図2）．本稿では，これら最近の知見についても紹介する．

1　腸内細菌代謝産物による宿主代謝機能制御

1）短鎖脂肪酸

短鎖脂肪酸は食物繊維などの難消化性多糖類を基質として腸内細菌の発酵により産生される最終代謝産物であり，主に酢酸やプロピオン酸，酪酸などの炭素数が2〜6個の脂肪酸である．短鎖脂肪酸による宿主代謝機能の制御は，細胞膜受容体（GPCRs）である脂肪酸受容体を介して発揮される．これまでさまざまな短鎖脂肪酸受容体が同定されているが，宿主代謝機能に与える影響についてはGPR41やGPR43の機能解析により明らかにされている．腸管においてGPR41やGPR43は，食欲抑制にかかわる腸管ホルモンPYYや，インクレチンであるGLP-1の分泌を促し，摂食および

※1　EPS
微生物が菌体の表面に産生・分泌する多糖．微生物の周囲にマトリクスを形成し，環境ストレスから自身を保護するなどの役割を有する．増粘剤や安定化剤などの食品素材としても利用されている．

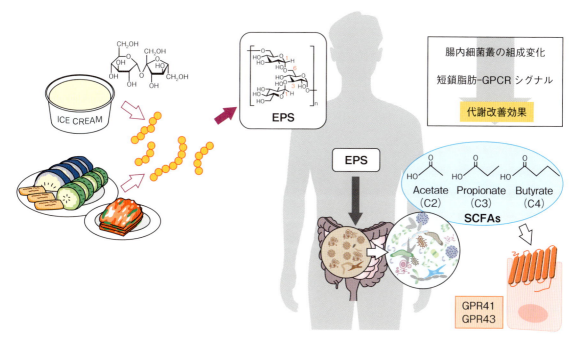

図2　菌体外多糖（EPS）による宿主代謝機能制御
発酵食品やヒト常在菌中に含まれる乳酸菌により産生される菌体外多糖（EPS）は，腸内細菌に代謝され短鎖脂肪酸として血液を介して全身に移行する．短鎖脂肪酸は各末梢組織に発現する脂肪酸受容体GPR41やGPR43を活性化し，宿主の肥満や糖代謝異常を改善する．

糖代謝にかかわることが示されている[1]．また，脂肪組織に発現するGPR43は脂肪細胞特異的にインスリンシグナルを抑制し，脂肪蓄積を抑えること，またGPR41は交感神経を介したエネルギー消費を高めることで肥満を防止する[1,2]．このように，腸内細菌が生み出す短鎖脂肪酸は宿主の短鎖脂肪酸受容体により認識されることで，糖代謝やエネルギー代謝を制御し，生体の恒常性が維持されている．

2）多価不飽和脂肪酸代謝物

多価不飽和脂肪酸であるリノール酸やαリノレン酸は体内で生合成できないため，食事から摂取する必要のある必須脂肪酸である．これらの多価不飽和脂肪酸もまた腸内細菌によって代謝され，宿主の代謝機能へ影響する．例えば，リノール酸は腸内細菌により水酸化されることでHYAへと変換されるが，HYAはアラキドン酸へ代謝されないため，リノール酸による炎症惹起を抑制することで高脂肪食の摂取による肥満を防ぐ．さらに産生されたHYAは，長鎖脂肪酸受容体GPR40やGPR120に対してリノール酸に比べて高親和

性であるため，腸管からのGLP-1の分泌をより促進することで耐糖能異常を改善するなどの有益な効果が報告されている[3]．HYAはさらにその水酸基がカルボニル基となることでオキソ脂肪酸であるKetoAへと代謝される．KetoAは主要な脂質代謝制御因子である核内受容体PPARαやPPARγに対してデュアルアゴニスト活性をもち，肥満・糖尿病モデルマウスでみられる体重増加や血糖値の上昇を抑制することが示されている[4]．また，KetoAは脂肪組織において脱共役タンパク質であるUCP1の発現を増加させることで熱産生を亢進させ，エネルギー消費を高める．

3）アミノ酸代謝物

トリプトファンは必須アミノ酸の1つであり，食事から摂取された後95％がキヌレニン経路で，残りの5％がセロトニン経路で代謝される．キヌレニン経路の律速酵素であるIDOは，心血管疾患や肥満を悪化させる因子として知られており，腸におけるIDO活性を制御することが代謝性疾患の発症予防や治療標的となる可能性が示されている．IDO活性と肥満との関連に

ついては，*Ido*遺伝子欠損マウスを用いた検討により明らかにされており，本マウスでは腸管におけるIDO活性の消失が宿主トリプトファン代謝を低下させることで，腸内細菌によるトリプトファン代謝が亢進することが示されている．さらに腸内細菌の主要なトリプトファン代謝産物であるIAAが，核内受容体であるAhRを活性化させることによりサイトカインであるIL-22の産生が促され，肥満を抑制することも報告されている[5]．

4）性ステロイドホルモン代謝物と二次胆汁酸

女性ホルモンであるエストロゲンは肝臓で抱合型へと代謝され，胆汁を介して腸管へと排出される．しかし，腸内細菌により脱抱合されると腸から再び吸収され，生体内エストロゲン量が増加する．体内を循環するホルモン量の変化は乳がんの発症リスクを高めるとともに，脂質代謝や糖代謝にも影響を与えることが示されている[6]．エストロゲンと同様，コレステロール代謝物である胆汁酸もまた腸内細菌により脱抱合され，二次胆汁酸となる．二次胆汁酸はGPCRであるTGR5や核内受容体であるFXRのリガンドとなることで，GLP-1の分泌促進やエネルギー消費の増大をもたらし，宿主の糖代謝機能やエネルギー代謝機能を改善することが知られている[7]．

❷ 微生物の糖代謝（異化・同化）により生じる代謝産物

腸内細菌は難消化性多糖である食物繊維を糖加水分解酵素により単糖へと分解し，さらに代謝することで短鎖脂肪酸を産生する．このような異化反応により，腸内細菌はエネルギーを獲得する[8]．一方で，糖転移酵素により単糖から多糖を合成する同化反応により合成した多糖をエネルギーの貯蔵物質として，また細胞壁の構成成分や細胞外マトリクスとして利用する[9]．このように，動植物と同様に，微生物，腸内細菌においても，異化・同化反応による糖代謝は，相互補完を通じて自身の生存や増殖に不可欠な役割を果たしている．

1）EPS

同化反応により合成された多糖の一部は，EPSとよばれる菌体外多糖となり，菌体表面に分泌される．EPSは構成する糖の種類や数，結合様式により多種多様な構造を有しており，菌体外にマトリクスを形成することで環境ストレスから自身を保護している．われわれもまた日常生活において，増粘剤や安定化剤などの食品素材としてEPSを利用している．EPSは1種類の単糖から構成されるホモ多糖と，2種類以上の異なる単糖から構成されるヘテロ多糖の2つに大別される．デキストランやレバンなどのホモ多糖は糖転移酵素によりスクロースを基質として菌体外の細胞表面で重合し，生成される．一方，ヘテロ多糖は菌体内に取り込まれた単糖が，糖転移酵素により複数の単糖からなるオリゴ糖へと合成され，これが菌体外へと分泌された後，重合し生成される．近年，プレバイオティクスとしてのEPSの機能に注目が集まっており，われわれは難消化性多糖であるEPSが短鎖脂肪酸へと代謝されることで，宿主の代謝・内分泌機能を制御することを報告している[10][11]．

2）EPSによるプレバイオティクス効果

*L. mesenteroides*は漬物などの発酵食品の製造に用いられる乳酸菌であり，EPSを高産生することが知られている．しかし，発酵食品中に含まれるEPSの摂取が宿主の生体機能や腸内細菌叢に与える影響については不明であった．そこでわれわれは*L. mesenteroides*が産生するEPS（LmEPS）に着目し，LmEPSを基質として短鎖脂肪酸を産生する腸内細菌の探索を行った．その結果，*Bacteroides*属や*Bacteroidales*目S24-7科に属する菌を同定し，LmEPSを長期投与されたマウス個体ではこれらの菌が増加するとともに，短鎖脂肪酸量が上昇することを見出した．短鎖脂肪酸はGPR41やGPR43などの脂肪酸受容体の活性化を介してGLP-1分泌を促進し，宿主の糖代謝機能を改善することが知られている[12][13]．そこで，糖代謝機能に対するLmEPSの影響について調べたところ，LmEPS投与マウスではインスリンやGLP-1の分泌促進を介して，糖負荷時の血糖値の上昇が有意に抑制されることが明らかとなった．一方で，*Gpr41*や*Gpr43*遺伝子欠損マウスではLmEPSによる糖代謝機能改善効果はみられず，無菌マウスにおいても同様の結果であったことから，LmEPSは腸内細菌により資化されることで短鎖脂肪酸となり，これがGPR41やGPR43を活性化することで宿主の糖代謝機能を改善することが明らかとなった．また，高脂肪食を長期負荷したマウスへのLmEPS同時摂取は，

体重や脂肪重量の増加を有意に抑制したが，*Gpr41*や*Gpr43*遺伝子欠損マウスではこのような抗肥満効果はみられなかった．このことから，LmEPSは宿主の糖代謝機能だけでなく，エネルギー代謝機能も改善することが示された．本研究は，*L. mesenteroides*摂取によりEPSを産生させるプロバイオティクスや，LmEPSそのものの摂取によるプレバイオティクス，さらに両者を組合わせたシンバイオティクスを利用した代謝性疾患の予防や治療に対する有効性や可能性を提示するものであり，今後の応用が期待される．

3）ヒトにおける腸内細菌産生EPSの生理的意義

われわれはまた，ヒトにおけるEPSの生理的機能についても検討している．約500名のヒト糞便を用いてEPS高産生菌の探索を行ったところ，常在菌である*S. salivarius*を同定し，本菌はスクロースを糖源としてレバンやデキストランから成るEPS（SsEPS）を産生することを見出した．また，BMIが高いヒトでは糞便中に含まれる*S. salivarius*の割合が低く，SsEPSや短鎖脂肪酸量も低値を示すことがわかった．さらに，*Bacteroides*属に属する腸内細菌がSsEPSから短鎖脂肪酸を産生することも見出した．そこで次に，SsEPSが宿主のエネルギー代謝や糖代謝に与える影響を検討したところ，SsEPS投与マウスでは高脂肪食負荷による体重増加抑制や糖負荷試験による耐糖能の亢進が確認できた．これらの効果はGpr41Gpr43両遺伝子欠損マウスではみられなかったことから，SsEPSは短鎖脂肪酸によるGPR41やGPR43の活性化を介して，宿主のエネルギー代謝や糖代謝機能を改善することが明らかとなった．SsEPSによる宿主代謝機能制御のより詳細な作用機序を明らかにするため，SsEPSを長期間摂取したマウスの菌叢解析を行った．その結果，SsEPSの摂取により*Bacteroides*属の割合が増加するなど，腸内細菌叢の組成が変化し，短鎖脂肪酸の産生量も増加することが分かった．さらに，無菌マウスに*S. salivarius*や*Bacteroides*を定着させたノトバイオートマウスでは，スクロースの摂取が*S. salivarius*による腸管内でのEPS産生を促し，これを*Bacteroides*が資化することで短鎖脂肪酸の産生量の増加と宿主代謝機能の改善が起こることを明らかにした．最後に，ヒト糞便に含まれる*S. salivarius*が宿主代謝機能に与える影響についても検討している．無菌マウスに*S. salivarius*を多く含む，またはあまり含まないヒト糞便を移植し，ヒトフローラマウスの作成を行ったところ，*S. salivarius*を多く含むヒトの糞便を移植されたマウスでは，グルコースやフルクトースではなく，スクロースを同時に摂取したときのみ，高糖質高脂肪食負荷による肥満に抵抗性を示すことがわかった．このことはわれわれの食生活において，炭水化物や果物に含まれるグルコース，フルクトースに比べて，清涼飲料や菓子類に大量に含まれる砂糖が原因となるスクロースによる肥満を*S. salivarius*が存在することで選択的に抑制する新たな腸内細菌−宿主共生機構の発見に至った．以上より腸内細菌−宿主糖代謝連関において，糖（宿主摂取）−EPS（腸内細菌産生）−短鎖脂肪酸（腸内細菌産生）−代謝機能改善（宿主受容体）のような代謝産物による分子作用機序を，本研究により明らかにした．

おわりに

腸内細菌代謝産物による宿主代謝機能制御の分子機序が明らかになるなか，新たな代謝産物も同定され，その機能解析が待たれている．EPSは発酵食品やヒト常在菌中に含まれる乳酸菌により産生され，食物繊維と同様に，腸内細菌によって短鎖脂肪酸へと代謝されることで宿主の肥満や糖代謝異常を改善する．食の欧米化に伴うさまざまな代謝性疾患が社会問題となるなか，本研究成果は新たなプロバイオティクスやプレバイオティクスの開発や実用化につながる重要な知見を与えるものと考える．また，近年では腸内細菌代謝産物を摂取することで，健康増進をはかるポストバイオティクス[※2]が注目を集めており，ポストバイオティクス成分としてのEPSの効果にも期待が高まっている．

文献

1）Kimura I, et al：Physiol Rev, 100：171-210, doi:10.1152/physrev.00041.2018（2020）
2）Kimura I, et al：Nat Commun, 4：1829, doi:10.1038/ncomms2852（2013）

> ### ※2 ポストバイオティクス
> 腸内細菌が産生する宿主健康に有用な代謝物のこと．食物繊維が代謝されて産生される短鎖脂肪酸もこれに当てはまる．プレバイオティクスやプロバイオティクスに続く新たな概念として注目されている．

3) Miyamoto J, et al：Nat Commun, 10：4007, doi:10.1038/s41467-019-11978-0（2019）

4) Goto T, et al：Biochem Biophys Res Commun, 459：597-603, doi:10.1016/j.bbrc.2015.02.154（2015）

5) Laurans L, et al：Nat Med, 24：1113-1120, doi:10.1038/s41591-018-0060-4（2018）

6) Graham ME, et al：Trends Endocrinol Metab, 32：554-565, doi:10.1016/j.tem.2021.04.014（2021）

7) Thomas C, et al：Cell Metab, 10：167-177, doi:10.1016/j.cmet.2009.08.001（2009）

8) Mora-Flores LP, et al：Microorganisms, 11, doi:10.3390/microorganisms11071728（2023）

9) Moradali MF & Rehm BHA：Nat Rev Microbiol, 18：195-210, doi:10.1038/s41579-019-0313-3（2020）

10) Miyamoto J, et al：Gut Microbes, 15：2161271, doi:10.1080/19490976.2022.2161271（2023）

11) Shimizu H et al:（preprint）doi.org/10.21203/rs.3.rs-3889905/v1

12) Koh A, et al：Cell, 165：1332-1345, doi:10.1016/j.cell.2016.05.041（2016）

13) Makki K, et al：Cell Host Microbe, 23：705-715, doi:10.1016/j.chom.2018.05.012（2018）

＜筆頭著者プロフィール＞

山野真由：2024年京都大学大学院薬学研究科博士前期課程を修了し，同博士後期課程に在籍．日本学術振興会特別研究員（DC1）．性ステロイドホルモンによる性別の枠を超えた生体機能制御の解明をめざし，現在は細胞膜上プロゲステロン受容体の機能解析を行っている．

第2章 マイクロバイオームと生理・病理との関連

Ⅰ. マイクロバイオームによる生理機能調節

3. 腸内細菌と宿主との相互作用様式を紐解くリピドミクス解析

小笠晃汰, 有田 誠

腸内細菌叢にはユニークな構造を有する脂質が多く存在しているが, それらの機能については構造多様性ゆえに不明な点が多く残されている. そのため, 腸内細菌が生成する脂質について包括的に構造多様性や局在を解明することは, 腸内細菌と宿主組織の相互作用を分子レベルで理解するために重要である. 本稿では, ノンターゲットリピドミクスにより腸内細菌由来脂質の構造ネットワーク解析を行い, そこから宿主との相互作用にかかわる可能性のある脂質プロファイルを解析した, 最近の研究について紹介する.

はじめに

腸内細菌叢は, 宿主免疫系の成熟やエネルギー代謝調節を介して, 宿主の恒常性維持に寄与している[1][2]. また, 食生活や加齢などの要因により腸内細菌叢は変容し, 炎症性腸疾患をはじめ関節リウマチや中枢性疾患などの疾患リスクにも関与するとされている[3]〜[5]. こうした宿主の疾患リスクを制御する因子として, 腸内細菌が産生する生理活性代謝物が着目されている. 一般に細菌の脂質は, アシル基の数や鎖長, 極性頭部

[略語]

AAHFA：acyl alpha-hydroxy fatty acid（α-ヒドロキシ脂肪酸の脂肪酸エステル体）

FAHFA：fatty acid esters of hydroxy fatty acid（ヒドロキシ脂肪酸の脂肪酸エステル体）

GLP-1：glucagon like peptide 1

GPR120：G-protein coupled receptor 120

isoalloLCA：isoallolithocholic acid（イソアロリトコール酸）

LC-MS/MS：liquid chromatography-tandem mass spectrometry（液体クロマトグラフィータンデム質量分析）

LPS：lipopolysaccharide（リポ多糖）

MSI：mass spectrometry imaging（質量分析イメージング）

PAHSA：palmitic acid esters of hydroxystearic acid（ヒドロキシステアリン酸とパルミチン酸からなる脂肪酸エステル体）

SCFA：short chain fatty acid（短鎖脂肪酸）

SL：sulfonolipid（スルホノリピッド）

Untargeted lipidomics to unravel the host-microbiome interactions
Kota Ogasa[1]〜[3] /Makoto Arita[1]〜[4]：Division of Physiological Chemistry and Metabolism, Keio University Faculty of Pharmacy[1] /Keio University Human Biology-Microbiome-Quantum Research Center（WPI-Bio2Q）[2] /Laboratory for Metabolomics, RIKEN Center for Integrative Medical Sciences[3] /Cellular and Molecular Epigenetics Laboratory, Graduate School of Medical life Science, Yokohama City University[4]（慶應義塾大学薬学部代謝生理化学講座[1] /慶應義塾大学ヒト生物学-微生物叢-量子計算研究センター（WPI-Bio2Q）[2] /理化学研究所生命医科学研究センターメタボローム研究チーム[3] /横浜市立大学大学院生命医科学研究科代謝エピゲノム科学研究室[4]）

など，宿主組織で生合成される脂質とは異なるユニークな構造多様性を有している．これら細菌由来脂質は，宿主組織の細胞に発現するパターン認識受容体，Gタンパク質共役型受容体，核内受容体，イオンチャネルなどを介して，宿主表現型に影響を与えることが知られている[6]．また，アシル基などの脂質構造の微細な違いによって，これら受容体に対するアゴニスト，アンタゴニスト活性が変化する[7]．そのため，細菌由来脂質の微細な構造多様性を捉えることは，腸内細菌叢と宿主組織の多臓器連関を分子レベルで解明するうえで重要である．近年，分子種を特定しないノンターゲット解析の進展により，未知の代謝物を含む探索範囲が飛躍的に拡大している[8]．本稿では，腸内細菌叢の未知を含めた脂質の構造を網羅的に捉える技術基盤を用い，そこから宿主との相互作用にかかわる可能性のある脂質プロファイルを解析した研究を中心に，最近の知見を紹介したい．

1 腸内細菌脂質をアンバイアスに捉えるノンターゲットリピドミクス

宿主と腸内細菌叢がおりなす代謝ネットワークを理解するためには，代謝物の多様性をプロファイルする手法が不可欠である．われわれのグループでは，公共データベースから取得できるMS/MSスペクトルデータに加えて，実測されたMS/MSスペクトルデータをもとに，不飽和度や炭素数を考慮したin silico MS/MSスペクトルライブラリーを構築した．さらに，構築したライブラリーに基づいてMS/MSスペクトルを解析するソフトウェアMS-DIAL 4を開発し，液体クロマトグラフィータンデム質量分析計（LC-MS/MS）を用いたノンターゲットリピドミクス解析を効率化した[8]．一方で，細菌由来の脂質の多くは哺乳動物にはみられないユニークかつ複雑な構造を有するため，互いに類似構造を有する分子は類似性の高いMS/MSスペクトルを示すという性質を利用したmolecular spectrum networkingという解析手法が用いられた[9][10]．本手法では，任意の2つのMS/MSスペクトルの類似度を計算し，高い類似性を示すイオン同士を結ぶことで，既知の細菌由来脂質の構造的特徴を捉えるだけでなく未知の脂質構造を特徴づけることができる．

われわれは，抗生物質を投与したマウスと非投与マウスの糞便から抽出した脂質画分のノンターゲットリピドミクスを行った．このなかで抗生物質投与により大きく減少するものを腸内細菌由来脂質の候補であるとみなし，molecular spectrum networkingにより構造ネットワーク解析を行った．抗生物質投与により代謝物量が5分の1以下に減少したものを下三角形で表記したところ，いくつかのクラスターが形成された．これらのMS/MSスペクトルを読み解くと，エーテル結合含有グリセロ脂質，極性頭部にホスホエタノールアミンやホスホイノシトールなどの修飾をもつスフィンゴ脂質，炭素−硫黄原子が直接結合したスルホン脂質，脂肪酸とアミノ酸が共有結合したN−アシルアミノ酸などの脂質分子種であることが明らかとなった（**図1A**）．これら脂質サブクラスのいくつかは細菌性脂質として知られており，例えば，スルホノリピド（Sulfonolipid, SL）は，*Alistipes*属や*Odoribacter*属によって産生されることがわかっている[11]．

fatty acid esters of hydroxy fatty acid（FAHFA）は同じ脂質サブクラスにもかかわらず，異なる2つのクラスターが形成された．MS/MSスペクトルの解析から，FAHFA（1）は長鎖脂肪酸同士がエステル結合した構造と推定された．一方で，FAHFA（2）は水酸化脂肪酸のヒドロキシ基の位置がα位であり，そこに短鎖脂肪酸がエステル結合した構造であると推定された（**図1B**）．特にFAHFA（2）の構造は既存のデータベースにも収載されていないことから，新規の腸内細菌脂質としてacyl alpha-hydroxy fatty acid（AAHFA）と命名された[12]．FAHFAの一種であり，パルミチン酸とヒドロキシステアリン酸からなるpalmitic acid esters of hydroxystearic acid（PAHSA）は，GPR120を介してインスリンおよびGLP-1分泌を刺激する生理活性を有することが報告されている[13]．このように，molecular spectrum networkingから腸内細菌由来脂質の構造特性を捉えることができ，生理機能の探索など新たな研究を展開することにもつながっている．

2 腸内細菌由来脂質と宿主との相互作用を捉えるリピドームアトラス

個体老化の進行に腸内細菌の組成が影響することが

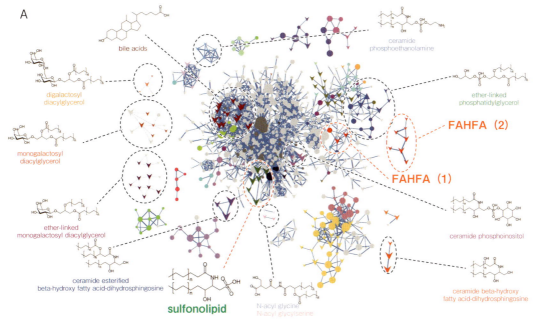

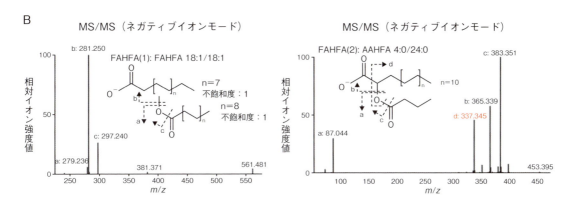

図1 未知を含めた腸内細菌叢脂質のプロファイル

A) MS/MSスペクトルの類似性をもとにネットワークを形成した．三角形や丸印の一つひとつは分子をあらわしており，クラスターを形成していることがわかる．下三角形は，抗生剤で5分の1以下に減少した分子であり，腸内細菌叢の影響を強く受けることを示す．B) FAHFA 18:1/18:1のMS/MSスペクトルからは，長鎖脂肪酸の断片化イオンは確認されるものの，ヒドロキシ基の位置は推定されない．新たに見出したAAHFA4:0/24:0のMS/MSスペクトルからは，カルボン酸のニュートラルロスを示すフラグメントイオン（右図d）により，ヒドロキシ基の位置がα位と推定された．(A，Bは文献10をもとに作成)

知られており，そのなかには腸内細菌由来の代謝物が寄与する事例がいくつか報告されている．例えば，腸内細菌による食物繊維の発酵分解から生成される短鎖脂肪酸（short chain fatty acid, SCFA）の1つである酪酸は，ヒストン脱アセチル化酵素を阻害することで，筋肉萎縮を抑制する[14]．また，近年では百寿者の腸内細菌叢と代謝物の解析により，百寿者の腸管内で特異的に産生されるイソアロリトコール酸（isoallolithocholic acid, isoalloLCA）が，グラム陽性病原性細菌に対する強い抗菌活性を有することが分かっている[15]．

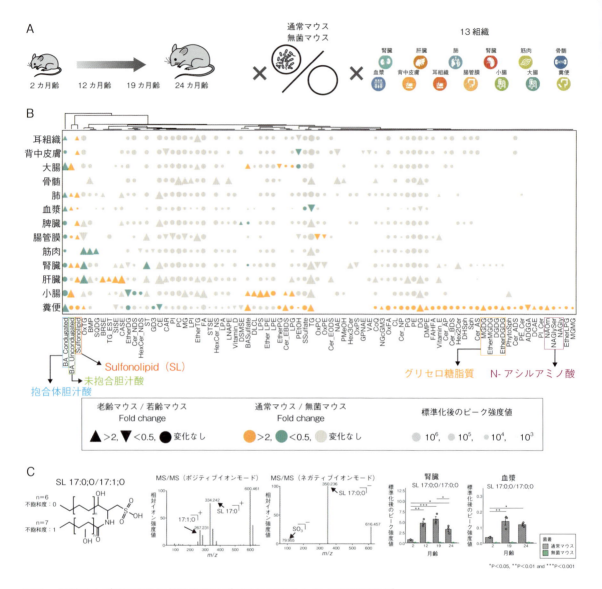

図2 加齢および菌層変化に伴う脂質サブクラスの変動とSLの組織蓄積[17]
A）年齢，菌層の異なるマウス13組織のリピドミクス解析を行った．B）横軸は各脂質サブクラス，縦軸は組織を示す．三角形と逆三角形は，それぞれ老齢マウスと若齢マウスの比率が2倍より大きいまたは半分未満であることを示す．オレンジ色と緑色は，それぞれ無菌マウスに対する通常マウスの比率が2倍より大きいまたは半分未満であることを示す．すなわちオレンジ色のプロットは，腸内細菌依存性のある脂質である．記号の大きさは，同じ脂質サブクラスに含まれる分子の合計検出値を反映している．SLは，組織への蓄積が認められた．C）スフィンゴイド塩基17:0およびN-アシル鎖長17:1;Oに由来するフラグメントイオンからSL 17:0;O/17:1;Oと構造を帰属した．SLは，糞便だけでなく腎臓・血漿でも加齢に伴い検出された．

このような背景のもと，われわれはさまざまなマウス臓器・細胞・血液に含まれる脂質多様性およびその加齢変化についてノンターゲットリピドミクス解析を行った（図2A）．その結果，腸内細菌が産生する脂質の一部が，加齢に伴い選択的に宿主組織に移行・局在することを見出した．

まず，糞便の脂質組成を調べたところ，予想通り多くの脂質分子種が腸内細菌叢の影響を受けていることがわかった．例えば，無菌マウスではSPFマウスと比較して抱合体胆汁酸の増加，未抱合胆汁酸の減少が認

められ，この変化は宿主組織にも波及していることがわかった．また，N-アシルアミノ酸，グリセロ糖脂質などの細菌脂質においても，無菌マウスと比較してSPFマウス糞便中での増加が認められた．興味深いことに，腸内細菌が産生するスルホノリピッド（SL）は，糞便のみならず宿主の遠隔組織から腸内細菌依存的に検出された（図2B）．SLは，セラミド骨格をもちながらも，極性頭部にスルホ基を有する特徴的な脂質であり，スフィンゴイド塩基17:0およびN-アシル鎖長17:1;Oのフラグメントイオンから構造が推定された．さらに，SLはマウス各臓器で加齢に伴う蓄積が認められた（図2C）．SLの生理活性については，マクロファージに対する抗炎症作用やDNAポリメラーゼ阻害作用などが報告されている[16]．SLのような腸内細菌由来脂質が宿主組織へ移行・蓄積することで，臓器の加齢変容とかかわる可能性が示唆された[17]．以上のように，ノンターゲットリピドミクスによって，各臓器の加齢変化や腸内細菌脂質の動態などを「脂質シグナチュア」として捉えられるようになった．これに加え，脂質代謝物にかかわるトランスポーターや受容体を特定することで，腸内細菌叢と宿主との相互作用様式を分子レベルで理解するための研究が進んでいる．

おわりに

　脂質多様性を包括的かつアンバイアスに捉えるノンターゲットリピドミクス技術とmolecular spectrum networkingを組合わせることで，腸内細菌叢が形成するユニークかつ複雑な脂質代謝ネットワークの解明が進んでいる．今後，脂質多様性および分布・局在を総体として捉えるリピドームアトラスの構築に加えて，腸内細菌由来の脂質代謝物の動態制御や機能発現にかかわるトランスポーターや受容体を特定することで，腸内細菌叢と宿主との相互作用様式において新たな仮説を導き出すデータ駆動型研究の展開が期待される．

文献

1) Cho I & Blaser MJ：Nat Rev Genet, 13：260-270, doi:10.1038/nrg3182（2012）
2) Honda K & Littman DR：Nature, 535：75-84, doi:10.1038/nature18848（2016）
3) Becattini S, et al：Trends Mol Med, 22：458-478, doi:10.1016/j.molmed.2016.04.003（2016）
4) Pedersen HK, et al：Nature, 535：376-381, doi:10.1038/nature18646（2016）
5) Hsiao EY, et al：Cell, 155：1451-1463, doi:10.1016/j.cell.2013.11.024（2013）
6) Morozumi S, et al：Biochim Biophys Acta Mol Cell Biol Lipids, 1867：159110, doi:10.1016/j.bbalip.2021.159110（2022）
7) An D, et al：Cell, 156：123-133, doi:10.1016/j.cell.2013.11.042（2014）
8) Tsugawa H, et al：Nat Biotechnol, 38：1159-1163, doi:10.1038/s41587-020-0531-2（2020）
9) Nothias LF, et al：Nat Methods, 17：905-908, doi:10.1038/s41592-020-0933-6（2020）
10) Yasuda S, et al：iScience, 23：101841, doi:10.1016/j.isci.2020.101841（2020）
11) Walker A, et al：Sci Rep, 7：11047, doi:10.1038/s41598-017-10369-z（2017）
12) Okahashi N, et al：STAR Protoc, 2：100492, doi:10.1016/j.xpro.2021.100492（2021）
13) Yore MM, et al：Cell, 159：318-332, doi:10.1016/j.cell.2014.09.035（2014）
14) Mutlu AS, et al：Dev Cell, 56：1394-1407, doi:10.1016/j.devcel.2021.03.034（2021）
15) Sato Y, et al：Nature, 599：458-464, doi:10.1038/s41586-021-03832-5（2021）
16) Maeda J, et al：Int J Mol Med, 26：751-758, doi:10.3892/ijmm_00000522（2010）
17) Tsugawa H, et al：Nat Aging, 4：709-726, doi:10.1038/s43587-024-00610-6（2024）

＜筆頭著者プロフィール＞

小笠晃汰：2024年4月，慶應義塾大学薬学研究科博士課程1年，同年4月より理化学研究所生命医科学研究センターメタボローム研究チームにてジュニアリサーチアソシエイト．腸内細菌と宿主組織の相互作用を分子レベルで解明するために，組織に蓄積する腸内細菌脂質に着目し，産生酵素および生理機能の同定をめざしている．趣味は，ラグビー．研究室内のメンバーに料理をふるまうこと．

> 第2章　マイクロバイオームと生理・病理との関連

Ⅰ．マイクロバイオームによる生理機能調節

4. 腸内細菌による免疫システムの発達

髙橋大輔，長谷耕二

> 腸内細菌は，胎児期から新生児期にかけて起こる宿主の免疫システムの発達に重要な役割を果たす．胎児期には，腸内細菌の構成成分や代謝物が胎盤を通過し，胎児の免疫細胞の分化に影響を与える．新生児期には，急速に腸内細菌叢が構築され，T細胞やB細胞の分化・成熟を促進する．腸内細菌とその代謝物は，離乳前後の特定の期間のpTreg細胞の分化を誘導することで，生涯を通じて腸内細菌に対する免疫寛容が成立する．また，特定の腸内細菌はTh17細胞やTfh細胞の分化を誘導し，腸管免疫の恒常性維持に貢献する．腸内細菌叢と免疫システムの相互作用のさらなる解明は，免疫関連疾患の予防や治療につながる可能性がある．

はじめに

　腸内共生微生物は，宿主と共進化し，宿主が保持しないさまざまな機能を提供する，もう1つの臓器と称される腸内共生微生物叢を構築してきた．腸内共生微生物は，全身のさまざまな臓器や細胞に多大な影響を及ぼす．特に，過去20年間，腸内共生微生物叢との動的な相互作用が，宿主の免疫システムにどのように影響するかを理解することを目的とした研究がさかんに行われてきた．その成果として，腸内共生微生物が宿主の正常な免疫システムの構築に欠かせない役割を果たしていることが明らかになるとともに，免疫システムの不適切な応答の結果としてさまざまな疾患にも関与していることが示されている．本稿では，腸内細菌

[略語]

AhR：aryl hydrocarbon receptor
atRA：all-trans retinoic acid
DC：dendritic cell（樹状細胞）
IFN：interferon
ILC3：type 3 innate lymphoid cell
IL：interleukin
ILF：isolated lymphoid follicle
LPS：lipopolysaccharide
LTi：lymphoid tissue inducer
GALTs：gut-associated lymphoid tissues
GAP：goblet-cell-associated antigen passages
GF：germ-free

G-CSF：granulocyte colony-stimulating factor
GPR：G-protein coupled receptor
HDAC：histone deacetylase
pIgR：polymeric Ig receptor
PP：Peyer's patch（パイエル板）
pTreg：peripherally induced regulatory T-cell
S-IgA：secretory IgA
SCFAs：short-chain fatty acids（短鎖脂肪酸）
SFB：segmented filamentous bacteria
TLR：Toll-like receptor
TGF：transforming growth factor

Development of the immune system by gut commensal bacteria
Daisuke Takahashi/Koji Hase：Division of Biochemistry, Graduate School of Pharmacy, Keio University（慶應義塾大学大学院薬学研究科生化学講座）

を対象にして，腸内共生微生物叢が胎児期からはじまる宿主の免疫システムの発達と制御にどのように関与しているかを概説する．

1 腸内細菌による胎児の免疫システムの発達

ヒトは，生後数年間，発達を続ける未熟な免疫システムをもって誕生する．子宮内細菌叢の概念は依然として議論の余地があるので[1]，子宮内は無菌であるという前提で，本稿では出生を細菌叢との最初の出会いと捉えて議論を進めたい．しかしながら，ペプチドグリカンのような腸内細菌構成成分や抗原となるタンパク質，腸内細菌が産生する代謝物は胎盤を通過し，ヒトやマウスの胎児の免疫システムの発達に影響を与える[2]．特に，GF（germ-free，無菌）マウスに特定の細菌を定着させたノトバイオートマウスを用いた研究から，母親の腸内細菌叢と免疫システムの発達の関係が明らかになっている．例えば，GF妊娠マウスに一過性に大腸菌を定着させると，生まれたGF仔マウスでは腸上皮細胞の抗菌ペプチドやpolymeric Ig receptorの発現が増加し，粘液産生の増加も観察される．さらに，腸管の3型自然リンパ球（ILC3）とF4/80[+]CD11c[+]ミエロイド細胞が増加する[3]．これらはいずれも，胎児の腸管のバリア機能の亢進を意味する．バリア機能亢進の詳細なメカニズムは不明であるが，胎児への抗体の移行に部分的に依存しており，腸内細菌が母親の体液性免疫応答を調整して子宮内の胎児に影響を与えることを示している．実際にIgGはヒトとマウスの両者で，妊娠の後期に胎盤経由で胎児に移行する．マウスでは共生細菌応答性のIgGの移行が，出生時に定着する細菌に対する炎症応答を抑制することで，腸内細菌叢の構築に寄与すると考えられている[4]．短鎖脂肪酸（short-chain fatty acids，SCFAs）や，アリール炭化水素受容体（AhR）リガンド，レチノイド，などの腸内細菌代謝物は，マウスの胎盤を通過することができる[5][6]．SCFAsは難消化性多糖類の腸内細菌による発酵で産生されるが，なかでも酢酸はHDAC9阻害作用によってFoxp3遺伝子の発現を誘導し，胎児の肺におけるTreg細胞の分化誘導を促進する[7]．ヒトでは，母体の血清中と臍帯血の酢酸濃度は正の相関を示

すことから，酢酸が胎盤通過する可能性がある[8]．また，AhRリガンドとatRA（all-trans retinoic acid）は，ILC3とLTi細胞の分化を誘導する．LTi細胞は2次リンパ組織の発達に重要である[6]．

2 腸内細菌による新生児の免疫システムの発達

1）新生児の腸内細菌叢の構築

出生とともに腸内細菌叢の構築が開始されるが，新生児の腸内細菌叢は，母親の腸，腟，口腔，皮膚などの細菌叢を大きく反映する[9]．生後24時間は腸内細菌叢の多様性は低く，乳児によって大きく異なるもののEnterobacteriaceaeなどの通性嫌気性菌や好気性細菌が最も初期に定着する（図1）．こうした菌によって管腔内の酸素が消費されることによって管腔内は嫌気性環境となり，数日以内に成人にみられるような*Bifidobacterium*，*Clostridium*そして*Bacteroides*などが定着するようになる．この段階で，母親と乳児の便中の腸内細菌叢の構成には72％の重複がみられ，乳児の腸内細菌叢の多様性はその後も増加を続けて，母親由来ではない細菌は生後4カ月までに失われ，6カ月までには腸内細菌叢が確立する[10]．ヒトの生後数週間の段階では*Bifidobacterium*や*Bacteroides*が腸内細菌叢を占有しはじめるが，母乳育児は特に*Bifidobacterium*の安定した占有率に重要である．これはヒトの場合だが，マウスでは生後3週間までに腸内細菌叢が確立する．

2）新生児の自然免疫細胞の発達

ヒトとマウスの出生後のこうした期間は「新生児期の機会の窓」とよばれ，共生微生物と宿主免疫システムとが相互作用を通して安定的な共生関係を構築するうえで重要である[11]．この時期の相互作用は生涯にわたる影響を及ぼすことが知られている．ヒトの免疫システムは出生時から急速に発達を開始するが，これは幼児期まで継続するので，腸内細菌叢と免疫システムが安定した成人型に成熟するには数年かかる．新生児の免疫システムは，一般的には成人に比べてTLRを介した炎症反応が抑制されている．これは，感染症のリスクに曝すことになるが，腸内細菌が存在する新しい環境に対する強い反応を防ぎ，腸内細菌の定着を可能にする．新生児のDC（dendritic cell，樹状細胞）は

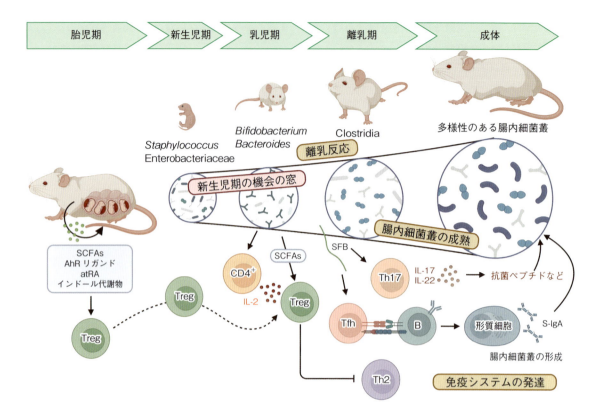

図1　腸内細菌と代謝物によるT細胞の分化誘導

胎児は子宮内で，母親の腸内細菌が産生したSCFAsやAhR，atRAの影響を受ける．SCFAsは胎児のTreg細胞の分化を誘導する．出産に伴い腸内細菌の定着が開始し，免疫システムと相互作用しつつ腸内細菌叢を形成する．「新生児期の機会の窓」の期間，免疫システムが腸内細菌とはじめて密接に相互作用する期間であり，T細胞の発達が進む．この期間に起こる腸内細菌応答性のTreg細胞の誘導が，腸内細菌叢に対する長期的な免疫寛容の確立やTh2細胞を介したアレルギーの抑制に重要である．離乳期にかけて起こるTh17細胞やTfh細胞の分化はSFBのような特定の細菌によって誘導される．（BioRender.comを用いて作成）

TLR4のリガンドであるLPSによる刺激に対して，免疫制御サイトカインとして知られるIL-10の産生能は成人のDCと同程度である一方，IL-12の産生能が低いのでTh1細胞の分化誘導が低い．このため，後ほど触れるように，新生児の適応免疫システムはTreg細胞やTh2細胞の分化誘導に偏っている[12]．腸管の構造はマウスでは胎生期に完成し，吸収上皮細胞，杯細胞，腸内分泌細胞といった上皮細胞も胎生期に現れる．一方で，パネート細胞は出生後に現れる．パネート細胞の産生するαディフェンシンなどの抗菌ペプチド・タンパク質は正常な腸内細菌叢の構築に重要である．一方で，細菌の定着に伴い末梢血中の好中球数はヒトとマウスともに生後24～72時間に大幅に増加する．マウスでは生後14日までには成体のレベルに落ち着く．ILC3から産生されるIL-17とG-CSFがこうした新生児期の好中球とさらには顆粒球の誘導に重要であり，敗血症の抑制に重要である[13]．

3）新生児の適応免疫細胞の発達

i）T細胞

腸管の免疫組織の発達は腸内細菌の定着に伴って進行する．小腸のPP（Peyer's patch，パイエル板）は胎生期に形成される一方で，孤立リンパ濾胞は出生後に形成される[14]．こうした腸管関連リンパ組織（GALTs）とよばれる2次リンパ組織は，腸管のT細胞の主な分化の場である．GFマウスを用いた研究から，T細胞集団の分化は特に微生物の存在に依存していることが知られている．ここでは主にCD4⁺ T細胞の分化と腸内細菌との関連について触れたい．ヒトとマウスともに，

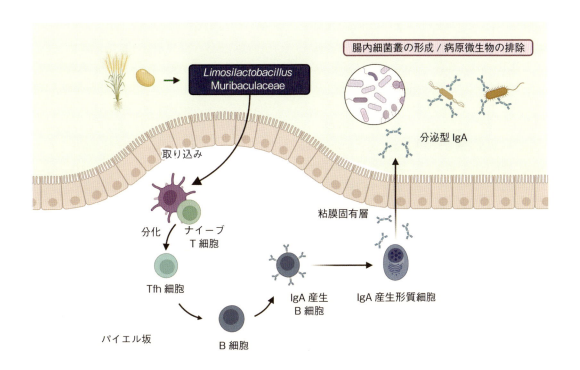

図2 *Limosilactobacillus* と Muribaculaceae による小腸パイエル板の Tfh 細胞と IgA の誘導
Limosilactobacillus と Muribaculaceae は，通常の飼育施設で使用される粗原料で構成される餌を与えた場合に，下部小腸内細菌叢の一角を構成する．*Limosilactobacillus* と Muribaculaceae はナイーブT細胞の抗原となるとともに，DCの炎症性サイトカイン産生を増加させ，Tfh 細胞の分化を誘導する．Tfh 細胞の分化は，胚中心反応を促進して他応答性で高親和性の IgA 産生を促進して腸内細菌叢の形成や病原微生物の排除に寄与．(BioRender.comを用いて作成)

新生児のCD4⁺T細胞による応答においてTh1細胞誘導はほとんど起きず，Th2細胞とTreg細胞誘導に偏っていることが知られている．この偏りは，マウス新生児の胸腺細胞を成体胸腺微小環境に移植した場合でも維持されることから，胸腺組織の成熟度とは関係なく，T細胞内因性の特性がこの違いを促進することを示す．また，新生児期にLPSへ曝露されても，結果的にDCのTLR4を介したシグナル伝達は抑制されて，Th1細胞誘導が起きない．しかしマウスの成長に伴い，Th1細胞の分化誘導も起こるようになる．これは将来，成体におけるTh2細胞応答を抑制するのに重要である．腸上皮が成熟してバリア機能が亢進することで組織のLPSレベルは低下するが，それに伴ってTLR4によって誘導されるTh1細胞の緩やかな誘導が可能となる．

「新生児期の機会の窓」の期間，特にマウスでは生後11～20日の期間に杯細胞関連抗原通過（GAP）とよばれる現象によって，可溶性抗原が腸管の組織内に流入する．これは免疫システムが腸内細菌と密接に相互作用する期間であり，この間に胎児由来の免疫細胞プールの置換と新たに分化した細胞による免疫システムの発達が進む[15]．この期間に，大腸の腸内細菌応答性のRORγt⁺ pTreg細胞の分化と増殖を促進し，腸内細菌叢に対する長期的な免疫寛容を確立する．離乳時のGAPの閉鎖は，離乳反応とよばれる，腸内細菌叢の変動とそれに起因する免疫応答を誘導すると考えられている．離乳時に存在比が増加するClostridiaが離乳反応において主要な役割を果たしており，離乳反応の特徴であるIFN-γやTNF-αといったサイトカインレベルの急上昇をもたらす．離乳反応中に保護的な役割を果たすのが，RORγt⁺ pTreg細胞である．RORγt⁺ pTreg細胞の分化には，主に*Clostridium* cluster XIVa and IVに属する腸内細菌によるSCFAs，特に酪酸の産生が重要である[16]．酪酸はGPRの刺激やHDAC阻害効果を介してFoxp3遺伝子の発現を誘導することで

pTreg細胞の分化を促進する．また，SCFAsは大腸上皮細胞によるTGF-β1産生を誘導することも示されており，これもpTreg細胞の分化を促進に寄与する．pTreg細胞の増殖には，腸内細菌の定着によって活性化するTreg以外の大腸のCD4$^+$T細胞が産生するIL-2が重要であることもわかっている[17]．RORγt$^+$Treg細胞は，生涯を通じて腸内細菌に対する免疫反応を制御し，炎症反応が起きるのを防ぐほか，特に成体ではTh2細胞を介したアレルギー反応を抑制するために不可欠である．Th17細胞も離乳反応に関係していると考えられる．実際，離乳反応におけるTNF-αはTh17細胞に由来すると考えられている．通常Th17細胞の分化も乳児期に起こるが，GFマウスを用いた研究から，任意の週齢において，腸内細菌を定着させることによって誘導することが可能であることが明らかとなっている．特にセグメント細菌（segmented filamentous bacteria，SFB）は単独で強力なTh17細胞誘導因子として知られる[18]．また，腸内細菌叢由来のATPもTh17細胞の分化を促進する[19]．

ⅱ）B細胞

分泌型IgA（S-IgA）は，腸管で最も豊富な抗体アイソタイプであり，腸内細菌叢の構成を調整し，病原微生物の定着を防ぎ，腸管のバリア機能の一端を担う．特に新生児期には，IgA産生細胞が少ないので母乳由来のS-IgAが重要になる．IgA産生B細胞の分化誘導にも「新生児期の機会の窓」の期間が重要である．IgA産生B細胞数と腸内のIgAレベルは，腸内細菌の定着に伴い増加するが，IgA産生B細胞の分化誘導には，主に粘膜固有層や孤立性リンパ濾胞（ILF）で起こるT細胞非依存的（TI）誘導と，PPで起こるT細胞依存的（TD）な誘導がある．新生児ではT細胞の補助が制限された状態にあり，ほとんどのIgA産生誘導はTIで起こる[20]．TIで誘導されるIgAクローンは広範囲の腸内細菌に結合することが可能であるが，腸内細菌叢の形成にどのように寄与しているかは不明である．TDで中心的な役割を果たすのがTfh（T follicular helper）細胞であり，胚中心反応を促進することで高親和性のIgA産生を誘導する．TDで誘導されるIgAは，高親和性であることに加え，多応答性を示す[21]．ここでいう多応答性とは，複数の腸内細菌で共通して保持するタンパク質に対する応答性を意味する．こうしたTD

で誘導されるIgAが腸内細菌叢の形成に寄与している．Tfh細胞の誘導もTh17細胞の場合と同様に，SFBが強力に誘導することが知られている[22]．実際に，GFマウスSFBが定着することでPPのTfh細胞と腸内のS-IgAレベルはSPFマウスと同レベルになる．SFBによるS-IgAの誘導にはILC3も関与している．しかし，Th17細胞の分化を誘導するATPはTfh細胞を減少させるが，この違いは後者が主にPPで分化することによる組織的な違いに起因する可能性がある．新生児期のTfh細胞の分化を抑制する因子としては，母乳由来のTI誘導性IgGのIgAが知られており，Tfh細胞の早期の分化を抑制し，腸内細菌叢に対する長期的な免疫寛容を確立するために重要であると提唱されている．なお，新生児GFマウスでは前述のようにTh2細胞応答に偏っているので，高い血清中IgEレベルを示し，アレルギー反応を起こし易くなる．こうしたIgEを抑制するには新生児期の腸内細菌の定着によるpTreg細胞の誘導が必要である．

現在，われわれの研究室でも離乳期にかけてPPのTfh細胞の分化を誘導する腸内細菌の同定に取り組んでいる．これまでにTfhの分化を誘導することが証明されている腸内細菌はSFBのみであるが[22]，SFBが排除されている飼育環境も多い．われわれが解析した範囲では，日本クレアの飼育場では存在するが，日本SLCの飼育場には存在しない．また，米国ではTaconicのマウスには存在し，JAXのマウスには存在しない．しかし，SFBが未定着な場合でもTfh細胞の分化は誘導される．このことはSFB以外のTfh細胞誘導菌の存在を示唆する．われわれは，食餌への介入や，抗生剤による腸内細菌叢の撹乱などの実験を組合わせることで*Limosilactobacillus*に属する菌をTfh細胞分化誘導菌候補として見出している．しかし*Limosilactobacillus*だけでは不十分であり，Muribaculaceaeに属する菌と併せて定着することで，Tfh細胞の分化とIgA産生を誘導できる．*Limosilactobacillus*に属する*L. reuteri*はT細胞とILC3を介した新生児期のIgA産生誘導への関与が報告されているが[23]，その詳細なメカニズムや腸内細菌叢形成への寄与は解明されておらず，われわれの研究で明らかにしたいと考えている．

おわりに

　本稿では，主に腸内細菌が胎児期と新生児期に，どのように免疫システムの発達に影響を及ぼすかを，主に適応免疫系の細胞に着目して概説した．また，CD4[+]細胞やIgAがどのように腸内細菌叢の形成に寄与しているかの一端に触れた．記述した内容以外にも，腸内細菌叢として，そして個々の細菌種レベル，そして腸内細菌由来のさまざまな代謝物がCD4[+]細胞やB細胞の分化や機能に影響を与えることが知られているが，誌面の関係上ごく一部の紹介に留まっていることをご容赦願いたい．IgAが高親和性かつ多応答であるという概念とその意義についても研究の進展が著しい分野である．本稿では触れることのできなかった，CD8[+]T細胞，$\gamma\delta$T細胞，iNKT細胞，そしてILCやミエロイド系の細胞も当然ながら腸内細菌と相互作用しており，腸内細菌叢と免疫システムは共進化することで現在の形に至っていると考えられる．ご興味がある方は，いくつかの英文総説[24) 25)]をご参考いただきたい．

文献

1 ）Rackaityte E, et al：Nat Med, 26：599-607, doi:10.1038/s41591-020-0761-3（2020）
2 ）Li Y, et al：JCI Insight, 5, doi:10.1172/jci.insight.138751（2020）
3 ）Gomez de Agüero M, et al：Science, 351：1296-1302, doi:10.1126/science.aad2571（2016）
4 ）Koch MA, et al：Cell, 165：827-841, doi:10.1016/j.cell.2016.04.055（2016）
5 ）Kimura I, et al：Science, 367, doi:10.1126/science.aaw8429（2020）
6 ）van de Pavert SA, et al：Nature, 508：123-127, doi:10.1038/nature13158（2014）
7 ）Thorburn AN, et al：Nat Commun, 6：7320, doi:10.1038/ncomms8320（2015）
8 ）Hu M, et al：Nat Commun, 10：3031, doi:10.1038/s41467-019-10703-1（2019）
9 ）Koenig JE, et al：Proc Natl Acad Sci U S A, 108 Suppl 1：4578-4585, doi:10.1073/pnas.1000081107（2011）
10）Bäckhed F, et al：Cell Host Microbe, 17：690-703, doi:10.1016/j.chom.2015.04.004（2015）
11）Torow N & Hornef MW：J Immunol, 198：557-563, doi:10.4049/jimmunol.1601253（2017）
12）Langrish CL, et al：Clin Exp Immunol, 128：118-123, doi:10.1046/j.1365-2249.2002.01817.x（2002）
13）Deshmukh HS, et al：Nat Med, 20：524-530, doi:10.1038/nm.3542（2014）
14）Buettner M & Lochner M：Front Immunol, 7：342, doi:10.3389/fimmu.2016.00342（2016）
15）Knoop KA, et al：Sci Immunol, 2, doi:10.1126/sciimmunol.aao1314（2017）
16）Furusawa Y, et al：Nature, 504：446-450, doi:10.1038/nature12721（2013）
17）Obata Y, et al：Nat Immunol, 15：571-579, doi:10.1038/ni.2886（2014）
18）Ivanov II, et al：Cell, 139：485-498, doi:10.1016/j.cell.2009.09.033（2009）
19）Atarashi K, et al：Nature, 455：808-812, doi:10.1038/nature07240（2008）
20）Bunker JJ, et al：Science, 358, doi:10.1126/science.aan6619（2017）
21）Okai S, et al：Nat Microbiol, 1：16103, doi:10.1038/nmicrobiol.2016.103（2016）
22）Teng F, et al：Immunity, 44：875-888, doi:10.1016/j.immuni.2016.03.013（2016）
23）Mu Q, et al：Proc Natl Acad Sci U S A, 118, doi:10.1073/pnas.2015691118（2021）
24）Ansaldo E, et al：Annu Rev Immunol, 39：449-479, doi:10.1146/annurev-immunol-093019-112348（2021）
25）Donald K & Finlay BB：Nat Rev Immunol, 23：735-748, doi:10.1038/s41577-023-00874-w（2023）

＜筆頭著者プロフィール＞
髙橋大輔：慶應義塾大学薬学部生化学講座・専任講師．横浜市立大学で博士（理学）の学位を取得（大野博司先生）．La Jolla Institute for Immunology（LJI）のMitchell Kronenberg博士の研究室でポスドクの後に現職．博士過程在籍時より，一貫して腸内細菌とその代謝物による宿主への影響に興味をもって研究している．現在，Tfhや$\gamma\delta$T細胞が認識する腸内細菌抗原の同定に挑んでいる．

第2章　マイクロバイオームと生理・病理との関連

Ⅰ．マイクロバイオームによる生理機能調節

5. マイクロバイオームを介した腸脳相関

寺谷俊昭，宮本健太郎，金井隆典

> 腸と脳は双方向のコミュニケーションネットワークを構築し，相互に影響を及ぼし合う．この関係は腸脳相関とよばれ，最近10年間の独創的な研究により，腸脳相関が消化管や脳だけでなく，全身のさまざまな臓器にも影響を与えることが広く認識されている．腸内細菌が多様な代謝物を産生することで宿主の生理機能に影響を与えることは知られており，腸脳相関も例外ではなく腸内細菌の影響を受ける．つまり，腸脳相関における腸内細菌の役割を明確にすることは，免疫難病，代謝疾患，精神・神経疾患を含むさまざまな疾患に対して有効な治療法を提案するきっかけとなりうる．

はじめに

　腸管は，一層の円柱上皮構造を介して，腸内細菌や食物抗原などの異物と絶えず対峙する．刻々と変化する腸管環境に対応しながら恒常性を維持するためには，上皮機能，腸管免疫，神経系の密な連携が必須である．大規模な疫学的調査[1][2]が示す通り，炎症性腸疾患と精神疾患は互いに病態発症もしくは進展の増悪因子であることから，腸管恒常性維持を語るうえで腸脳相関の存在を無視することはできない．古くより，腸脳相関について経験則にもとづいて理解してきたが，今世紀に入って飛躍的な進化を遂げた科学技術は，腸脳相関に関する体系的理解を推し進めている．腸と脳は血液循環，免疫系もしくは神経系を通じて双方向性のネットワークを構築する（**図1**）．腸管内に生息する細菌（腸内細菌）は，非常にバラエティに富んだ代謝物を産生する．これら代謝物の一部は，血液脳関門（blood-brain barrier, BBB）を通過することが可能であり，液性因子として中枢神経系の形成や機能に直接作用する．また，これら代謝物がたとえBBBを通過できなくとも，腸管神経系（enteric nervous system, ENS）を含む末梢神経系に作用することで中枢神経の

[略語]
5-HT：5-hydroxytryptamine
AhR：aryl hydrocarbon receptor
ASD：autism spectrum disorder
BBB：blood-brain barrier
EAE：experimental autoimmune encephalomy-
　elitis
EEC：enteroendocrine cell
ENS：enteric nervous system
NG：nodose ganglion
SCFA：short-chain fatty acid

Microbiome-mediated gut brain axis
Toshiaki Teratani[1] /Kentaro Miyamoto[1][2] /Takanori Kanai[1]：Division of Gastroenterology and Hepatology, Department of Internal Medicine, Keio University School of Medicine[1] /Miyarisan Pharmaceutical Co., Ltd.[2]（慶應義塾大学医学部消化器内科[1] /ミヤリサン製薬[2]）

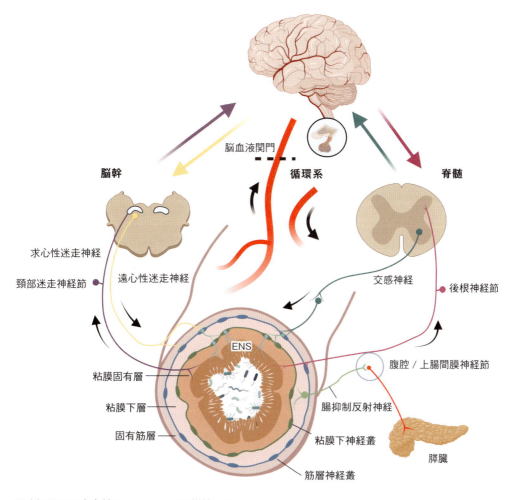

図1 腸脳相関は双方向性ネットワークを構築する
腸と脳は，血液循環もしくは神経系を介して，コミュニケーションを図る．①腸内細菌関連因子の一部は，血液脳関門を通過して，脳に直接作用する．一方で，脳内で分泌されたホルモンの一部は，血液循環を介して，標的臓器に作用する．②腸内細菌関連因子もしくは腸管構成細胞より放出された物質は，近傍に存在する求心性神経に作用する．遠心性神経を介した脳からのシグナルは，消化管機能・蠕動・免疫を介して，腸管恒常性に関与する．
（BioRender.com を用いて作成）

1 腸と脳のシグナル伝達機構

末梢で感知された情報は，液性因子もしくは求心性神経を介して中枢へと伝達される．中枢からのシグナルもまた，視床下部−下垂体−副腎皮質系を代表とした液性因子もしくは遠心性神経を通じて標的臓器へと伝達される．ヒト腸内には，ヒト全細胞数と同程度の腸内細菌が存在し，これら腸内細菌が保有する遺伝子数は約2億3200万と推定されている（腸内細菌全体の代謝レベルは肝臓の代謝レベルに匹敵する）．食事由来の基質をもとに腸内細菌はさまざまな生理活性物質を

活動性を変化させる．さらに，腸内細菌は腸管内外の免疫バランスを変調させることで，神経変性疾患の病態形成に関与する．以上のことは，腸内細菌が腸脳相関の最重要な媒介要因であることを示唆する．しかし，腸脳相関研究の大半は動物実験に依存しているため，腸脳相関における腸内細菌の役割が具体的になったとしても，腸内細菌を標的としてヒトの生理機能や疾患形成に介入することは難しいとされる．本稿は，炎症性疾患・精神疾患・神経変性疾患における腸内細菌−腸脳相関の役割について，最近の知見をもとに概説する．

表　腸内細菌が産出する主な神経伝達物質

神経伝達物質	属	神経伝達物質	属	神経伝達物質	属
GABA	*Bifidobacterium*	Dopamine	*Bacillus*	Noradrenaline	*Bacillus*
	Levilactobacillus		*Escherichia*		*Escherichia*
	Lentilactobacillus		*Hafnia*		*Proteus*
	Lactobacillus		*Klebsiella*		*Serratia*
	Lactiplantibacillus		*Morganella*	Acetylcholine	*Lactiplantibacillus*
	Lactobacillus		*Proteus*	Serotonin	*Escherichia*
	Monascus		*Serratia*		*Hafnia*
	Streptococcus		*Staphylococcus*		*Klebsiella*
					Lactiplantibacillus
					Lactococcus
					Morganella
					Streptococcus

（文献3をもとに作成）

産生し，宿主の代謝・免疫に影響を及ぼすだけでなく，これら生理活性物質の一部は，神経形成や神経活動性に影響を及ぼす（**表**）[3]．

1）液性因子を介した腸脳関門における腸内細菌の役割

腸内細菌関連因子の一部はBBBを通過し，直接的に脳に作用することが知られており，その代表例として短鎖脂肪酸（short-chain fatty acid，SCFA）があげられる．食物繊維をもとに腸内細菌が産生したSCFAは，神経可塑性，遺伝子発現，脳内免疫系に直接作用する[4]．また，代表的なSCFAである酪酸は，脳由来神経栄養因子の発現亢進を介して，マウスのうつ病行動を大幅に改善する[5]．

腸管内には，腸内分泌細胞（enteroendocrine cell，EEC）とよばれるマイナーな細胞集団が存在する．栄養素などを感知したEECより分泌された消化管ホルモンは，消化酵素やインスリンなどの分泌促進や蠕動運動の制御だけでなく，中枢神経系に作用することで食欲や摂餌行動に強く働きかける[6]．無菌マウスの摂餌量は，通常飼育下のマウスと比較して有意に増加する[7]．興味深いことに，無菌マウスや抗生物質処置を受けたマウスにおいて，絶食時の血中および大腸GLP1レベルが通常飼育下のマウスと比較して高値を呈することから[8]，腸内細菌が腸内分泌細胞依存的に宿主の摂餌行動を調整することが示唆されている．

さらに，腸内細菌は腸管内のセロトニン（5-hydroxytryptamine，5-HT）合成に関与する．EECによる5-HTの生成と分泌は，インドール，SCFA，二次胆汁酸，α-トコフェロール，p-アミノ安息香酸，チラミンなど腸内細菌代謝物に強く影響される[9][10]．無菌マウスと抗生物質投与マウスでは5-HT生合成が著しく低下するが，マウスやヒト腸管内より単離した胞子形成細菌を移植することで，腸管クロマフィン細胞の5-HT合成が回復する[9]．5-HTはBBBを通過できないため，腸管内5-HTレベルと脳内5-HTレベルは相関しないが，海馬における5-HTや代謝前駆体濃度が腸内細菌の有無で大きく変動することから[11]，腸内細菌が脳内における神経伝達物質の合成に対して何らかの作用を及ぼすことは十分に想定されている．

2）神経系を介した腸脳関門における腸内細菌の役割

腸管内には，内因性神経（enteric nervous system，ENS）と外因性神経（迷走神経および脊髄神経）が複雑に走行している．無菌マウスでは，腸管蠕動運動の低下が観察されることから，腸内細菌がENSの形成や機能に作用すると考えられている[12]．実際に，無菌マウスの大腸ENSニューロン数およびグリア細胞数はSPFマウスと比較して明らかに少なく，腸内細菌の再構成により，これら細胞の著明な増加と蠕動運動の改善が認められる[13][14]．最近では，尾畑らが，腸内細菌から産出されたインドール類が，ENSニューロンの芳

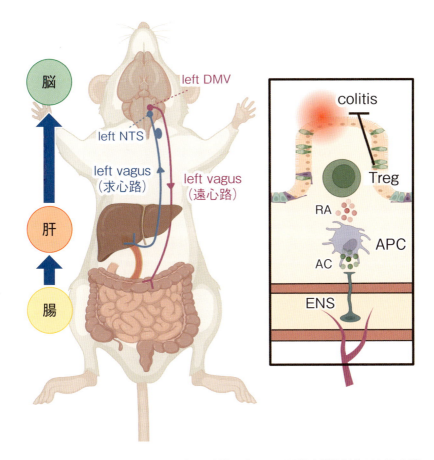

図2 腸−肝−脳軸は，腸管制御性T細胞（Treg）の維持を介して，腸炎病態抑制作用を示す[23]
腸管由来の腸内細菌関連因子（LPSなどのTLR4リガンド）は，肝臓近傍を走行する求心性神経を刺激する．肝臓から伝達された腸管環境情報は，迷走神経肝臓枝を介して，延髄孤束核に入力される．迷走神経背側運動核から出力されたシグナルは，腸管内でのアセチルコリン分泌を促進し，抗原提示細胞（APC）に作用する．APCのmAchRシグナル増強は，Treg分化誘導能を亢進することで，腸管恒常性維持に寄与する．（BioRender.comを用いて作成）

香族炭化水素受容体（aryl hydrocarbon receptor, AhR）シグナル依存的に蠕動運動を制御することを報告している[15]．他にも，TLRリガンドやSCFAなどの腸内細菌関連因子もまたENS活動性に影響すると示唆しており[16) 17)]，腸内細菌はENSに直接作用する．

末梢組織の感覚情報を中枢に伝える神経回路は，大別して，求心性迷走神経と脊髄感覚神経に分類される．前者が環境情報（内臓の伸展，化学的状態，炎症の兆候など）を伝達し，後者が知覚情報（痛覚，温度感覚，圧感覚など）を伝達すると想定されている．本稿では迷走神経について扱う．迷走神経は，腸と中枢神経系を結ぶ最も直接的でよく研究されている経路である[18]．求心性迷走神経の細胞体は，頸部にある迷走神経節（nodose ganglion, NG）に存在する．マウスNGニューロンに関するシングルセル解析はすでに実施されており，これらニューロンにはTLRリガンド，AhRリガンド，消化管ホルモン受容体などさまざまな腸内細菌関連物質受容体を発現している[19]．さらに，一部の求心性迷走神経は，ニューロポッドとよばれる特殊なEECとシナプス様の接合を形成する．栄養素など腸管環境情報の変化に応じて，ニューロポッドより放出された神経伝達物質の作用は，報酬系の制御・摂餌行動の変化・全身代謝の調節などさまざまな局面で発揮される[20]．また，SCFAである吉草酸に応答して，腸管クロム親和性細胞（EECの1つである）より分泌された5-HTは，求心性神経を介して吐き気を促す[21]．さらに，マウス自閉スペクトラム症（autism spectrum disorder, ASD）モデルにおいて，*Limosilactobacillus*

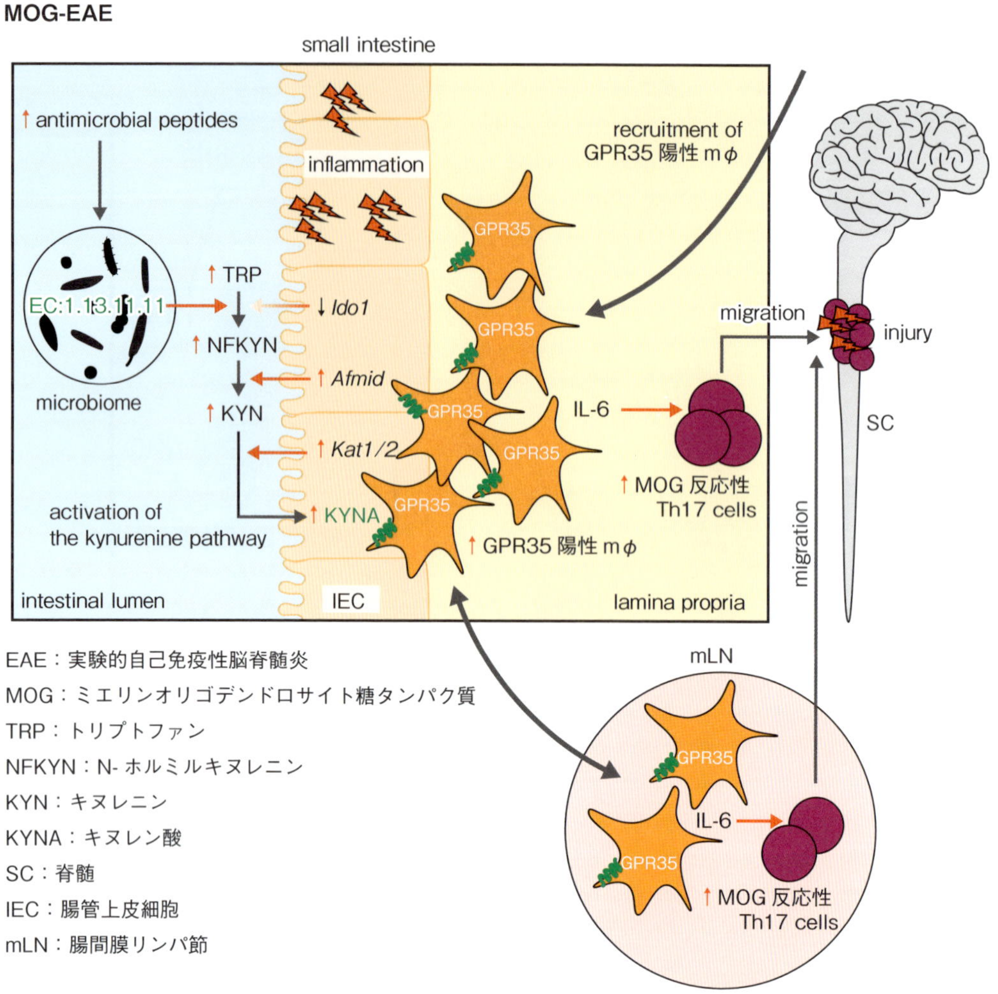

図3 小腸細菌叢変化に伴うキヌレン酸合成亢進は，腸管マクロファージのGPR35シグナルを介して，EAE病態を増悪させる

EAE病態の発症・進展に伴う小腸細菌叢の変化は，キヌレン酸前駆体であるキヌレニンの合成を促進させる．小腸におけるキヌレン酸蓄積は，GPR35シグナル依存的に，MOG反応性Th17の誘導にかかわるIL-6陽性マクロファージを腸管内に遊走させる．小腸由来のMOG反応性Th17が，脊髄に浸潤し，EAE病態を増悪させる．（文献30より引用）

reuteri（旧：*Lactobacillus reuteri*）は迷走神経依存的に社会行動を促進させる[22]．われわれの研究グループは，腸内細菌関連因子が求心性迷走神経肝臓枝で構築された"腸−肝臓−脳軸"を介して，腸管の制御性T細胞維持にかかわることを報告した（**図2**）[23]．迷走神経刺激療法は，治療抵抗性てんかんやうつ病の治療法としてすでに活用されていることから，適切な微生物（もしくは代謝物）による求心性迷走神経の人為的な制御は，さまざまな疾患治療に対して有効な手段といえる．

3）免疫系を介した腸脳関門における腸内細菌の役割

腸内細菌は，腸管神経および中枢神経系の免疫制御機構に直接影響を与える[24]．ミクログリアは中枢神経系の代表的な免疫細胞集団として，免疫監視や貪食作用を司るだけでなく，神経修復やシナプスの形成・修正などを含めて，中枢神経系の恒常性維持に多岐にわたる役割を果たしている．神経変性疾患において，ミクログリアの機能異常が確認されており[25]，特にASDやうつ病においては，未成熟でかつ形態異常を示すミ

1）EAE病態進展に伴う腸内細菌叢の構成変化はキヌレン酸の合成を強める

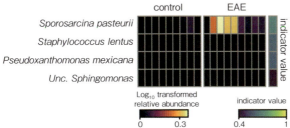

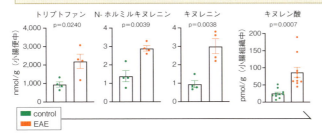

2）EAE病態進展に伴い，小腸にGPR35陽性mφが蓄積する

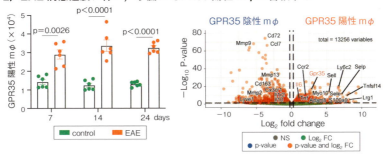

3）mφにおけるGPR35シグナルの欠損は，EAE病態の進展を抑制する

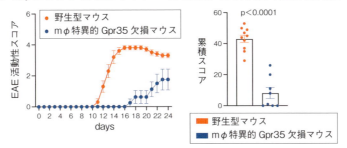

図4　EAE病態の発症・進展に伴い，小腸環境が大きく変化した
ヒートマップ，グラフ，プロットは文献30より引用．

クログリアの蓄積が病態進展に伴って増加する．ミクログリアの形態や成熟度に腸内細菌が関与することが指摘されている．ミクログリアの成熟に伴って低下するSfpi1やCsf1rは，通常飼育下と比べて，無菌下で有意に上昇する[26]．さらに，抗生物質を投与したマウスでも同様の現象が確認されており，これらのマウスに酢酸を補充すると，腸内細菌存在下で確認されたミクログリアの形態と機能に近づく[26]．別の研究では，ビフィズス菌混合カクテルを無菌マウスに与えると，細菌の転写メカニズムに呼応してミクログリアの発達と活性化が変化することが報告されている[27]．しかし，腸内細菌によるミクログリアの形態変化に性別や細菌の投与期間が影響するように[28]，腸内細菌が中枢神経の免疫機構に及ぼす影響を評価する際には，さまざまな生物学的変数を考慮する必要がある．

　脳・脊髄は，血液脳関門を隔て，末梢組織とは独立した免疫系であると長らく考えられてきた．しかし，末梢組織の免疫細胞はリンパ管を経由したり，血液脳関門の透過性の変化を利用したりすることで，中枢神経系の免疫機構に作用する．例えば，実験的自己免疫性脳脊髄炎（experimental autoimmune encephalo-myelitis, EAE）において，腸内細菌の有無によりその病勢が大きく変化することがよく知られている．宮内らは，Erysipelotrichaceae科の菌および*Limosilacto-bacillus reuteri*の2種の異なる腸内細菌の協調的な作用によりEAE病態が形成されることを報告している．腸管内でこれらの細菌により活性化を受けた自己応答性Th17細胞が，小腸から脊髄に移行し，神経軸索を破壊することでEAE病態を増悪させた[29]．一方で，当教室の解析は，EAE病態の発症・進展に伴う腸内細菌叢の変化が，トリプトファン代謝物であるGPR35リガンドのキヌレニン酸合成を強めることを明らかにした．キヌレニン酸は，GPR35陽性マクロファージ（mφ）を小腸内に蓄積させて，EAE病態を増悪させる自己応答性Th17誘導を強めた（**図3**，**図4**）[30]．これらの結果は，小腸細菌叢の制御が多発性硬化症の発症や症状改善につながることを示唆している．

2 ストレス・神経疾患における腸内細菌叢の役割

　多数の横断的研究は，過敏性腸症候群，ストレス関連疾患，神経疾患などを患う患者と健常者では異なる腸内細菌叢をもつことを示している[31)32]．また，いくつかの病態モデル動物の腸内細菌叢がヒト患者に近似することも確認されている．さらに，ヒト患者の腸内細菌を移植すると，マウスの行動変化や神経病変が確認されることから，腸内細菌がヒト神経系に作用することが示唆される[31)32]．しかし，ヒトとマウスの間には生活習慣や臓器構造など決定的な差異が存在するため，特定の腸内細菌を操作することでヒトの行動・心理的変化や疾患に影響を及ぼすことが可能かどうかは十分な検討を要する．

おわりに

　クラゲ（腔腸動物）やプラナリア（扁形動物）は，消化管のみで構成される原始的な生物である．一説には，これらの動物の消化管を維持するわずかな神経が，脳の前駆体であると考えられている．興味深いことに，原始的な生物においても腸内細菌の存在が確認されており，これら細菌は宿主の消化や栄養吸収を手助けすると想定される．このような観点から見れば，消化管と腸内細菌との共生関係に適応する形で脳が形成されたのではないかと考えられるため，腸脳相関における腸内細菌の役割を明確にすることは，医学の新たな突破口となるだけでなく，進化の謎を解く鍵となりうると期待している．

文献

1）Bisgaard TH, et al：Nat Rev Gastroenterol Hepatol, 19：717-726, doi:10.1038/s41575-022-00634-6（2022）
2）Bisgaard TH, et al：Gen Hosp Psychiatry, 83：109-116, doi:10.1016/j.genhosppsych.2023.05.002（2023）
3）Strandwitz P：Brain Res, 1693：128-133, doi:10.1016/j.brainres.2018.03.015（2018）
4）Dalile B, et al：Nat Rev Gastroenterol Hepatol, 16：461-478, doi:10.1038/s41575-019-0157-3（2019）
5）Schroeder FA, et al：Biol Psychiatry, 62：55-64, doi:10.1016/j.biopsych.2006.06.036（2007）
6）Barton JR, et al：Front Neurosci, 17：1272955, doi:10.3389/fnins.2023.1272955（2023）

7) Bäckhed F, et al：Proc Natl Acad Sci U S A, 101：15718-15723, doi:10.1073/pnas.0407076101（2004）

8) Wichmann A, et al：Cell Host Microbe, 14：582-590, doi:10.1016/j.chom.2013.09.012（2013）

9) Yano JM, et al ： Cell, 161 ： 264-276, doi:10.1016/j.cell.2015.02.047（2015）

10) Morris G, et al：Mol Neurobiol, 54：4432-4451, doi:10.1007/s12035-016-0004-2（2017）

11) Clarke G, et al：Mol Psychiatry, 18：666-673, doi:10.1038/mp.2012.77（2013）

12) Yoo BB & Mazmanian SK：Immunity, 46：910-926, doi:10.1016/j.immuni.2017.05.011（2017）

13) De Vadder F, et al：Proc Natl Acad Sci U S A, 115：6458-6463, doi:10.1073/pnas.1720017115（2018）

14) Kabouridis PS, et al：Neuron, 85：289-295, doi:10.1016/j.neuron.2014.12.037（2015）

15) Obata Y, et al：Nature, 578：284-289, doi:10.1038/s41586-020-1975-8（2020）

16) Muller PA, et al：Nature, 583：441-446, doi:10.1038/s41586-020-2474-7（2020）

17) Mao YK, et al：Nat Commun, 4：1465, doi:10.1038/ncomms2478（2013）

18) Fülling C, et al：Neuron, 101：998-1002, doi:10.1016/j.neuron.2019.02.008（2019）

19) Kupari J, et al：Cell Rep, 27：2508-2523.e4, doi:10.1016/j.celrep.2019.04.096（2019）

20) Kaelberer MM, et al：Annu Rev Neurosci, 43：337-353, doi:10.1146/annurev-neuro-091619-022657（2020）

21) Bellono NW, et al：Cell, 170：185-198.e16, doi:10.1016/j.cell.2017.05.034（2017）

22) Bravo JA, et al：Proc Natl Acad Sci U S A, 108：16050-16055, doi:10.1073/pnas.1102999108（2011）

23) Teratani T, et al：Nature, 585：591-596, doi:10.1038/s41586-020-2425-3（2020）

24) Abdel-Haq R, et al：J Exp Med, 216：41-59, doi:10.1084/jem.20180794（2019）

25) Sampson TR, et al：Cell, 167：1469-1480.e12, doi:10.1016/j.cell.2016.11.018（2016）

26) Erny D, et al：Nat Neurosci, 18：965-977, doi:10.1038/nn.4030（2015）

27) Luck B, et al：Sci Rep, 10：7737, doi:10.1038/s41598-020-64173-3（2020）

28) Thion MS, et al：Cell, 172：500-516.e16, doi:10.1016/j.cell.2017.11.042（2018）

29) Miyauchi E, et al：Nature, 585：102-106, doi:10.1038/s41586-020-2634-9（2020）

30) Miyamoto K, et al：Cell Rep, 42：113005, doi:10.1016/j.celrep.2023.113005（2023）

31) Loh JS, et al：Signal Transduct Target Ther, 9：37, doi:10.1038/s41392-024-01743-1（2024）

32) Chong PP, et al：Front Microbiol, 10：1136, doi:10.3389/fmicb.2019.01136（2019）

＜筆頭著者プロフィール＞

寺谷俊昭：2005年，東京農工大学工学部卒業．'07年，同大学工学府生命工学科修士課程卒業．'11年，慶應義塾大学大学院博士課程医学研究科 単位取得満期退学．'11年～現在 慶應義塾大学医学部消化器内科にて，消化器疾患の病態解明に関する研究に従事．最近の研究領域は，腸脳相関による個体恒常性維持機構の解明．

第2章　マイクロバイオームと生理・病理との関連

Ⅰ．マイクロバイオームによる生理機能調節

6. 老化に対する腸内マイクロバイオーム由来代謝物の作用

松本光晴

腸内マイクロバイオーム由来の低分子代謝物は，腸管腔から吸収され血中に移行すれば，大半の宿主細胞に生理作用を及ぼす可能性がある．それゆえに，究極的なフェノタイプである老化（老年病）あるいはヘルシーエイジング（老化抑制）に対しても影響を与える．本稿では，老化に対し予防的に作用する短鎖脂肪酸とポリアミン，促進的に作用するトリメチルアミン，両作用を有する胆汁酸とトリプトファン代謝物について概説する．われわれが進めるポリアミンについては，腸内マイクロバイオームを制御して生成することで得られた生理効果についても紹介する．

はじめに

わが国の65歳以上の高齢者の人口は2023年9月時点で3,623万人，高齢化率は29.1％と過去最高を更新中で，2040年には34.8％に達すると推計され，健康寿命の延伸は喫緊の課題である．筆者が約15年前にプロバイオティクス投与によるマウス寿命延伸効果を学会等で発表したときは，無数の因子が絡むフェノタイプ「寿命」が腸内マイクロバイオーム（MB）への介入で伸びるなど起こり得ないとの否定的反応が大半であった．しかし，この15年間で，腸内MBの寿命，すなわち老化やヘルシーエイジング（老化抑制）に対する作用の知見が蓄積され，今や腸内MBを標的にした介入が健康寿命延伸の切り札と捉えられる時代となった．本稿では，腸内MBと老化／ヘルシーエイジングをつなぐ因子である腸内MB由来代謝物について概説する．

1 ヒトの老化と腸内MB

加齢と腸内MBに関する研究は多数存在し，国や地域により特徴的な細菌群に違いがあるものの，普遍的な現象として加齢に伴う多様性の低下が知られてい

[略語]
Arg：arginine（アルギニン）
eIF5A：eukaryotic initiation factor-5A（真核生物翻訳伸長因子）
HDAC：histone deacetylase（ヒストン脱アセチル化酵素）
PUT：putrescine（プトレッシン）

SCFA：short chain fatty acid（短鎖脂肪酸）
SPD：spermidine（スペルミジン）
TMA：trimethylamine（トリメチルアミン）
TMAO：trimethylamine N-oxide（トリメチルアミン-N-オキシド）
Trp：tryptophane（トリプトファン）

Physiological effects of gut microbiome-derived metabolites on senescence
Mitsuharu Matsumoto：Research Laboratories, Kyodo Milk Industry Co. Ltd.（協同乳業株式会社研究所）

る[1)2)]．また，単なる加齢ではなく老化への関与を調べる目的で，健常高齢者や百寿者（超健康長寿者）と老年病罹患者の腸内MBの比較研究も多いが，居住地域やそれに起因するライフスタイルの影響が大きく，世界中の高齢者で一貫して共通する老化／ヘルシーエイジング関連細菌は特定されていない．あるいは存在しないのかもしれない．近年，世界各国の腸内MBデータセットを統合した解析が行われ，Wilmanskiら[3)]は，健常高齢者は*Bacteroides*属の減少に伴いユニーク性（独自性の高いMBの形成）が強化されることを，Ghoshら[4)]は，加齢に伴うコア菌種の消失および老化関連細菌とヘルシーエイジング細菌の存在量や順位を正確に反映したKendallユニーク性スコアを用いて，加齢に伴い増加する老化関連細菌として*Eggerthella lenta*，*Klebsiella pneuomoniae*，*Flavonifractor plautii*，*Ruminococcus gnavus*，*Clostridium hathewayi*（他6種の*Clostridium*属の種）を，反対に加齢で減少するヘルシーエイジング細菌として*Eubacterium rectale*，*Dorea longicatena*，*Faecalibacterium prausnitzii*，*Coprococcus catus*，加齢で増加する同細菌として*Akkermansia muciniphila*を報告している．しかし，これらは観察研究であり，検出された細菌群が老化／ヘルシーエイジングの原因か結果かは不明で，ましてやメカニズム的解釈は作業仮説の立案に留まる．

2 老化あるいはヘルシーエイジングと腸内MBの代謝物

腸管腔内には多数の腸内MB由来の代謝物が遊離状態で存在し[5)]，糞便メタボロームは腸内MBの影響を強く受ける[6)]．すなわち，腸内MBの老化／ヘルシーエイジングへの作用機序を調べるためには，代謝物の理解が必須となる．代謝物は局所的に腸管の細胞を刺激するのに加え，少なくとも一部は血中に移行すると推察されるため[7)]，これらは宿主の大半の細胞に作用すると考えられる．現時点で，老化（老年病）あるいはヘルシーエイジングへの関与を示す研究成果が蓄積されている代謝物は，短鎖脂肪酸（SCFA），胆汁酸，トリメチルアミン（TMA），トリプトファン（Trp）代謝物，ポリアミンである．各代謝物により，前駆体の由来，生成経路が異なり，生成量を制御するにはそれ

らを把握しておく必要がある（**図1**）．

1）短鎖脂肪酸（SCFA）

SCFAのなかでも，生理活性が注目されている酢酸，プロピオン酸，酪酸は，ヒト腸内MB内に広く分布する Bacilliota 門や Bacteroidota 門に属する菌種の一部が食物繊維類を利用する過程で生成される[8)]．SCFAは大腸粘膜の主要なエネルギー源であると同時に，宿主の生命活動を左右する生理活性を有する．その1つがヒストン脱アセチル化酵素（HDAC）の阻害である．エピジェネティクスは老化にもかかわっており，ヒストン脱アセチル化は転写応答における老化に関連した異常にみられる特性でもある．腸内MB由来の酪酸とプロピオン酸はHDACインヒビターとして，結腸，肝臓，白色脂肪組織のヒストンのエピジェネティックな変化へ関与する[9)]．また，SCFAはGタンパク質共役受容体のリガンドとしての機能も注目されている．特にGPR41とGPR43へのリガンドとしての作用が重要で，腸内MB由来SCFAが宿主のグルコースや脂質代謝プロセスに影響し生活習慣病の予防に有用と考えられる[8)]．しかし，哺乳類個体レベルでの長寿フェノタイプに対する延伸効果は筆者が知る限り存在しない．

2）胆汁酸

胆汁酸は肝臓で生合成後，グリシンあるいはタウリンで抱合されて小腸に分泌される．大半は小腸で再吸収されるが一部が大腸に届き，bile salt hydrolase 保有菌により脱抱合を受けて一次胆汁酸に，さらに種々の細菌群の代謝を受けて多様な二次胆汁酸へと変換される．胆汁酸はさまざまな受容体に反応し宿主の生理活性に影響を及ぼす．特に，核内受容体 farnesoid X receptor（FXR）とGタンパク質共役受容体 TGR5 を介して，グルコース恒常性，脂質恒常性，インスリンシグナル，炎症，がん増悪化など広範囲の老年病にかかわる生命現象に関与する．ただし，胆汁酸の種類により作用形式（アゴニスト／アンタゴニスト）や作用強度は異なり（詳細はFogelsonらの総説[10)]を参照されたい），胆汁酸の種類−受容体−疾患の組合せで議論する必要がある．近年，百寿者の糞便に特徴的に多かったイソアロリトコール酸が，病原菌に対して抗菌性を発揮する新たな生体防御機能や[11)]，全組織への腸内MBによる化学修飾を解析し，最も強い化学修飾の1つが腸管内で生じる胆汁酸代謝であり，さらに腸内

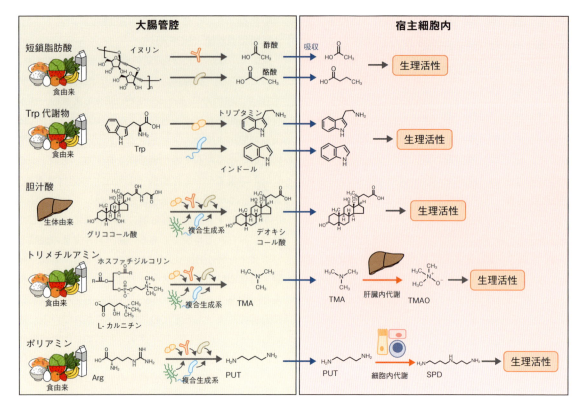

図1 腸内マイクロバイオーム由来の老化に関連する生理機能を有する代謝物の生成経路
SCFAとTrp代謝物は，それぞれ食由来食物繊維とTrpから基本的には単独細菌により生成され，生理機能を発揮する．胆汁酸は生体から抱合型で分泌され，複数の細菌による脱抱合と代謝を受けて多様な二次胆汁酸が生成され，主にそれらが生理機能を発揮する．TMAは動物性食材由来のホスファチジルコリンとL-カルニチンが複数の菌の代謝を受けて生成され，吸収後に肝臓でTMAOに変換され病原性を発揮する．ポリアミンは食由来Argから複合系（本文参照）でPUTが生成され，宿主細胞内でSPDに変換され生理活性を発揮する．TMAとSPDは細菌と宿主の共生代謝（symbiotic metabolism）による生理活性物質である．

MBが胆汁酸にアミノ酸を同化して合成される新規抱合型胆汁酸が発見されるなど[12]，新知見も多い．ただし，哺乳類個体レベルでの長寿フェノタイプへの効果の報告は存在しない．

3）トリメチルアミン（TMA）

2011年にWangら[13]が食事由来ホスファチジルコリンの腸内MBによる代謝物がアテローム性動脈硬化症の危険因子として発表して以来，研究がさかんに行われている．腸内MBは，食事由来ホスファチジルコリンからコリン生成，コリンからTMAへの代謝，あるいは食事由来L-カルニチンからγブチロベタインを経由してTMAへの代謝に関与する．生成されたTMAは生体に移行し，肝臓内でflavin monooxygenaseによりトリメチルアミン-N-オキシド（TMAO）へと変換され，直接的なアテローム性動脈硬化症の病原因子となる．それゆえに，ヒト腸管内のTMA産生菌の探索が行われており，複数菌種が段階的に代謝を進める複合代謝経路が明らかになりつつある[14]．また，その代謝系を抑制してTMAやTMAO量を低下させる有用化合物が見出されている[15]．近年，動脈硬化症以外の老年病への関与も報告されている．

4）トリプトファン（Trp）代謝物

必須アミノ酸であるTrpは，食事由来タンパク質から供給され大半が小腸で吸収されるが，一部は大腸に到達し，腸内MBによりトリプタミン，インドール，インドール-3-プロピオン酸，インドール-3-酢酸など生理活性物質に変換される（Trp代謝物の産生菌や酵素はRoagerらの総説[16]を参照されたい）．これら

Trp代謝物は，芳香族炭化水素受容体（AhR）および pregnane X receptor（PRX）を介した腸管バリア機能の保護作用や抗炎症経路の活性化に不可欠である[17]．また，細胞とマウスでの実験であるが，中枢神経系，心血管系，糖尿病系などの老化関連現象に作用することが示唆されている[17]．しかし，Trp代謝物の種類や標的組織や細胞により，健康にとって正／負の両方の作用があり両刃の剣ともいえる[18]．哺乳類個体レベルでの長寿フェノタイプへの効果報告は現時点では存在しない．

❸ ポリアミン

数多く存在する腸内マイクロバイオーム由来代謝物のなかでヘルシーエイジングの究極的フェノタイプである寿命延伸が報告されている代謝物は，筆者が知る限りポリアミンのみである．その興味深い特徴をわれわれの研究も含め以下に概説する．

1）細胞健全性に必須のポリアミンと老化

ポリアミン，主としてプトレッシン（PUT），スペルミジン（SPD），スペルミンは，アミノ基を2つ以上含む低分子の塩基性物質で，原核生物から哺乳類に至るまで全生物の全細胞内に普遍的に存在する．生命活動におけるポリアミンの役割は，細胞増殖や分化，核酸の保護作用，真核生物翻訳伸長因子eukaryotic initiation factor-5A（eIF5A）のハイプシン化と称される翻訳後修飾（SPDがハイプシン化の唯一の基質），オートファジーの促進，ミトコンドリア脂肪酸酸化の活性化等が知られている．そのため，ポリアミン低減化は老化につながると述べても過言ではない．事実，ポリアミンは加齢に伴い生合成能が低下する．しかしながら，生合成能が低下しても外因性ポリアミンの摂取で補充ができるため，多くのモデル動物（線虫，ショウジョウバエ，マウス）においてポリアミン経口投与で寿命延伸が確認されている．疫学調査でも，食事由来ポリアミン（特にSPD）摂取量は，血圧や心血管疾患罹患率，認知機能障害，大腸がん，全死因を含む死亡率と負の相関を示すことが報告されている．ポリアミンの広範囲に及ぶ生理機能の詳細は，異なる視点で執筆されたこれら総説[19]〜[21]を参照されたい．

2）腸内MB由来ポリアミン

腸内MBは主にPUTとSPDを産生し[5]，食事由来ポリアミンと並ぶ外因性ポリアミンの主要な供給源である．われわれは「内因性ポリアミン産生が低減化する中年期以降に，腸内MBのポリアミン産生を誘導して生体へ供給できれば，健康寿命延伸につながる」と仮説を立案して研究を進めてきた．その過程で，腸内細菌の大半は単独ではポリアミンをほとんど放出しない（高産生菌は存在しない）ことと，複数の腸内細菌群の独立した生存戦略が組合わさった複合合成系を発見した[22]．遺伝子同定できた3つの細菌群から成る「腸内ハイブリッドPUT生合成機構」は，酸生成菌由来の酸がトリガーとなり，大腸菌などのアルギニン（Arg）を基質とする耐酸性機構と，*Enterococcus faecalis* などのATP産生機構が連続的に組合わさった経路である（**図2**）．3群の1つが欠けるとArgが存在してもPUTは産生されない．これは，ヘルシーエイジングの特徴といえる腸内MBの多様性の重要性と合致している．

3）腸内MB由来ポリアミンの老化抑制作用（マウス）

前述のPUT生合成機構を活性化するビフィズス菌（*Bifidobacterium animalis* subsp. *lactis* LKM512菌株）とArgの併用経口投与[23]の生理効果を紹介する．中高齢期（14カ月齢）からの経口投与により，仮説通りに寿命延伸が認められた．さらに，加齢に伴う大腸の遺伝子発現の変化が抑制され，学習記憶力が対照マウスと比較して高いことなど老化抑制作用がみられた[23]．より正確な解析のため，PUT産生大腸菌（野生株）およびPUT合成系遺伝子破壊大腸菌をそれぞれ無菌マウスへ単独定着させたノトバイオートマウスで実験した．その結果，腸内細菌由来PUTが大腸バリア機能の充実や抗炎症型マクロファージの分化に関与し，その分子メカニズムとして細胞内に移行したPUTがSPDに変換され，eIF5Aのハイプシン化が生じることに起因することがわかった[24]．すなわち，腸内MBと宿主の両者が関与する『共生代謝（symbiotic metabolism）』による生理活性物質産生といえる（**図1**）．

4）腸内MB由来ポリアミン産生食品による老年病（動脈硬化症）予防の可能性

血管にかかわるポリアミン機能（血管内皮細胞へのリンパ球接着分子の発現抑制，末梢血単核球の炎症性サイトカイン分泌抑制，オートファジーによる血管内

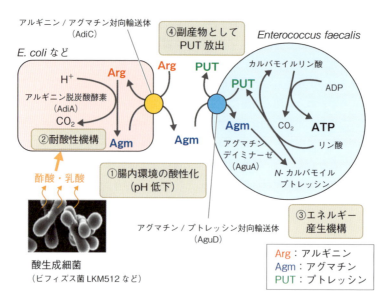

図2　腸内ハイブリッドPUT生合成機構
① ビフィズス菌等の酸生成細菌由来の酢酸・乳酸等で，腸内環境が酸性化する（pH低下）．これが本機構のトリガーとなる．②酸性環境で生き残るためArgを利用する耐酸性機構を保有する腸内常在菌（大腸菌等）は，この機構を作動させ菌体内pHを中性に保つ．その際，環境中のArgを取り込み，副産物アグマチンを菌体外に放出する．③ *Enterococcus faecalis* は，放出されたアグマチンを吸収してエネルギー産生機構を作動させATPを産生する．④その際，副産物としてPUTが菌体外に放出され，腸管内PUT濃度が上昇する．（文献22をもとに作成）

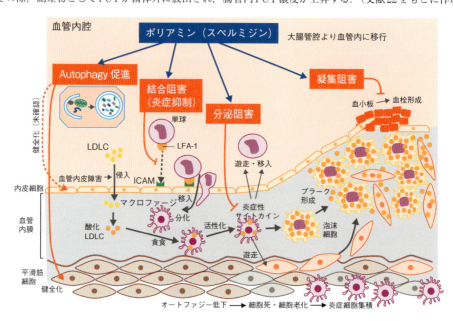

図3　ポリアミンの動脈硬化予防機構（筆者仮説）
血管内ポリアミン（特にSPD）は4つの生理機能により動脈硬化の進行を抑制する．炎症初期，血管内皮細胞の接着因子ICUMのリガンドである単球のLFA-1の発現抑制による結合阻害およびマクロファージの炎症性サイトカイン分泌抑制による抗炎症効果が得られる．これにより泡沫細胞の増加と平滑筋細胞の遊走が阻害され，プラーク形成が抑制される．プラーク形成後も，血小板凝集阻害作用により血栓形成が抑制される．また，オートファジー促進作用は，血管内皮細胞および平滑筋細胞の健全化を維持し，それぞれ血管内皮障害や細胞死が生じ難くなる．LDLC：low density lipoprotein cholesterol，LFA-1：lymphocyte function-associated antigen 1，ICAM：intercellular adhesion molecule．（文献26より引用）

皮細胞の健全性の維持，血小板の凝固抑制）より，ポリアミンは動脈硬化予防に有用と考えた（**図3**）．そこで，BMIが高めの健常成人を対象に，前述のビフィズス菌とArgを含むヨーグルトの無作為化二重盲検試験を実施した[25]．その結果，ヨーグルト群はプラセボ群と比較し，糞便中PUT濃度が有意に高く，同時に血清ポリアミン濃度も有意に高濃度になり，反応性充血指数（駆血し開放したときの血管の拡張）の変化量で有意に高値（＝改善）を示した．群内変化でもヨーグルト群でのみ有意な上昇（＝改善）が認められた．つまり，ヨーグルト摂取により腸内でPUTが産生・吸収され，生体内で生理作用が強いSPDに変換され，その作用により血管内皮機能が改善したことを示唆している．この結果は，ヒトで腸内MB由来ポリアミン産生誘導で老年病予防が実現可能であることも強く示唆している．

おわりに

　腸内MBのプロファイリングとして代謝物を指標にすることはきわめて有用と考えられるが，その評価をメタゲノム解析でのみ実施するのはリスクが伴う．生合成遺伝子を保有している細菌であっても環境中（菌体外）へそれを放出しているとは限らないからである．また，複合生合成系は一部が存在しただけでは成り立たない．さらに，メタゲノム解析で検出される機能遺伝子は，大半が大腸菌などの研究が進んでいる菌種の機能遺伝子のホモログで確実性が低い．生理活性代謝物の検出は，質量分析装置を用いたメタボロミクスなどで実在する代謝物を確認しない限り正確な解釈は困難である．そのためにも，生理活性代謝物に特化したターゲット・メタボロミクスの開発が望まれる．

文献

1) Ghosh TS, et al：Nat Rev Gastroenterol Hepatol, 19：565-584, doi:10.1038/s41575-022-00605-x（2022）
2) Bradley E & Haran J：Gut Microbes, 16：2359677, doi:10.1080/19490976.2024.2359677（2024）
3) Wilmanski T, et al：Nat Metab, 3：274-286, doi:10.1038/s42255-021-00348-0（2021）
4) Ghosh TS, et al：Nat Aging, 2：1054-1069, doi:10.1038/s43587-022-00306-9（2022）
5) Matsumoto M, et al：Sci Rep, 2：233, doi:10.1038/srep00233（2012）
6) Zierer J, et al：Nat Genet, 50：790-795, doi:10.1038/s41588-018-0135-7（2018）
7) Matsumoto M, et al：PLoS One, 12：e0169207, doi:10.1371/journal.pone.0169207（2017）
8) Koh A, et al：Cell, 165：1332-1345, doi:10.1016/j.cell.2016.05.041（2016）
9) Krautkramer KA, et al：Mol Cell, 64：982-992, doi:10.1016/j.molcel.2016.10.025（2016）
10) Fogelson KA, et al：Gastroenterology, 164：1069-1085, doi:10.1053/j.gastro.2023.02.022（2023）
11) Sato Y, et al：Nature, 599：458-464, doi:10.1038/s41586-021-03832-5（2021）
12) Quinn RA, et al：Nature, 579：123-129, doi:10.1038/s41586-020-2047-9（2020）
13) Wang Z, et al：Nature, 472：57-63, doi:10.1038/nature09922（2011）
14) Koeth RA, et al：J Clin Invest, 129：373-387, doi:10.1172/JCI94601（2019）
15) Ma SR, et al：Signal Transduct Target Ther, 7：207, doi:10.1038/s41392-022-01027-6（2022）
16) Roager HM & Licht TR：Nat Commun, 9：3294, doi:10.1038/s41467-018-05470-4（2018）
17) Gupta SK, et al：Exp Gerontol, 183：112319, doi:10.1016/j.exger.2023.112319（2023）
18) Ye X, et al：Front Immunol, 13：903526, doi:10.3389/fimmu.2022.903526（2022）
19) Pegg AE：J Biol Chem, 291：14904-14912, doi:10.1074/jbc.R116.731661（2016）
20) Hofer SJ, et al：Nat Aging, 2：1112-1129, doi:10.1038/s43587-022-00322-9（2022）
21) Chamoto K, et al：Trends Cell Biol, 34：363-370, doi:10.1016/j.tcb.2023.08.002（2024）
22) Kitada Y, et al：Sci Adv, 4：eaat0062, doi:10.1126/sciadv.aat0062（2018）
23) Kibe R, et al：Sci Rep, 4：4548, doi:10.1038/srep04548（2014）
24) Nakamura A, et al：Nat Commun, 12：2105, doi:10.1038/s41467-021-22212-1（2021）
25) Matsumoto M, et al：Nutrients, 11：1188, doi:10.3390/nu11051188（2019）
26) 松本光晴：「腸内微生物叢最前線―健康・疾病の制御システムを理解する」（内藤裕二／編），pp116-120，診断と治療社（2021）

<著者プロフィール>
松本光晴：信州大学大学院農学研究科修士課程修了後，協同乳業株式会社に入社．2002年岐阜大学大学院連合農学研究科で博士号取得（論文博士）．特定保健用食品の開発にあたり，理化学研究所・辨野義己先生（当時）の指導のもと培養法での糞便菌叢解析を習得．これをきっかけに腸内マイクロバイオームの代謝物に興味をもち，その生理機能と生成経路などを解明することで，代謝物を制御し健康寿命を延ばす食品開発などをめざしている．

| 第2章 | マイクロバイオームと生理・病理との関連 |

Ⅰ. マイクロバイオームによる生理機能調節

7. T細胞を誘導する腸内細菌種

田之上 大，新 幸二

腸内細菌研究はここ15年余りで目覚ましい進展を見せ，現在は多くの宿主生理機能に腸内常在菌が関与することが明らかになっている．その1つとして初期から注目されているのが腸内細菌による宿主免疫系への影響であり，いまもなお多くの研究が進んでいる．なかでも腸管のT細胞は腸内細菌の影響を大きく受ける免疫細胞の1つである．ここではTh17，Treg，Th1およびCD8 T細胞を誘導する腸内細菌とその生理的意義について，われわれが同定してきた菌種を中心に振り返る．

はじめに

　胸腺で正および負の選択を受け全身循環に入ったナイーブCD4T細胞が，リンパ組織で樹状細胞から抗原提示を受け活性化すると，周囲のサイトカイン環境に応じてそれぞれ異なった機能をもつエフェクターCD4T細胞（Th1，Th2，Th17など）へ分化する．Th1細胞分化を促進する代表的なサイトカインはIL12とIFN γであり，Th2へはIL4が，Th17細胞へは，IL6とTGF βによる刺激が重要であることが知られている．また末

梢誘導性の制御性T細胞はTGF βが必須であることも知られる．CD8 T細胞は，CD4T細胞と同じく胸腺で分化しT細胞受容体と補助受容体CD8を発現するT細胞でありCD8分子はMHCクラスⅠ分子の保存領域に結合する．胸腺で正および負の選択を受けたナイーブCD8 T細胞は血流やリンパ系に入って全身循環し，二次リンパ組織で樹状細胞によりMHCクラスⅠ分子を介してウイルスなどの特異的抗原提示を受けるとエフェクターCD8 T細胞に分化する．本稿ではTh17，Th1，Treg，CD8 T細胞を誘導する腸内細菌種について紹介する．

1 Th17細胞誘導細菌

　Th17細胞はIL-17を高産生する特徴をもち，好中球の遊走，上皮細胞からの抗菌ペプチドの産生を介し主に真菌や細胞外寄生細菌の排除に関与することが知られる．SPF（specific pathogen free）などの常在菌が

[略語]
ICI：immune checkpoint inhibitor
IFN：interferon
IL：interleukin
SFB：segmented filamentous bacteria
SPF：specific pathogen free
Th：T helper cells
Treg：regulatory T cells

Bacterial species in gut microbiota that can induce T cells
Takeshi Tanoue[1) 2)]/Koji Atarashi[3)]：Department of Microbiology and Immunology Keio University School of Medicine[1)] / RIKEN Center for Integrative Medical Sciences, Laboratory of Gut Homeostasis[2)]/Department of Bacteriology, Graduate School of Medical Sciences, Kyushu University[3)]（慶應義塾大学医学部微生物学・免疫学教室[1)]／理化学研究所生命医科学研究センター消化管恒常性研究チーム[2)]／九州大学大学院医学研究院細菌学分野[3)]）

存在する環境で飼育したマウスにおいてTh17細胞は腸管，特に小腸粘膜固有層に非常に多く存在する一方で，無菌マウスの小腸にはTh17細胞がほとんど確認できないため，消化管常在細菌がTh17細胞の集積を誘導していることを意味している．本田・新らはいくつかの細菌種のノトバイオート[※1]マウスを作製しTh17細胞を解析した結果，セグメント細菌（segmented filamentous bacteria，SFB）が特異的にTh17細胞を誘導することを同定した[1]．実際，SFBが定着しているSPFマウス（米国タコニック社）では小腸にTh17細胞が豊富に局在しているのに対し，SFBが定着していないSPFマウス（米国JAX社）ではTh17細胞数がきわめて少ないことから現在では，セグメント細菌の定着が腸管Th17細胞を誘導することがコンセンサスになっている（図）．セグメント細菌は30年以上前に，発見された芽胞形成性のグラム陽性細菌であり，一つひとつの細菌（セグメント）が糸状に連なり，その先端は小腸上皮細胞へ強く突き刺さって接着するユニークな形態を示す．セグメント細菌は，一部の霊長類（ヒトにおいては確認されていない）をふくめた哺乳類，鳥類，魚類，昆虫などさまざまな生物種の腸管に存在しているのが確認されている．一方，ヒトの消化管にもセグメント細菌と同様にTh17細胞を誘導する常在細菌が存在する．例えば，本田・新らは，潰瘍性大腸炎患者の便サンプルからTh17細胞を誘導する20細菌株の組合せを同定・単離することに成功した．実際，それらのノトバイオートマウスでは無菌マウスにくらべ大腸Th17細胞が強く誘導される[2]．

セグメント細菌は「抗原の提供」という点でTh17細胞の誘導に寄与している．実際，マウスの腸管Th17細胞が発現するほぼすべてのTCRはセグメント細菌由来の抗原を認識する．セグメント細菌の抗原は，粘膜固有層および腸間膜リンパ節に存在する樹状細胞により提示され，誘導されたTh17細胞が腸管全体にdistributeすると考えられている．一方，セグメント細菌による上皮細胞への接着もまた，Th17細胞を誘導する

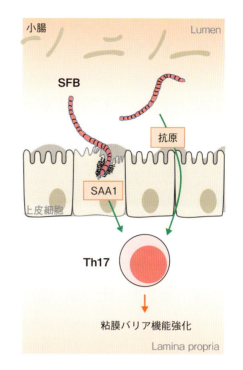

図　SFBによるTh17細胞の誘導

うえでキーイベントであり，例えばラットから単離したSFBはマウスの上皮に接着できず，Th17細胞を誘導できない．同じようにマウス由来SFBはラットの上皮にほとんど接着できず，Th17細胞を誘導できない．これらの事実は，上皮接着がTh17細胞の誘導をトリガーする一因であると推察される．実際，SFBはマウス小腸上皮に接着することでSAA1の産生を促進しTh17細胞分化誘導を促す．SFBが上皮細胞に接着すると細胞膜タンパク質がCDC42依存的にエンドサイトーシスで上皮細胞内に取り込まれ，おそらくそれが粘膜固有層の細胞に提示されてTh17細胞が活性化すると考えられる[3]．また前述のTh17誘導性細菌であるヒト由来20菌株や*Citrobacter rodentium*[※2]などの病原性細菌も上皮に強くコンタクトする特徴をもつことがわかっている[2]．

※1　ノトバイオート
特定の微生物分画（細菌株など）のみが定着した状態を指す．特定の微生物が生体に与える影響を調べる際に，ノトバイオート動物が用いられることが多い．

※2　*Citrobacter rodentium*
*Citrobacter rodentium*はマウスにおいて感染性の大腸炎を誘導する病原性細菌である．その排除に宿主のTh17反応が重要な役割を担うことが報告されている．

2 Treg 細胞誘導細菌

CD4$^+$ Foxp3$^+$ regulatory T（Treg）細胞は，生体の免疫恒常性維持に必要不可欠なCD4陽性T細胞サブセットであり，自己抗原に対する免疫不応答性の維持および宿主にとって有害な過剰免疫応答の抑制に働く．例えば，Treg細胞のマスターレギュレーターであるFoxp3遺伝子を欠損したマウスでは，致死性の多臓器疾患が発症し，Foxp3$^+$Treg細胞の移入によりその症状が抑制される．ヒトにおいても，Foxp3遺伝子座の変異はIPEX症候群とよばれる全身性の自己免疫疾患の原因となる．Treg細胞は生体内のすべての器官に存在するが，腸管，特に大腸において豊富に存在している．一方で，抗生剤投与マウスおよび無菌マウス大腸においてはTreg細胞数が激減するため，大腸Treg細胞の集積には腸内細菌が関与している．実際，われわれは健康なマウスから単離された46菌株のクロストリジウム属菌がTreg細胞を強力に誘導することを特定した[4]．さらにわれわれは健康なヒトの便からTreg誘導細菌の単離・同定を試みた．健康なヒトの便を無菌マウスに投与すると腸管においてTreg細胞が誘導される．さらにその便をクロロホルムで処理し芽胞形成分画をエンリッチした細菌叢を無菌マウスに定着させると，Treg細胞の誘導がより強まった．そのマウスの盲腸内容物を希釈し別の無菌マウスに投与してもTreg細胞が誘導されたため，そのマウスの盲腸内容物から細菌株を単離した．それらのTreg誘導能をノトバイオートマウスを用いて検討した結果，17株のクロストリジアの定着マウスで強力なTreg細胞を誘導することがわかった[5]．同じ時期に大野らは腸内細菌由来の短鎖脂肪酸がTreg細胞の誘導に寄与することを報告した[6]．17菌株のヒト由来クロストリジアの投与はマウス大腸炎モデルおよびアレルギー性下痢症モデルの症状を緩和させ，また潰瘍性大腸炎患者の腸内細菌叢において，17菌株のクロストリジアの割合が健常者に比べ減少傾向にあったことから，単離した17菌株の投与が，Treg細胞の誘導を介して，炎症性疾患やアレルギー疾患の新規治療法となり得ると考えられる．

3 Th1 細胞誘導細菌

従来Th1細胞は病原性細菌の感染により誘導される

ことが知られ，例えば代表的な細胞内寄生細菌である *Listeria monocytogenes* は強力にTh1やCD8 T細胞のIFNγ応答を誘導する．一方Listeriaほどの病原性がなくとも，免疫抑制機能に不全を認める宿主においてTh1応答を引き起こす細菌がいくつか知られていて，例えば *Helicobacter hepaticus* 感染は免疫抑制性サイトカインであるIL10シグナルを欠損・中和したマウスにおいて過剰なTh1応答を引き起こす．このように病原性細菌を中心にTh1細胞誘導細菌が報告されていたが，本田・新らは口腔内常在細菌に着目し，それらの腸管への定着がTh1細胞を誘導することを報告した[7]．口腔細菌が炎症性腸疾患や大腸がんなどの患者の便中に多く検出されることに注目し，口腔細菌が腸管内に定着することによる腸管免疫系への影響を検討する目的で，クローン病患者の口腔内細菌を含む唾液サンプルを無菌マウスに経口投与し，腸管免疫細胞をフローサイトメトリーにより解析した結果，特定の唾液サンプルでIFNγを産生するCD4ヘルパーT細胞（Th1）が顕著に増加していた．そのマウス腸管に定着していた細菌種を単離しノトバイオートマウスを作製して検討した結果，*Klebsiella pneumoniae* がTh1細胞を強く誘導する細菌であることを同定した．腸内常在細菌が定着した通常のSPFマウスに *Klebsiella pneumoniae* を経口投与しても腸管内で *Klebsiella pneumoniae* が定着し増殖することはなかったが，アンピシリン等の抗生物質を投与しdysbiosisを起こしたマウスでは *Klebsiella pneumoniae* が腸管内に定着し，Th1細胞を強く誘導することがわかった．このことから，通常時には腸内常在菌叢が口腔由来 *Klebsiella pneumoniae* の腸管内への定着を阻止するが，抗生物質の使用などにより腸内細菌叢が乱れるとこの定着阻害効果が弱まり，*Klebsiella pneumoniae* の腸管内への定着が引き起こされると考えられる．次に，*Klebsiella pneumoniae* の腸管内への定着がクローン病の発症・増悪に関与しているのかを調べるため，腸炎発症モデルマウス（IL10欠損マウス）を用いて腸管炎症状態を解析した結果，比較対象として大腸菌を単独定着させたIL10欠損マウスでは腸管に炎症が起こらなかったが，*Klebsiella pneumoniae* を単独定着させたIL10欠損マウスでは強い腸管炎症が観察された[3]．このことから，*Klebsiella pneumoniae* の腸管内への定着がTh1細胞の過剰な増殖や活性化を引き起こし，炎症の惹起・

増悪・遷延化につながっていることが示唆された. *Klebsiella pneumoniae* は抗生剤耐性を獲得しやすいことがしられていて, *Carbapenems* 耐性株の出現・感染拡大が世界的に問題となっている. そのため今後は, *Klebsiella* 属細菌を選択的に排除・殺菌する治療法の開発や *Klebsiella* 属細菌が腸管内に定着させないような薬剤の開発を通して, これら疾患予防法や治療薬, 診断薬の開発につながることが期待される.

4 CD8 T細胞誘導細菌

CD8 T細胞は, CD4 T細胞と同じく胸腺で分化しT細胞受容体と補助受容体CD8を発現するT細胞である. CD8分子はMHCクラスI分子の保存領域に結合する. 胸腺で正および負の選択を受けたナイーブCD8 T細胞は血流やリンパ系に入って全身循環し, 二次リンパ組織で樹状細胞によりMHCクラスI分子を介してウイルスなどの特異的抗原提示を受けるとエフェクターCD8 T細胞に分化・活性化しIFNγ, グランザイム分子などを産生するようになる. また, 一部の細胞はメモリーCD8 T細胞となり同じ抗原に対する次回以降の免疫応答ですみやかに活性化できるように"記憶"される. 今日では, その局在や機能からいくつかのメモリーCD8 T細胞サブセット (セントラルメモリーT_{CM}, エフェクターメモリーT_{EM}, ティッシューレジデントメモリーT_{RM} など) に区別されている. CD8 T細胞は, 病原性細菌・ウイルスやがん免疫応答の中心的な役割を担う. 例えば, 腫瘍部でがん細胞抗原を認識したCD8 T細胞はIFNγ産生を介してマクロファージを活性化させその貪食作用を強化したり, グランザイム分子などの細胞障害性顆粒を分泌して直接的にがん細胞を攻撃する.

常在細菌が存在するSPFマウスと無菌マウスの消化管T細胞を解析すると, SPFマウスにはIFNγを産生するCD8 T細胞が多く局在するのに対し, 無菌マウスではその細胞数が著しく少ない[8]. さらに無菌マウスにSPFマウスの便懸濁液を経口投与して腸内細菌を定着させると腸管においてIFNγ産生CD8 T細胞が誘導されることからマウス腸内常在菌が同細胞を誘導することを意味する. そこでヒトでも同じ機能をもつ腸内細菌をもつかを調べるために, 無菌マウスに健常者の便サンプルを投与し, そのマウスにおいてIFNγ産生CD8 T細胞をフローサイトメトリーにより解析した結果, 特定ドナーの便サンプルを投与したマウスで, IFNγ産生CD8 T細胞の強い誘導がみられた. そこでそのマウスの腸管内容物から還元主義的スクリーニングを行った結果, 最終的に11菌株のみの定着で, IFNγ産生CD8 T細胞が強く誘導されることを特定した[2] [8]. 11菌株は特定の腸管樹状細胞サブセットやMHC classIa分子を介してIFNγ産生CD8 T細胞を誘導することがわかった. 11菌株による抗がん免疫応答に及ぼす影響を調べるために, 皮下腫瘍モデルマウスに対して抗PD-1抗体に加えて11菌株カクテルを経口投与すると, 抗PD-1抗体単独治療と比べ腫瘍の増殖が著しく抑制された[8]. そのマウスの腫瘍には, IFNγ産生CD8 T細胞が集積していて, CD8 T細胞を中和抗体で除去すると11菌株カクテルの抗腫瘍効果が認められなくなったことから, 11菌株はIFNγ産生CD8 T細胞の誘導を介して抗がん免疫応答を増強することが示唆された. 現在では, 免疫チェックポイント阻害療法に便移植や特定菌種の補充を組合わせて奏効促進を狙う試みが進んでいる.

5 腸内細菌と抗がん免疫応答

他にも免疫細胞を活性化してがん免疫応答に影響する腸内細菌が報告されている. 例えば免疫チェックポイント阻害剤の1つである抗CTLA4抗体の治療効果が *Bacteroides thetaiotaomicron* や *B. fragilis* などの *Bacteroides* spp. に影響されるという報告がある. 実際, 抗CTLA4抗体投与マウスでは腸内細菌叢の構成変化が起こり *Bacteroides* spp. の定着割合が促進し, IFNγ産生CD4T細胞応答を伴って抗がん免疫応答を活性化につながることを示している[9]. 一方, 別の免疫チェックポイント阻害剤である抗PDL1抗体の抗腫瘍効果についてGajewskiらは腸内細菌により影響されることを報告した[10]. 異なる動物生産業者で飼育された同系統のマウスは, それぞれ抗PDL1抗体の抗がん免疫応答の程度が異なっており, マウスの腸内細菌叢を解析すると *Bifidobacterium* spp. の定着量に大きな差異が認められた. 彼らは *Bifidobacterium* が抗PDL1抗体の抗腫瘍効果を増強することを特定し, 実際 *Bifidobacterium bifidum, B. longum, B. lactis* および *B. breve* の混合液を投与すると樹状細胞の活性化を介して抗

PDL1抗体の抗がん免疫応答を増強することを示した.

　現在ではがん治療に有用なヒト腸内細菌叢の研究に注目が集まっている．実際，複数の研究グループが免疫チェックポイント阻害療法で奏効を示した患者の便サンプルを無菌マウスへ定着させたマウスが，非奏効群便定着マウスに比べて強い抗がん免疫応答促進効果を示すことを報告した[11]〜[13]．臨床的にもこの便移植（*Clostridium difficile*による偽膜性腸炎の治療としてすでに有効性が実証されている）に注目が集まり，米国やイスラエルでメラノーマ患者における臨床試験が実施された結果，非奏効者に対して奏効者の便移植を行うと，一部の患者で抗PD1抗体治療が効くようになった[14][15]．また，ICI未治療のメラノーマ患者に健康者の便とICIを併用すると，20名中13名で奏功をみとめ，うち4名は完全奏功を示したフェーズ1試験の結果が公表されている（https://www.nature.com/articles/s41591-023-02453-x）．この便移植治験はたいへん貴重な成果であるが，実際の医療応用にはさらなる臨床試験と作用機序解明が必要であり，さらには，無関係な細菌種や先に紹介した腫瘍成長をむしろ促進する腸内細菌や病原性微生物の定着などのリスクをいまだ含んでいる．そのため，実際の医療介入としては抗がん免疫応答と因果関係がありかつ副作用のリスクが少ないヒト由来特定細菌種を用いることが望ましいが，安全な単離菌株に着目した研究はいまだ数少なく，1つはZitovogelらのグループらがAkkermansia muciniphilaの臨床分離株を投与したマウスに抗PD1抗体とともに投与すると腫瘍の成長が抑制されることを報告している[13]．この効果はTh1サイトカインであるIL12依存的な免疫応答を介し，実際に腫瘍部へのCCR9とCXCR3を発現するCD4T細胞の集積を伴う[13]．他方，われわれは前述のIFNγ産生CD8 T細胞誘導性健常者由来11菌株が抗PD1抗体および抗CTLA4抗体による抗がん免疫応答をCD8 T細胞依存的に増強することを複数の皮下腫瘍モデルで示した．これら11菌株はICI療法の副作用である大腸炎を発症させることはなく，腫瘍部において樹状細胞やIFNγ産生CD8 T細胞の集積を誘導する．おそらくは11菌株により誘導されたエフェクター分子が血流を介した体内循環を経て腫瘍におけるCD8 T細胞を誘導すると考えられるが今後さらなる作用機序の検証が必要である．

おわりに

　ここでは免疫系に影響する腸内細菌種について振り返ったが，現在はその機序について詳細の研究が進められている．特に，細菌由来抗原や代謝産物でありそれぞれプロテオミクス，メタボロミクスによる網羅的解析を用いた研究が進んでいてこの分野の研究はさらなるステージに入っている．

文献

1) Ivanov II, et al：Cell, 139：485-498, doi:10.1016/j.cell.2009.09.033（2009）
2) Atarashi K, et al：Cell, 163：367-380, doi:10.1016/j.cell.2015.08.058（2015）
3) Ladinsky MS, et al：Science, 363, doi:10.1126/science.aat4042（2019）
4) Atarashi K, et al：Science, 331：337-341, doi:10.1126/science.1198469（2011）
5) Atarashi K, et al：Nature, 500：232-236, doi:10.1038/nature12331（2013）
6) Furusawa Y, et al：Nature, 504：446-450, doi:10.1038/nature12721（2013）
7) Atarashi K, et al：Science, 358：359-365, doi:10.1126/science.aan4526（2017）
8) Tanoue T, et al：Nature, 565：600-605, doi:10.1038/s41586-019-0878-z（2019）
9) Vétizou M, et al：Science, 350：1079-1084, doi:10.1126/science.aad1329（2015）
10) Sivan A, et al：Science, 350：1084-1089, doi:10.1126/science.aac4255（2015）
11) Gopalakrishnan V, et al：Science, 359：97-103, doi:10.1126/science.aan4236（2018）
12) Matson V, et al：Science, 359：104-108, doi:10.1126/science.aao3290（2018）
13) Routy B, et al：Science, 359：91-97, doi:10.1126/science.aan3706（2018）
14) Baruch EN, et al：Science, 371：602-609, doi:10.1126/science.abb5920（2021）
15) Davar D, et al：Science, 371：595-602, doi:10.1126/science.abf3363（2021）
16) Routy B, et al：Nat Med, 29：2121-2132, doi:10.1038/s41591-023-02453-x（2023）

＜著者プロフィール＞
田之上 大：2009年神戸大学大学院農学研究科博士課程前期課程修了．'13年東京大学大学院医学系研究科博士課程修了（医学博士）．慶應義塾大学医学部微生物学・免疫学教室本田研究室准教授／理化学研究所 生命医科学研究センター消化管恒常性研究チーム 客員主幹研究員．常在菌と宿主生理機能との関係について興味をもち研究を行っている．

第2章 マイクロバイオームと生理・病理との関連

Ⅱ．マイクロバイオームと感染制御

8. 腸内細菌叢に依存した腸管ウイルスの感染様式

金井祐太

> 腸管を標的として感染する腸管ウイルスには，ノロウイルス，ロタウイルス，アデノウイルスなどヒトや動物に下痢症を引き起こす病原性ウイルスの他，レオウイルスのように病原性を示さないウイルスも含まれる．消化管内は宿主由来の消化酵素に加えpHの急激な変化や多量の腸内細菌など，ウイルスにとっては厳しい環境であるが，腸管ウイルスはこれらに耐性をもつだけでなく腸管内因子を利用するように進化してきた．腸内細菌叢は腸内病原体に対する生物学的バリアであると考えられてきたが，抗生物質投与や無菌マウスへの感染実験結果から多くの腸管ウイルスが正常な腸内細菌叢に依存した感染様式をもっていることが明らかになってきている．一方で，腸内細菌に依存しないウイルス感染や，特定の細菌によるウイルス感染阻害例も知られており，個々の細菌種およびウイルス種間の複雑な相互作用があると考えられている．こうしたウイルスと腸内細菌の相互作用を利用し，人工的な腸内環境の改変による新たなウイルス制御法の開発が期待されている．

はじめに

　腸管内腔には消化酵素，粘膜や腸内細菌が多量に存在し，食事により急激なpHの変化が起こることから，タンパク質と核酸によって構成されるウイルス粒子にはきわめて過酷な環境であるが，腸管を標的とする腸管ウイルス[※1]（ロタウイルス，ノロウイルスなど）は

そのような条件に適応し，さまざまな腸管腔内の宿主因子に依存した感染様式を発達させたと考えられている．例として，腸管感染性のアデノウイルス41型は呼吸器感染性のアデノウイルス2型に比べ，低pHショックへ耐性をもつ[1]．また，乳幼児の代表的な下痢症ウイルスであるロタウイルスは宿主の消化酵素（トリプシン）によってウイルス粒子表面のVP4タンパク質が切断されることで感染性を獲得する．ヒトの体内には，

［略語］
HBGA：histoblood group antigens（組織血液型決定抗原）
LPS：lipopolysaccharide
RA：retinoic acid
SFB：segmented filamentous bacteria

> **※1　腸管ウイルス**
> 消化管に感染するウイルス群を含み，下痢，嘔吐などの胃腸炎症状を引き起こし，ヒトの腸管ウイルスの代表例として，ノロウイルス，ロタウイルス，アデノウイルスなどがあげられる．これらのウイルスは通常，糞口経路で感染する．

Infection and replication of enteric viruses dependent on intestinal microflora
Yuta Kanai：Department of Virology, Research Institute for Microbial Diseases, Osaka university（大阪大学微生物病研究所ウイルス免疫分野）

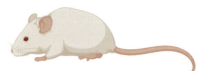

感染抑制		感染促進
・ポリオウイルス ・マウス乳癌ウイルス ・マウスノロウイルス CR6 株 ・ロタウイルス ・レオウイルス T3 型	抗生物質投与マウス／ 無菌マウス	・マウスアデノウイルス ・マウスアストロウイルス ・マウスノロウイルス CW3 株 ・レオウイルス T1 型 ・マウス微小ウイルス

図1 腸内細菌の除去による腸管ウイルスの感染性への影響
抗生物質を投与したマウスや無菌マウスの腸管内において感染量が減少するウイルスと増加するウイルスが報告されている．これらの結果は実験に供するマウスの腸内細菌叢の組成や使用する抗生物質によって変化する可能性がある．（BioRender.com を用いて作成）

微生物叢と総称される膨大な数の微生物が生息している．腸管内腔には特に豊富な微生物群集が存在し（腸内細菌叢），その数は数兆にもおよび，1,000種を超える細菌に加え，多様なウイルス，真菌，古細菌から構成されている．近年，腸内細菌叢が哺乳類宿主の恒常性維持に及ぼす影響に関する研究が拡大しており，腸内微生物は，宿主であるヒトに利益をもたらす複雑な共生関係にあることが明らかになってきている．特に宿主免疫系の発達と維持にきわめて重要な役割を有しており，無菌マウスでは消化管内で成熟したリンパ球構造が形成されず，野生型マウスに比べて免疫応答能力が著しく低下していることから，腸内細菌が病原体に対する防御に重要な役割を担っていると考えられている．全体として，腸内細菌叢は宿主の生理機能に影響を与え，粘膜免疫系を形成し病原性細菌からの防御を提供する．腸内細菌叢のバランス異常は病原体に対する正常な免疫応答を阻害することが実験的に示されており，腸内細菌叢は腸管ウイルス感染[※2]に対する生物学的バリアの役割を果たすと考えられていた．

1 腸内細菌による腸管ウイルス感染促進もしくは感染抑制（図1）

抗生物質を投与したマウスや無菌マウスなど，正常な腸内細菌叢を欠いたマウスでは宿主の免疫応答が低下しているにもかかわらずウイルス感染が低下する現象が報告されており，腸内細菌に依存したウイルス感染様式の存在が示唆されている．抗生物質は細菌の細胞壁の合成，タンパク質の生産やDNA複製を妨害することで細菌の増殖を阻害することを目的に使用されるが，抗生物質を投与したマウスの腸管においてポリオウイルス，ロタウイルス，レオウイルスT3型，マウス乳癌ウイルス（Mouse Mammary tumour virus），マウスノロウイルスCR6株の感染が抑制されることが報告されている[2)〜6)]．同様に，無菌マウスにおいてもマウスノロウイルスCR6株，ロタウイルスの感染が抑制される[4) 7)]．また無菌マウスに正常マウスの糞便懸濁液を経口投与し，腸内細菌叢を再構築することでこれらのウイルス感染は回復することから腸内細菌がこれらのウイルス感染に重要であると考えられている．一方で，マウスノロウイルスCW3株，マウスアデノウイルス，マウスアストロウイルス，マウス微小ウイルス（Mouse Minute virus），レオウイルスT1型は，無菌マウスにおいて増殖能が上昇することが観察されていることから，個々のウイルス種と細菌種との間には正もしくは負の影響が混じりあう複雑な関係性があり，総合的な評価がウイルス量の増減に表れていると思われる[7)]．マウスノロウイルス（CR6株，CW3株）およびレオウイルス（T3型，T1型）ウイルス株ごとに，抗生物質投与の影響が異なっているが，これらは別々の研究施設で行われているため，施設ごとのマウス腸内細菌叢の違いや使用した抗生物質の違いも考慮する必要があるため統一した条件での実験が求められる．

> **※2 ウイルスの感染サイクル**
> ウイルスの感染には，細胞への吸着・侵入から，細胞内でのゲノム複製・ウイルス粒子の合成と感染性ウイルスの放出などが含まれる．加えて腸管ウイルスでは腸内管腔でのウイルス粒子の安定性が全体のウイルス感染量や病原性に影響する．

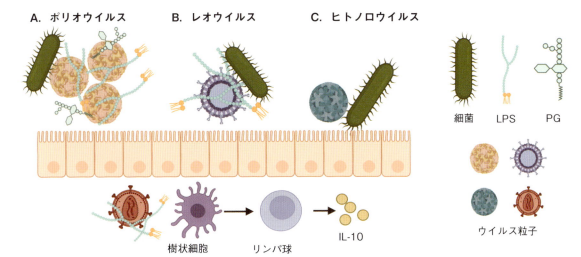

図2 腸内細菌による腸管感染性ウイルスの感染促進メカニズム
A, B）ポリオウイルス粒子やレオウイルス粒子は細菌，LPS，PGに結合し，腸管腔内におけるウイルス粒子安定性の向上や効率的な感染に貢献する．LPSとの結合によりポリオウイルスの重感染を促進し，遺伝子組換えによるウイルス集団の遺伝的多様性が保持される．C）ヒトノロウイルス（HuNoV）は細菌に結合し，ウイルスが宿主細胞に付着することを増加させる．D）LPSと結合したマウス乳癌ウイルスがパイエル板内で樹状細胞やマクロファージを刺激すると下流のリンパ球から抗炎症サイトカインであるIL-10が放出される．（BioRender.comを用いて作成）

2 腸内細菌と腸管ウイルスのさまざまな関係

　正常な腸内細菌叢は病原体に対する宿主の免疫応答の発達や機能発揮に重要な役割を果たしている一方で，腸内細菌叢に対する免疫応答は抑制されることが知られている[8]．グラム陰性菌の外膜の構成成分であるLPS（lipopolysaccharide）は細胞のTLR4に認識され自然免疫系を活性化するが，腸管上皮細胞を長期間LPS刺激するとLPSに対し低応答となる[9]．また腸管関連リンパ組織内では，制御性T細胞と3型自然リンパ球（ILC3）により常在細菌叢由来の抗原に対する特異的免疫応答は抑制される[10]．一部のウイルスはこのようなLPSによる免疫寛容を利用し，自身の感染を促進させていることが報告されている．マウス乳癌ウイルスはレトロウイルスの一種でありマウス感染モデルでは親マウスの母乳から哺乳マウスに伝播し腸管に到達する．腸管内でM細胞に感染したウイルスはパイエル板に到達し，感染標的である樹状細胞やリンパ球に感染する．抗生物質を投与したマウスや無菌マウスの腸管組織で増殖したウイルスは感染性が顕著に低下していたことから，ウイルスの感染性獲得のために腸内細菌の関与が考えられた[2]．詳細な研究の結果，ウイルス粒子が形成される際に，LPSに親和性のあるCD14，MD2などの分子がウイルスのエンベロープに取り込まれることでウイルス粒子がLPSに対する結合能を獲得することが明らかにされた[11]．腸管リンパ組織においてLPSが結合したウイルス粒子によってマクロファージや樹状細胞がTLR4を介して刺激されるとIL-6が放出され，続いてB細胞が抗炎症サイトカインであるIL-10を産生しウイルスに対する免疫寛容を誘導すると考えられている（**図2**）．

　LPSはさまざまな腸管ウイルス粒子に対し親和性をもつことが知られている．小児麻痺の原因として有名なポリオウイルスは，通常ヒトの腸管に感染し糞口感染により伝播するが，稀に中枢神経系に感染することで麻痺を引き起こす．マウスに経口感染することで腸管に感染が成立するため古くから腸管ウイルス感染モデルとして利用されている．ポリオウイルスの感染能は腸内細菌に大きく依存し，抗生物質カクテル（アンピシリン，ネオマイシン，メトロニダゾール，バンコマイシン）を飲水投与したマウスの腸管内では，ポリ

オウイルスの感染能および病原性が低下する[3]. ポリオウイルス粒子にグラム陰性菌や精製したLPSと混合することで粒子の熱安定性が上昇し, 細胞への感染性が促進されることが示されている[3][12]. またポリオウイルス粒子を形成するカプシドタンパク質であるVP1の99番目のチロシン（T99K）がLPS結合することが報告されており, 腸管内での効率のよい感染性獲得のためにこのアミノ酸配列が選択的に進化してきたと考えられる. さらに複数のポリオウイルス粒子が菌体に結合し, 同一の細胞へ侵入することが報告されている[13]. 複数の粒子が感染した細胞内では, 異なるウイルス由来のゲノムが組換えを起こし, ウイルスゲノムの多様性の維持に貢献していると考えられている. マウス腸管内から分離された菌体とポリオウイルス粒子との結合性を調べたところグラム陰性の*Bacteroides acidifaciens*やグラム陽性の*Lactobacillus*属細菌には強く結合したものの, *Prevotella ruminicola*（グラム陰性）や*Enterococcus faecium*（グラム陽性）への結合能は弱いことが示された[13]. 細菌種によってポリオウイルス粒子への結合のが大きく異なっていたことから, 腸管内では特定の細菌種に依存した感染様式があることが示唆される. ポリオウイルスが含まれるピコルナウイルス科には, コクサッキーウイルス, エコーウイルス, アイチウイルスなど腸管感染性のウイルスが含まれており, これらのウイルス粒子に菌体や精製したLPS, ペプチドグリカンを混合することでのウイルス粒子安定性が向上することが明らかになっている[14]. これらの結果は細菌媒介の粒子構造の安定性の向上が腸管感染におけるピコルナウイルスに共通のメカニズムであることを示唆している.

非病原性ウイルスである哺乳類レオウイルスは, ヒトを含むさまざまな哺乳類の呼吸器と消化管に感染する. マウスへの経口投与により腸管組織で効率よく感染が成立し, 低病原性のため扱いが簡便であることから腸管ウイルスのマウス感染モデルとしてよく利用されている. レオウイルス粒子はグラム陰性菌由来のLPSやグラム陽性菌由来のペプチドグリカンと親和性があり, 細菌体もしくはこれら細菌成分がウイルス粒子に結合することで腸管腔内におけるウイルス粒子の安定性が向上し, 効率的な感染に寄与している[15].

ノロウイルスは乳幼児から高齢者まで幅広い年齢層に嘔吐下痢を引き起こす腸管ウイルスである. カキなどの汚染された二枚貝などが感染源となるが, 感染者の吐しゃ物や下痢便からも効率よく感染が広がる. 主に小腸の腸管上皮細胞に感染する. ヒトノロウイルスは細胞表面の組織血液型決定抗原（HBGA, histo-blood group antigens）を感染受容体として利用し標的細胞に吸着する[16]. HBGA様の分子は特定の細菌の菌体表面にも発現していることが知られている. H型HBGAを発現する*Enterobacter cloacae*や精製したH型HBGAと混合したヒトノロウイルス粒子は細胞への感染能が上昇したが, H型HBGAを発現しない*Escherichia coli*やLPSにはそのような作用はなかった[5]. また, 無菌マウスにおいてマウスノロウイルスCW3株の感染能は上昇することが知られているが, マウス腸管内での増殖能は部位により異なっていた. 抗生物質カクテル（アンピシリン, ネオマイシン, メトロニダゾール, バンコマイシン）を投与したマウスにおいて, 小腸上部での増殖能が増加したのに対し, 小腸株から大腸にかけてのウイルス量は減少していることが明らかにされた[17]. この部位による応答の違いは, Ⅲ型インターフェロンの抑制に関与する胆汁酸受容体の分布と相関する. 腸内細菌の代謝によって合成された二次胆汁酸は胆汁酸受容体に結合することでⅢ型インターフェロンを抑制する. 胆汁酸受容体は小腸上部においては発現が低いため, Ⅲ型インターフェロンが活発に合成されることでマウスノロウイルス感染が通常抑制されるが, 小腸下部から大腸にかけては胆汁酸受容体の発現が高いため, Ⅲ型インターフェロンの合成が抑制されウイルスが効率よく増殖する. したがって抗生物質を投与し, 腸内細菌が減少すると二次胆汁酸の合成量が減少するため, もともとウイルス増殖が抑制されていた小腸上部でのウイルス増殖量が増加し, 小腸下部ではウイルスが減少する. 全体の結果としてマウスの体重や糞便へのウイルス排出量の変化として現れるが, 部位により異なる変化が起こっていることを理解しておく必要がある.

3 腸内細菌によるウイルス感染阻害

腸管ウイルスの感染が腸内細菌により阻害される例も知られている. ロタウイルスはヒトの乳幼児の代表

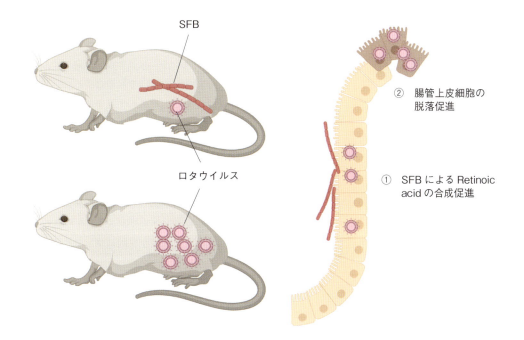

図3 SFBによるロタウイルス感染抑制
異なる施設で育成されたマウスのロタウイルス感染感受性の相違は，SFB（segmented filamentous bacteria）の有無に依存していた[19]．SFBが腸管上皮細胞からのRetinoic acid分泌を促進し，腸管上皮細胞のターンオーバーを誘導することでウイルス感染細胞の脱落を早める[18]．（BioRender.comを用いて作成）

的な胃腸炎原因ウイルスであり，通常は5歳以下の乳幼児にのみ下痢を発症する．またさまざまな哺乳動物にも感染し主に幼獣に重篤な下痢を発症するため，医学および獣医学領域においてきわめて重要なウイルスである．マウスのロタウイルス感染モデルでは，抗生物質を投与することで感染量が低下することから腸内細菌がロタウイルス感染を促進していると考えられていたが[4]，一方でSFB（segmented filamentous bacteria）がロタウイルスの感染阻害に寄与していることも報告されている[18)19]．SFBが定着したマウスでは腸管におけるRA（retinoic acid）の増加が認められ，RAの投与によってもロタウイルス感染が阻害された（**図3**）．SFBやRAを投与したマウスでは，腸管上皮細胞の増殖亢進が認められたため，ウイルス感染細胞の積極的な脱落がロタウイルス感染抑制のメカニズムだと考えられている．SFBによるロタウイルス感染阻害は，異なる施設で飼育されたマウスにおいてロタウイルスの感染能が大きく異なっていることを契機としてSFBが検出された[19]．飼育施設によってマウスの腸内細菌叢が異なることはよく知られているため，ウイルス感染実験に影響を与える可能性があることは研究を進めるうえで考慮する必要がある．

4 人工的な腸管環境改変によるウイルス感染制御の試み

これまでの研究成果から，人工的な腸内環境の改変による腸管ウイルス制御法の可能性が考えられている．抗ウイルス薬の開発では，独自の生活環を有している細菌とは異なり，ウイルス複製サイクルが宿主細胞に依存していることや薬剤の標的であるウイルスゲノムやウイルスタンパク質のサイズが限られていることから，ウイルス特異的な薬剤の探索は容易ではない．加えてロタウイルスやノロウイルスのようなRNAをゲノムとするウイルスはゲノムの変異率が高く，薬剤耐性ウイルスの出現が大きな課題となる．一方で，腸内細菌を含む腸管環境の人工改変では，比較的宿主に対する影響が少なく，幅広いウイルスを対象とした広域ウイルス薬の開発が期待される．抗生物質はすでに多くのマウス感染モデルで示されているように，さまざ

まな腸管ウイルスの感染能を劇的に低下させる可能性が期待される．*Lactobacillus* 属や *Bifidobacterium* 属などの乳酸菌やビフィズス菌を利用したプロバイオティクスにより腸管ウイルスによる病態が軽減されることが報告されている[20]．プロバイオティクスによるウイルス感染軽減のメカニズムとして，宿主免疫の刺激，ウイルスとの結合や腸管上皮細胞の遺伝子発現変化の誘導に加え，短鎖脂肪酸の産生促進によるや粘膜免疫の亢進などが報告されている[21][22]．

ロタウイルスのワクチンとして，弱毒化した感染性ロタウイルス株が生ワクチンとして世界中の乳幼児に経口投与されているが，その効果は国や地域によって大きく異なることが知られている．特に低所得国（Low-income countries）でワクチンによる抗体誘導効率が低いことが知られており，原因の一つとして腸内環境の違いにより，生ワクチンに使用している感染性ロタウイルス株の複製が十分に行われていない可能性が考えられる．抗生物質投与によるワクチンの臨床試験では，抗生物質投与群においてワクチン1週間後の強いブースター効果とワクチン株由来のウイルス抗原排出量の増加が認められた[23]．またそうした現象は，抗生物質カクテル（バンコマイシン，シプロフロキサシン，メトロニダゾール）投与群よりもバンコマイシン単剤投与群で顕著であった．検体での腸内細菌量は抗生物質カクテル投与群が最も低下し，バンコマイシン投与群ではProteobacteria属細菌の増加が認められたことから，単純に宿主体内における細菌量ではなく，特定の細菌種がロタウイルス生ワクチンの効果に影響を及ぼすことが示唆された．また食事内容の変更によっても腸内細菌叢の変化を誘導することが可能である[24]．筆者はさまざまな実験用マウス飼料でマウスを飼育したところ，飼料の組成によりロタウイルスの感染性が顕著に変化することを見出しており（未発表）．ロタウイルスも他のさまざまなウイルスと同様に感染感受性には個人差があると考えられているが，その原因は解明されていない．腸内細菌叢を含む腸内環境（細菌叢，代謝物質構成，腸管上皮細胞の遺伝子発現）は，食事などの外部因子により変動することが特徴であり，ウイルス感染の個人差・個体差や，年齢差，さらには感染し易い・し難い状態を生じる要因の一端を担っていると考えられる．

おわりに

腸管感染性ウイルスのマウス感染モデルを利用した研究例を紹介したが，今後のヒトへの応用を検討するうえで，ヒトとマウスの相違を理解して研究を進める必要がある．乳幼児の代表的な下痢症ウイルスであるロタウイルスは生後1週間以内のマウスに経口投与することで下痢を引き起こすが，マウスロタウイルスに比べヒトロタウイルスのマウスにおける感染性は顕著に低下することが知られている．またヒトノロウイルスは培養細胞やマウスでの感染がきわめて困難なため，マウスノロウイルスが実験に使用されるが，感染標的細胞などが異なり，必ずしもヒトの病態を反映してはいないと認識されている．またマウスとヒトの腸管構造の差異についても考慮する必要がある．最も大きな違いは盲腸の機能であり，マウスや家畜などの草食獣は盲腸が発達し，そこに含まれる多量の腸内細菌が食事消化物の二次代謝にきわめて重要な機能を果たしている．ヒトでは盲腸が退縮し大腸に腸内細菌が多く定着していることが知られているが，マウスとは常在細菌叢の構成や細菌が果たしている機能が異なるため，今後の応用研究を進めるうえで宿主に応じた詳細な研究が必要である．

文献

1）Favier AL, et al：Virology, 322：93-104, doi:10.1016/j.virol.2004.01.020（2004）

2）Kane M, et al：Science, 334：245-249, doi:10.1126/science.1210718（2011）

3）Kuss SK, et al：Science, 334：249-252, doi:10.1126/science.1211057（2011）

4）Uchiyama R, et al：J Infect Dis, 210：171-182, doi:10.1093/infdis/jiu037（2014）

5）Jones MK, et al：Science, 346：755-759, doi:10.1126/science.1257147（2014）

6）Baldridge MT, et al：Science, 347：266-269, doi:10.1126/science.1258025（2015）

7）Dallari S, et al：Cell Host Microbe, 29：1014-1029.e8, doi:10.1016/j.chom.2021.03.015（2021）

8）Belkaid Y & Hand TW：Cell, 157：121-141, doi:10.1016/j.cell.2014.03.011（2014）

9）Otte JM, et al：Gastroenterology, 126：1054-1070, doi:10.1053/j.gastro.2004.01.007（2004）

10）Lyu M, et al：Nature, 610：744-751, doi:10.1038/s41586-022-05141-x（2022）

11）Wilks J, et al：Cell Host Microbe, 18：456-462, doi:10.1016/j.chom.2015.09.005（2015）

12) Robinson CM, et al：Cell Host Microbe, 15：36-46, doi:10.1016/j.chom.2013.12.004（2014）

13) Erickson AK, et al：Cell Host Microbe, 23：77-88.e5, doi:10.1016/j.chom.2017.11.007（2018）

14) Aguilera ER, et al：mSphere, 4, doi:10.1128/mSphere.00183-19（2019）

15) Berger AK, et al：PLoS Pathog, 13：e1006768, doi:10.1371/journal.ppat.1006768（2017）

16) Marionneau S, et al：Gastroenterology, 122：1967-1977, doi:10.1053/gast.2002.33661（2002）

17) Grau KR, et al：Nat Microbiol, 5：84-92, doi:10.1038/s41564-019-0602-7（2020）

18) Ngo VL, et al：Gut Microbes, 15：2174407, doi:10.1080/19490976.2023.2174407（2023）

19) Shi Z, et al：Cell, 179：644-658.e13, doi:10.1016/j.cell.2019.09.028（2019）

20) Gonzalez-Ochoa G, et al：Arch Microbiol, 199：953-961, doi:10.1007/s00203-017-1400-3（2017）

21) Hu C, et al：Hepatology, 77：48-64, doi:10.1002/hep.32449（2023）

22) Lopez-Santamarina A, et al：Foods, 10, doi:10.3390/foods10010130（2021）

23) Harris VC, et al：Cell Host Microbe, 24：197-207.e4, doi:10.1016/j.chom.2018.07.005（2018）

24) Salonen A & de Vos WM：Annu Rev Food Sci Technol, 5：239-262, doi:10.1146/annurev-food-030212-182554（2014）

＜著者プロフィール＞

金井祐太：2007年北海道大学大学院獣医学研究科博士課程修了．酪農学園大学，大阪大学日本タイ感染症共同研究センター，London School of Hygiene and Tropical Medicine を経て，'12年より大阪大学微生物病研究所に赴任．ウイルス感染に関連する宿主因子として腸内環境の研究を進めるほか，ウイルス側因子の探索として遺伝子組換えウイルスを利用した研究も進めている．

| 第2章 | マイクロバイオームと生理・病理との関連 |

Ⅱ. マイクロバイオームと感染制御

9. 腸内細菌とインフルエンザ

小林桃愛，一戸猛志

2010年にインフルエンザウイルス感染後に誘導される獲得免疫応答に腸内細菌が重要な役割を果たしていることが明らかになってから14年，インフルエンザウイルス感染に対する自然免疫応答やインフルエンザの重症化，インフルエンザの皮下接種ワクチンによって誘導される抗体応答などさまざまな免疫応答に腸内細菌が必要であることがわかり，その分子メカニズムまでが明らかになってきた．本稿ではこれまでに明らかになってきた腸内細菌叢によるインフルエンザウイルスに対する免疫応答の制御機構を概説し，38℃以上の発熱が腸内細菌を介してインフルエンザの重症化を抑制するという最新の知見も紹介する．

はじめに

インフルエンザはわが国では毎年冬に流行し，5歳以下の幼児ではインフルエンザ脳症による死亡のリスクが高くなる．また65歳以上の高齢者ではインフルエンザをこじらせて細菌性の二次感染が起こり肺炎で死亡するリスクが高くなる．2009年にブタ由来の新型インフルエンザウイルスがメキシコで発生し，世界中で大流行した．人々はこの新型インフルエンザウイルスに対する免疫をもっていなかったため多くの人が感染した．アメリカ疾病予防管理センター（CDC）の発表

ではこの新型インフルエンザの流行で，世界中の約28万人が死亡したとされている．また2019年に中国の武漢で発生した新型コロナウイルス感染症（COVID-19）でも，人々がこの新型コロナウイルスに対する免疫をもっていなかったため瞬く間に流行を拡大させ，2023年4月までに，累積感染者数が世界で7.6億人，死者数は691万人を超えたとされている．2023年5月までに日本だけでも3,380万人が感染し，7.4万人の死者が出た．

インフルエンザウイルスの感染やワクチン接種によって誘導される血液中のIgG抗体は，インフルエンザの

[略語]
DAT：desaminotyrosine（デスアミノチロシン）
dLN：draining lymph node（所属リンパ節）
FXR：Farnesoid X receptor（ファルネソイドX受容体）
HA：hemagglutinin（ヘマグルチニン）

PAMPs：pathogen-associated molecular patterns（病原体関連分子パターン）
TGR5：Takeda G protein-coupled receptor 5（タケダGタンパク質受容体5）
TLR5：Toll-like receptor 5（トール様受容体5）

Microbiota and influenza
Moe Kobayashi[1) 2)]/Takeshi Ichinohe[2)]：Department of Pharmaceutical Sciences, Faculty of Pharmacy, Keio University[1)]/Division of Viral Infection, Department of Infectious Disease Control, International Research Center for Infectious Diseases, Institute of Medical Science, The University of Tokyo[2)]（慶應義塾大学薬学部薬科学科[1)]/東京大学医科学研究所感染症国際研究センターウイルス学分野[2)]）

重症化を抑える効果は期待できるものの，上気道におけるウイルスの感染そのものを阻止する効果は低い．一方，インフルエンザウイルスの感染によって誘導される上気道粘膜のIgA抗体は，上気道粘膜でウイルスの感染そのものを阻止する効果が期待できる．本稿ではこのようなインフルエンザウイルスに特異的な抗体応答やT細胞応答に加えて，インフルエンザウイルス感染に対する自然免疫応答に腸内細菌叢がどのようにかかわっているかを概説する．

1 腸内細菌叢が肺のマクロファージ・樹状細胞の機能に与える影響

4種類（アンピシリン，ネオマイシン，バンコマイシン，メトロニダゾール）の抗生物質を飲み水に混ぜてマウスに4週間与えて腸内細菌叢を死滅させたあと，非致死量（10 pfu）のインフルエンザウイルスを経鼻的に感染させて，2週間後の血中のインフルエンザウイルスに特異的なIgG抗体価を調べると，水道水を与えたコントロール群と比較して，腸内細菌叢を死滅させたグループでは，ウイルスに対する血中のIgGおよび肺洗浄液中のIgA抗体価が有意に低くなる[1]．また肺組織のインフルエンザウイルス特異的なCD8[+]T細胞数を調べると，コントロール群と比較して4週間抗生物質を与えたグループではそのCD8[+]T細胞数が有意に低下する．腸内細菌叢を死滅させてマウスにインフルエンザウイルスを感染させると同時に直腸からリポ多糖（LPS）やCpG DNA，合成二本鎖RNA〔poly(I:C)〕を投与すると，低下したウイルス特異的な抗体応答やCD8[+]T細胞応答が回復することから，腸内細菌由来の病原体関連分子パターン（pathogen-associated molecular patterns，PAMPs）が肺組織の樹状細胞などに影響を与えていると示唆されている（図1）．

さらに抗生物質を与えて腸内細菌叢を死滅させたマウスは，水道水を与えたコントロール群と比較してインフルエンザウイルス感染後に重症化しやすくなる[2]．このことは腸内細菌叢が，インフルエンザウイルス感染に対する自然免疫応答とその後の重症度に重要な役割を果たしていることを示している．抗生物質を与えたマウスの腹腔マクロファージにin vitroでインフル

エンザウイルスを感染させると，通常の水道水を与えたマウス由来の腹腔マクロファージと比較して，感染6～24時間後の抗ウイルス遺伝子（Mx1, Oas1a, Ifnb, Stat2）の発現が低下していることがわかった．またマウスにインフルエンザウイルスを感染させて3日後に，肺胞マクロファージを単離して，RT-qPCRにより抗ウイルス遺伝子発現の解析を行うとコントロールのマウス由来の肺胞マクロファージと比較して，抗生物質を与えたマウス由来の肺胞マクロファージの抗ウイルス遺伝子（Mx1, Stat1, Irf7, Ifit3, Ifnb）の発現が低下していることが示された．これらの結果から，われわれは腸内細菌叢由来のLPSや核酸などによるシグナルが，持続的に全身の免疫細胞へ刺激を与えることにより，インフルエンザウイルス感染に対する自然免疫応答を強めているのではないかと推察している（図1）．

2 インフルエンザワクチンの皮下接種で誘導される抗体応答

現在，日本ではインフルエンザウイルスの表面タンパク質であるヘマグルチニン（HA）を主成分としたHAワクチンを皮下へ注射することによりワクチン接種を行っている．2014年にOhらはこのHAワクチンの皮下接種ワクチンによる抗体応答の誘導にも，腸内細菌叢がかかわっていることを明らかにした[3]．Ohらは細菌の鞭毛を構成するタンパク質であるフラジェリン（flagellin）の認識にかかわるToll-like receptor 5（TLR5）の遺伝子欠損マウスと野生型マウスにHAワクチンを皮下接種した．すると野生型マウスと比較してTLR5欠損マウスでは，ワクチン接種から7，14日目のHA特異的な血中のIgG抗体価が有意に低下しており，28日目までにそのIgG抗体価は野生型マウスと同レベルになることを見出した．さらに皮下接種ワクチン後のHA特異的な血中のIgG抗体価は，抗生物質を与えたマウスや無菌マウスでも低下していることを明らかにし，HAワクチンの皮下接種により誘導されるIgG抗体価に腸内細菌叢がかかわっていることを明らかにした．われわれはHAワクチンとフラジェリンを投与して7日後に，所属リンパ節（dLN）のB細胞（具体的にはCD138[+]B220[lo] short-lived plasma cells）の割合が増加することや，ワクチン接種前にclodro-

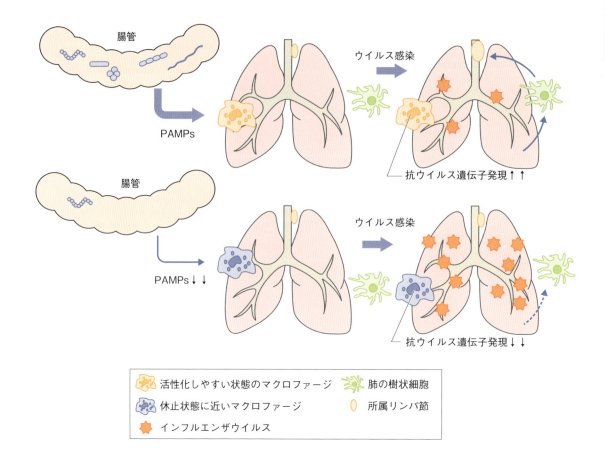

図1 腸内細菌叢が肺のマクロファージ・樹状細胞の機能に与える役割
腸管のPAMPsが豊富な状態ではPAMPsのシグナル伝達により，肺のマクロファージが活性化しやすい状態になる．ウイルスに感染すると，マクロファージの抗ウイルス遺伝子が直ちに発現する．また肺の樹状細胞が効率的に所属リンパ節へ遊走し，免疫細胞への抗原提示が活発になる（上段）．一方，腸管のPAMPsが乏しい状態ではマクロファージが休止状態に近くなり，ウイルスに感染しても抗ウイルス遺伝子の発現が遅れる．さらに肺の樹状細胞が効率的に所属リンパ節へ遊走せず，免疫細胞に抗原提示する割合が減る（下段）．

nate-liposomesを静脈投与して全身のマクロファージを枯渇させる実験などから，腸管から全身に広がった腸内細菌由来のフラジェリンがB細胞を直接活性化させているか，またはリンパ節のマクロファージからB細胞増殖因子の産生を促進させることによりB細胞を間接的に活性化させ，HAワクチン接種後の抗体応答を促進させているのではないかと結論付けている（図2）．

3 腸内細菌由来代謝産物とウイルス感染に対する自然免疫応答

2017年Steedらはインターフェロン応答を増強させる腸内細菌由来代謝産物としてデスアミノチロシン（desaminotyrosine，DAT）を同定した[4]．このDAT（200 mM）を飲み水に混ぜてウイルス感染の7日前からマウスに飲ませると，通常の水道水のみを与えたコントロール群と比較して，インフルエンザウイルス感染後の生存率が有意に改善することを示している．また抗生物質を与えて腸内細菌叢を死滅させたマウスはインフルエンザウイルス感染後の生存率がさらに低下するが，このマウスにウイルス感染の7日前からDATを飲ませるとインフルエンザウイルス感染後の生存率が有意に改善することを示している．

また2020年にSencioらはマウスにインフルエンザウイルスを感染させると摂食量が低下し，これにより腸

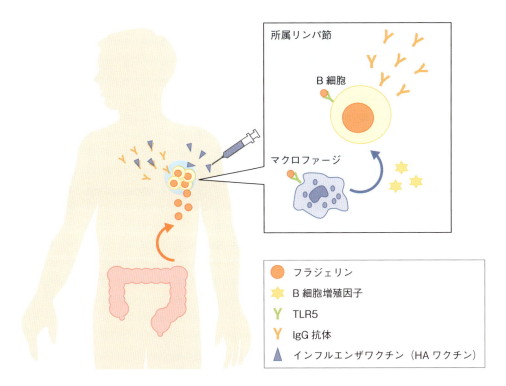

図2　腸内細菌叢がインフルエンザワクチンに対する抗体応答に与える影響
インフルエンザワクチンを皮下接種すると，所属リンパ節でB細胞が活発にワクチン特異的なIgG抗体を産生する．腸内細菌由来のフラジェリンがマクロファージのTLR5に結合してB細胞増殖因子を出すと，間接的にB細胞を活性化させる．また抗原提示を受けたB細胞のTLR5もフラジェリンと結合して活性化し，インフルエンザワクチンに対するIgG抗体の産生量が増加する．

内細菌叢由来代謝産物が低下することによりインフルエンザの症状を悪化させていることを提唱している[5]．論文では腸内細菌叢由来代謝産物のなかの酢酸が肺胞マクロファージの殺菌能を高めていることを示しており，実際に酢酸（200 mM）を飲み水に混ぜてインフルエンザウイルス感染の2日後から与えると，インフルエンザウイルス感染7日目に肺炎レンサ球菌（*Streptococcus pneumoniae*）を感染させた場合に生存率が有意に改善することを示している（**図3**）．このことから前述したLPSや核酸などの腸内細菌構成成分に加えてDATや酢酸などの腸内細菌叢由来代謝産物は，インフルエンザウイルス感染に対する自然免疫応答のレベルを高めて，ウイルス感染後の重症化の抑制に寄与していると考えられる．

4 インフルエンザウイルスの感染により熱が出ることの意義

マウスを22℃または36℃環境下で7日間飼育するとマウスの基礎体温は22℃飼育グループで37℃前後，36℃飼育グループで38℃以上となる[6]．このマウスにインフルエンザウイルスを感染させると，22℃飼育グループでは8割のマウスが死亡したのに対して，36℃飼育マウスではすべてのマウスが生存した．同様に36℃飼育マウスでは致死的なSARS-CoV-2感染に対して抵抗力を獲得していることも分かった．さらに36℃環境下で飼育したマウスでも食物繊維が少ないエサを与えるか抗生物質を与えて腸内細菌叢を死滅させると，インフルエンザウイルスの感染に対して致死的となることがわかった．36℃環境下で食物繊維が少ないエサや抗生物質を与えたマウスの体温は38℃を越えていたことから，インフルエンザウイルス感染に対す

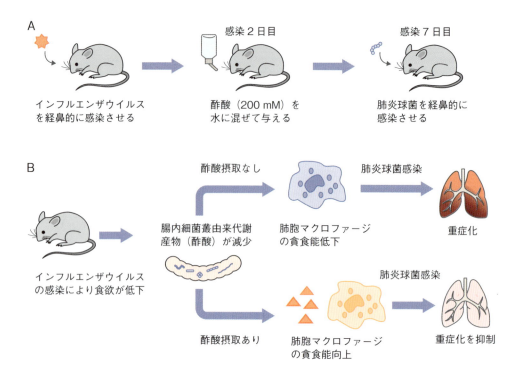

図3 酢酸のインフルエンザ重症化抑制のメカニズム
A) 実験系の概略図. B) インフルエンザウイルスに感染すると食欲が低下し，腸内細菌叢由来の代謝産物である酢酸が減少する．酢酸が十分でないと肺胞マクロファージの貪食能が低下し，7日後に肺炎球菌を感染させると重症化する（上段）．一方，インフルエンザウイルス感染の2日後から酢酸を摂取させると肺胞マクロファージと酢酸が結合し，肺胞マクロファージの貪食能が向上する．そのため肺炎球菌に感染させても重症化することを防ぐことができる（下段）．

る抵抗力の獲得には38℃以上の体温だけではなく，腸内細菌による代謝が重要であることが示唆された．

そこで22℃および36℃環境下で飼育したマウスの血清のメタボローム解析を行うと，36℃環境下で飼育したマウスでは一次胆汁酸および二次胆汁酸レベルが有意に増加していることがわかった．一次胆汁酸はコレステロールを材料に肝臓でつくられたあと，腸管へ分泌されて腸内細菌の働きで二次胆汁酸へと変換される．そこで一次胆汁酸であるコール酸（200 mM）または二次胆汁酸であるデオキシコール酸（200 mM）を飲み水に混ぜて22℃環境下で飼育したマウスに飲ませると，通常の水道水のみを与えたコントロール群と比較して，インフルエンザウイルス感染後の肺のウイルス量や肺に浸潤してくる好中球の数が減少し，インフルエンザウイルス感染後の生存率が有意に改善することがわかった（**図4**）．同様に22℃環境下で飼育したハムスターにコール酸（200 mM）やデオキシコール酸（200 mM）を飲み水に混ぜて与えると，新型コロナウイルス感染後の生存率が有意に改善することもわかった．胆汁酸の受容体には細胞表面のTGR5（Takeda G protein-coupled receptor 5）と核内受容体のFXR（Farnesoid X receptor）があり，TGR5アゴニスト（HY-14229）は1 μMの濃度で*in vitro*におけるインフルエンザウイルスの増殖を抑制した．またHY-14229（100 μM）を飲み水に混ぜて与えると，通常の水道水のみを与えたコントロール群と比較して感染2日目の肺におけるインフルエンザウイルスの増殖を抑制し，インフルエンザウイルス感染後の生存率が有意に改善することがわかった[6]．

以上のことから38℃以上の発熱は，ヒトの場合でも腸内細菌叢を活性化させて血中の二次胆汁酸レベルを増加させている可能性がある．二次胆汁酸はウイルスの増殖およびウイルス感染に伴う炎症を抑えることにより，インフルエンザウイルスや新型コロナウイルス

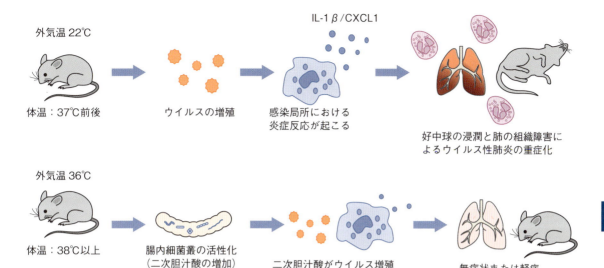

図4　インフルエンザの重症化抑制における発熱の意義
マウスを22℃で飼育した場合，体温は37℃程度になる．インフルエンザウイルスが増殖すると肺のマクロファージが炎症反応を引き起こす．これにより肺に浸潤した好中球が炎症を増大させて組織障害が起こりウイルス性肺炎を重症化させる（上段）．一方，マウスを36℃で飼育した場合，体温は38℃以上となる．それにより腸内細菌叢が活性化するため二次胆汁酸の産生量が増加する．二次胆汁酸は肺のウイルス増殖とマクロファージの炎症反応を抑制することによってインフルエンザの重症化を防いでいる（下段）．

の感染に対する抵抗力を高めている（図4）．

おわりに

2011年に腸内細菌叢がインフルエンザウイルス感染後に誘導される獲得免疫応答に重要な役割を果たしていることがわかってから約10年間で，その分子メカニズムの解明が急速に進んだ．2023年には腸内細菌の機能に加えて宿主の体温，特に38℃を越える発熱レベルの体温が腸内細菌を活性化させてインフルエンザやCOVID-19の重症度を軽減させていることが明らかとなった．しかし高齢者でインフルエンザやCOVID-19の重症化リスクが高くなる理由についてはいまだ不明な点が多く残されている．高齢者は腸内細菌叢のバランスが変化することに加えて基礎体温が低下することから，今後は高齢者がウイルス感染症で重症化するメカニズムの解明を進めていきたい．

文献

1) Ichinohe T, et al：Proc Natl Acad Sci U S A, 108：5354-5359, doi:10.1073/pnas.1019378108（2011）
2) Abt MC, et al：Immunity, 37：158-170, doi:10.1016/j.immuni.2012.04.011（2012）
3) Oh JZ, et al：Immunity, 41：478-492, doi:10.1016/j.immuni.2014.08.009（2014）
4) Steed AL, et al：Science, 357：498-502, doi:10.1126/science.aam5336（2017）
5) Sencio V, et al：Cell Rep, 30：2934-2947.e6, doi:10.1016/j.celrep.2020.02.013（2020）
6) Nagai M, et al：Nat Commun, 14：3863, doi:10.1038/s41467-023-39569-0（2023）

＜筆頭著者プロフィール＞
小林桃愛：2022年3月江戸川学園取手高等学校卒業．慶應義塾大学薬学部薬科学科在学しつつ，2024年3月より東京大学医科学研究所ウイルス学分野で研究指導を受ける．マウスの世話や実験補助をしながらRNA抽出，RT-qPCR, ELISA，細胞培養など基本的な実験を学んでいるところです．腸内細菌やウイルス感染症に関する研究に興味があります．

第2章　マイクロバイオームと生理・病理との関連

Ⅱ．マイクロバイオームと感染制御

10. 新型コロナウイルス感染症における ユニークな腸内細菌・代謝物質変動と 過剰免疫応答

永田尚義

新型コロナウイルス感染症（COVID-19）の重症度や合併症の有無には大きな個人差があり，個人差を生み出す原因に注目が集まっている．われわれは，COVID-19患者と非COVID-19コントロール症例との腸内環境や免疫応答を比較分析し，COVID-19患者特有の腸内細菌，代謝物質，サイトカインの変動を明らかにした．特に，口腔由来細菌の増加や短鎖脂肪酸産生菌の減少がCOVID-19の重症化に寄与することが示唆された．また，腸内細菌の変動はアミノ酸や糖代謝物質，神経伝達物質の変動と相関し，これらの変動が過剰な免疫応答の潜在的な制御因子として機能する可能性が考えられる．したがって，特定の細菌種あるいは菌種群を制御または増強する治療法は，COVID-19治療に補完的な役割を果たすことが期待される．

はじめに

1）新型コロナウイルス感染症の合併症の個人差に腸内環境の違いが存在する可能性

新型コロナウイルス感染症（以下：COVID-19）の約8割が軽症のまま治癒する，2割は重症肺炎となる．重症化は，宿主の過剰な免疫応答「サイトカインストーム」により生じると考えられている[1]．一方，ヒトの腸内には千種類以上にも及ぶ腸内細菌が存在し，菌がつくり出す，あるいは分解する代謝物質とともに腸内環境が構築されている[2]．この腸内環境は免疫系を適切にコントロールし私たちの健康を維持する重要な役割を担っている[3]．われわれは，新型コロナウイルスの感受性やCOVID-19に伴う合併症の個人差の根底に腸内環境を介した免疫応答の存在があるのではないかと考えた．そこで，腸内細菌，その代謝機能，代謝物質などの腸内環境とサイトカイン変動との密接な関係を証明しCOVID-19や合併症に及ぼす影響を明らかにした[4]．

2）これまでのCOVID-19における腸内細菌研究の課題

COVID-19におけるヒト腸内細菌研究はいくつかの課題が残されていた[5]．第一に，COVID-19で入院した直後の便や血液を100例以上の成人を対象で調べた研究はなかった．COVID-19の病態と腸内細菌と関係を調べるためには，感染直後または感染に伴う病態が

The uniqueness of human cytokine dynamics associated with gut microbiota and its metabolites in COVID-19 and its complications
Naoyoshi Nagata：Department of Gastroenterological Endoscopy, Tokyo Medical University（東京医科大学消化器内視鏡学分野）

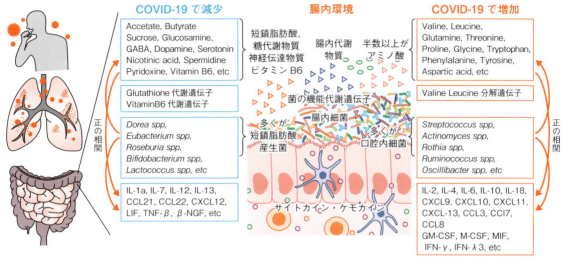

図1 COVID-19患者で変動する腸内細菌種が代謝物質やサイトカインと相互関係することを同定

おきる前に糞便や血液を調べることが重要である．また，腸内細菌叢の変動は個人間の多様性が高いため症例数の担保が必要である．第二に，臨床研究では患者は多様な背景を有するため，COVID-19と腸内細菌叢・代謝物との真の関連を同定するには，病気と非病気間で背景因子を同率にすることが重要である[6]．第三に，腸内環境とCOVID-19の病態を証明するには，腸内細菌やそれが関与する代謝物質，さらに免疫応答との関係を調べる必要があるが[7)8)]，これらを網羅的に調べた研究はなかった．最後に，COVID-19患者でみられた腸内細菌種はCOVID-19に特異的であるかについては不明である．さまざまな疾患で変動する細菌と比較検証することが重要である．以上から，本研究では，COVID-19で入院した日本人患者と，年齢，性別，患者背景因子を1:1でマッチした非COVID-19コントロール症例，計224例においてCOVID-19入院直後の特徴的な腸内環境とそれに伴う免疫応答を調べた（図1）．次に，肺合併症や肺外合併症に特徴的な腸内環境と免疫応答を調べた[4]．

本研究で得られた知見

1）COVID-19患者に特徴的な腸内細菌，腸内代謝物質，血液サイトカインを複数発見

糞便のショットガンメタゲノムシークエンス解析，メタボローム解析，血液のサイトカイン・ケモカイン解析を行い，COVID-19患者で顕著（FDR＜0.05）に変化する55種の腸内細菌種を同定した．その菌種の特徴として，口腔由来細菌の増加，短鎖脂肪酸を産生する菌群の低下が認められた（図2）．これら菌種が患者背景によって影響を受けるのかを検証したところ，喫煙者，抗生物質使用者，脂質異常症を有する患者は，それらを有さない患者と比較して，COVID-19関連菌種の一部の存在量が有意に増加していることがわかった．

次に，COVID-19で顕著（FDR＜0.05）に変動する腸内代謝物質87種類（増加30，減少57）を同定しました．COVID-19で増加した腸内代謝物質のうち，半数以上（53％）がアミノ酸であった（図1）．一方，減少した腸内代謝物質は，AcetateやButyrateなどの短鎖脂肪酸やMaltose，Sucroseといった糖代謝物質であった．また，γ-アミノ酪酸（GABA），Dopamine，Serotoninなどの神経伝達物質，および神経伝達物質合成に必要なPyridoxineやVitamin B6もCOVID-19で減少することを発見した（図1）．

次に，菌が有する代謝機能遺伝子に注目したところ，COVID-19患者で有意に（P＜0.05）変動する2,248個の遺伝子を同定した．そのうち，Valine，Leucineなどの分岐鎖アミノ酸分解経路や，Spermidine，Putrescine，Ornithine，Glycineなどのグルタチオン代謝経

路，ビタミンB6代謝経路にかかわる菌の機能遺伝子が変化しており，代謝物質の変化と一致していた（**図1**）．この結果は，COVID-19で検出された腸内代謝物の変化は細菌の代謝変化に起因することを示唆している．

最後に，COVID-19で顕著（FDR＜0.05）に変動するサイトカイン・ケモカイン56個を同定した．このうち，IL-6，IL-18，CXCL9，CXCL10などがCOVID-19患者で増加した（**図1**）．この結果は，COVID-19とサイトカイン変動との関係をまとめた研究とほぼ一致していた[9]．

2）「腸内細菌－代謝物質－サイトカイン」の特徴的な関係がCOVID-19に存在

COVID-19で特徴的であった腸内細菌変化と代謝物質変化の関係に注目した．COVID-19患者で増加した口腔由来細菌種を含むほとんどの菌種が，COVID-19患者で増加したさまざまなアミノ酸と正の相関を示した（**図1**）．一方，COVID-19で減少した短鎖脂肪酸産生菌は，COVID-19で減少した短鎖脂肪酸や糖代謝物質と正の相関を示した（**図1**）．さらに，短鎖脂肪酸産生菌は神経伝達物質，PyridoxineやVitamin B6とも正の相関を示した（**図1**）．以上から，COVID-19と対照群の間で明瞭な腸内細菌の変動パターンがみられ，それらの変動はまた，アミノ酸，糖質，神経伝達物質などの特定の代謝産物変動とも密接に関与していることを見出した．

次に，COVID-19で特徴的であった腸内細菌・代謝物質がサイトカイン動態にも関係しているかを調べた．興味深いことに，COVID-19で増加した口腔由来細菌とアミノ酸は，いずれもCOVID-19で上昇した炎症性誘発性サイトカイン（IFN-γ，IL-6，CXCL9，CXCL10など）と有意な正の相関を示し，COVID-19で減少したサイトカインとは負の相関を示した（**図1**）．一方，COVID-19で減少した短鎖脂肪酸産生菌と腸内の糖代謝物質，神経伝達物質のいずれも，COVID-19で上昇した炎症性誘発性サイトカインと負の相関を示した（**図1**）．以上から，COVID-19では，特定の腸内の細菌種やアミノ酸の変化が過剰な免疫応答を惹起することが示唆された．一方，腸内の短鎖脂肪酸産生菌，糖代謝物質，神経伝達物質がCOVID-19における過剰な免疫応答の潜在的な制御因子として機能している可能性が考えられた．

3）「腸内細菌－代謝物質－サイトカイン」がCOVID-19肺合併症と肺外合併症と関連

COVID-19では，さまざまな臓器合併症が起きることがわかっているが，肺合併症以外の臓器合併症と腸内環境との関係や，その変化に伴う免疫応答との関係は不明のままであった．そこで，肺合併症や肺外合併症患者でこれらの関係性を調べた．COVID-19の合併症において有意（P＜0.05）に変動した腸内細菌種，代謝物質，サイトカインの個数は，合併症によりさまざまであった（**図2A**）．また，それぞれの合併症で特徴的に変動した腸内細菌とサイトカインの相関数，または特腸内代謝物質とサイトカインの相関数に注目すると合併症により特徴的なパターンがみられた（**図2B**）．両者の間で有意（P＜0.05）な相関を示した数は，肺合併症・重症で最も顕著であり，次いで凝固障害，腎障害，肝障害で，下痢では極端に乏しかった．これは，腸内細菌や代謝物質を介した免疫応答が臓器障害の部位間で異なることを示唆している．また，腸内環境変化を介した免疫応答が，肺合併症のみならず凝固障害の発症や病態進行にも関係していることが示唆された．個々の変動に注目すると，COVID-19で顕著に減少した短鎖脂肪酸産生菌は，重症，凝固障害でも同様に有意に減少することが判明した（**図2B，C**）．また，実際に腸内の短鎖脂肪酸（AcetateやButyrate）は重症や凝固障害で有意に減少することを確認した（**図2B，C**）．

4）個人が有する腸内細菌割合や代謝物質濃度がCOVID-19合併症の発症リスクと関係

入院直後に採取した糞便中の腸内細菌と代謝物質を同定し，その後COVID-19患者を追跡しその後の合併症発症を評価する研究（前向きコホート研究）は，「腸内細菌や代謝物質の変化」がただの関連ではなく，発症に寄与しているのかを検証するのに役立つ．そこで，入院直後の便採取評価後に発症した肺合併症，心血管・血栓イベント，D-dimer値の悪化の累積発生率を調べた（**図3A**）．横断研究で同定したいくつかの菌種の割合の高さと肺合併症・重症との間に有意な関連を示した結果は，コホート研究において，これら菌種を高い割合で有する患者はその後の肺合併症リスクが有意に高いことを証明した（**図3B**）．このような結果は凝固障害と代謝物質との関係でも当てはまった．例え

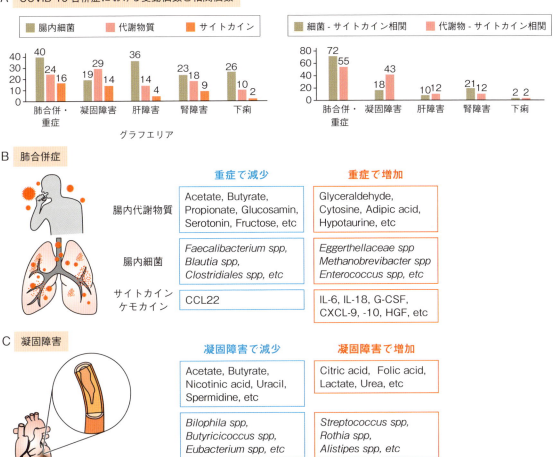

図2 COVID-19の肺合併症および肺外合併症で変動する腸内細菌種，代謝物質，サイトカインを複数同定

ば，横断研究ではAcetateの濃度の低さと凝固障害（D-dimer）との間には有意な関連を示したが，前向きコホート研究でAcetateの濃度の低い患者はその後心血管・血栓イベントのリスクが高いことを証明した（**図3C**）．今回，世界ではじめて，前向きコホート研究から「個人が有している腸内細菌の割合や代謝物質の濃度がCOVID-19の合併症の発症に寄与していること」を明らかにした．

5）COVID-19で腸内細菌種の変動は疾患特異的か？

腸内細菌種は，ウイルスの感受性や重症COVID-19合併症のハイリスク患者を層別化するためのバイオマーカーとして利用できる可能性がある．そこで，Japanese 4D（Disease Drug Diet Daily life）マイクロバイオームコホート[10)～12)]を用いて，さまざまな疾患で変動する菌種を調べた．COVID-19で変動した菌種が，他疾患による変動と明瞭に区別でき，COVID-19特異的かを検証した．COVID-19と非COVID-19疾患で変動する菌種の多くが中程度以下の低い相関であった（**図4A**）：膠原病（Spearman's rho, 0.36），炎症性腸疾患（0.19），糖尿病（0.22），慢性閉塞性肺疾患（0.39），Proton-pump inhibitors（0.40）．しかし，関節リウマチで変動する菌種とCOVID-19で変動する菌種は比較

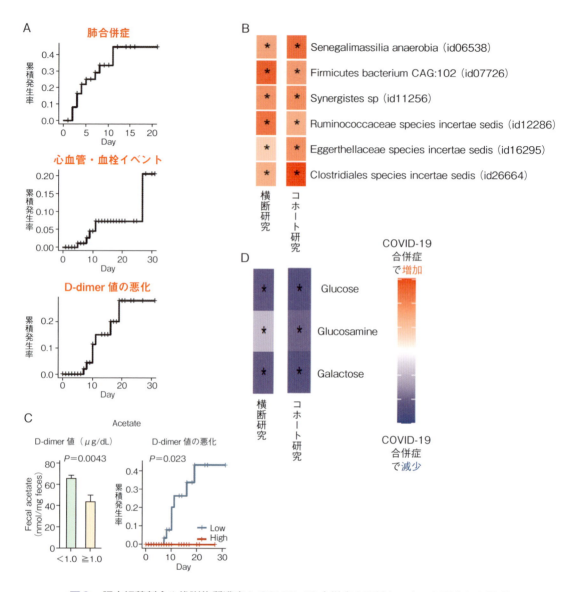

図3 腸内細菌割合や代謝物質濃度とCOVID-19合併症の関係をコホート研究から証明

的高い相関を示した（0.65）．疫学研究において関節リウマチはCOVID-19の発症・重症化のリスクが高いことが示されており[13]，両疾患が特定の腸内細菌叢を介した病態を一部共有する可能性が示唆された．一方，関節リウマチ以外では，COVID-19で変動する菌種は特異的であることが示唆された．

次に，腸内細菌種をマーカーとして疾患判別ができることを立証するため，腸内細菌を用いた機械学習法によるCOVID-19判別モデルを構築した．COVID-19とそれ以外を分ける判別の精度は高い値を示すことが判明した（**図4B**，Area Under the Curve[AUC]：0.81）．COVID-19判別の精度は他の疾患と比較して高い値を示したが関節リウマチとは有意差がなく，COVID-19として誤分類される可能性が示唆された．また，重症と軽症とを判別するモデルも精度が比較的高かったが，既知の臨床的リスク因子を加えると有意にその精度は増加した（**図4C**）．以上から，腸内細菌種は，ウイルスの感受性や重症COVID-19のハイリスク患者を層別化するためのバイオマーカーとして利用できる可能性が示唆された．

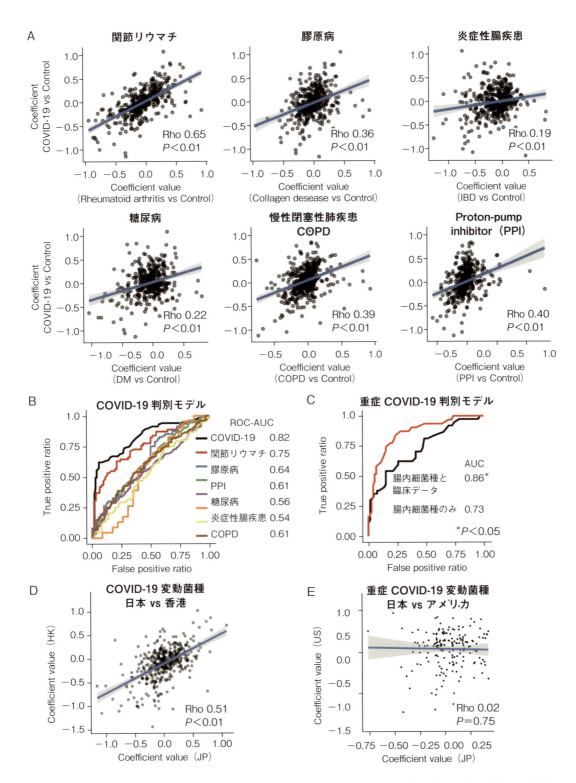

図4　日本人のCOVID-19で変動する腸内細菌と他疾患で変動する菌種の一致，他国患者で変動する菌種の一致

6）日本人のCOVID-19で変動する菌種は香港と類似しアメリカとは異質

日本人のCOVID-19に特徴的な腸内細菌変動が日本人に特異的かを検証するため，香港のコホート（N = 88）[8] とアメリカのコホート（N = 28）[14] のショットガンメタゲノムデータを用いて日本と同様に解析を行った．COVID-19で変動する腸内細菌は日本と香港との間で中程度の一致度を示した（**図4D**）．これは，判別モデルがアジアでも利用できる可能性を示唆する．一方，日米間における重症COVID-19で変動した腸内細菌の一致度はきわめて低い結果であった（**図4E**）．疫学データでは，COVID-19関連の死亡者数が日米間で顕著に異なっており[15]，腸内細菌を介した免疫応答の違いがその理由の1つである可能性が示唆された．

おわりに

COVID-19患者やその合併症を有する患者ではユニークな腸内環境の変化がみられ，過剰な免疫応答とかかわっていることを発見した[4]．同じ日本人でも新型コロナウイルスの感受性やCOVID-19の合併症リスクに違いがあるのは，腸内環境の個人差が寄与している可能性がある．プレ・プロバイオティクス，バクテリオファージ[12] など，特定の細菌種あるいは菌種群を制御または増強する治療法が，免疫応答を通じてCOVID-19治療に補完的な役割を果たす可能性がある．また，腸内細菌種は，ウイルスの感受性や重症COVID-19のハイリスク患者を診断するバイオマーカーとして利用できる可能性も判明した[4]．われわれが明らかにしたヒトの腸内細菌 - 腸内代謝物質 - サイトカインの広範な関係は，COVID-19だけでなく，免疫疾患や感染症の病因を理解するための重要なカタログとなり得る．

謝辞　本研究の実施において倫理申請，患者説明同意，データ収集，解析にかかわった以下の先生方に深く感謝いたします．理化学研究所 竹内直志先生，増岡弘晃先生，大野博司先生．国立国際医療研究センター 石金正裕先生，杉山真也先生，須田亙先生，中西裕美子先生，木村基先生，秋山徹先生，小島康志先生，上村直実先生，溝上雅史先生，大曲貴夫先生，岩本典子先生，寺田純子先生，杉山温人先生．江崎グリコ株式会社 青木亮先生，西嶋智彦先生，井ノ岡博先生．東京医科大学 河合隆先生．国立感染症研究所 下川周子先生，久枝一先生．香港大学 Fen Zhang 先生，Yun Kit Yeoh 先生，Siew C Ng 先生．

文献

1）Fajgenbaum DC & June CH：N Engl J Med, 383：2255-2273, doi:10.1056/NEJMra2026131（2020）
2）Fan Y & Pedersen O：Nat Rev Microbiol, 19：55-71, doi:10.1038/s41579-020-0433-9（2021）
3）Lin L & Zhang J：BMC Immunol, 18：2, doi:10.1186/s12865-016-0187-3（2017）
4）Nagata N, et al：Gastroenterology, 164：272-288, doi:10.1053/j.gastro.2022.09.024（2023）
5）Patel P & Roper J：Gastroenterology, 161：722-724, doi:10.1053/j.gastro.2021.05.006（2021）
6）Vujkovic-Cvijin I, et al：Nature, 587：448-454, doi:10.1038/s41586-020-2881-9（2020）
7）Zierer J, et al：Nat Genet, 50：790-795, doi:10.1038/s41588-018-0135-7（2018）
8）Yeoh YK, et al：Gut, 70：698-706, doi:10.1136/gutjnl-2020-323020（2021）
9）Wang J, et al：J Leukoc Biol, 108：17-41, doi:10.1002/JLB.3COVR0520-272R（2020）
10）Nagata N, et al：Gastroenterology, 163：1038-1052, doi:10.1053/j.gastro.2022.06.070（2022）
11）Nagata N, et al：Gastroenterology, 163：222-238, doi:10.1053/j.gastro.2022.03.054（2022）
12）Nishijima S, et al：Nat Commun, 13：5252, doi:10.1038/s41467-022-32832-w（2022）
13）England BR, et al：Arthritis Rheumatol, 73：2179-2188, doi:10.1002/art.41800（2021）
14）Britton GJ, et al：Sci Rep, 11：13308, doi:10.1038/s41598-021-92740-9（2021）
15）Osaki Y, et al：Yonago Acta Med, 64：80-91, doi:10.33160/yam.2021.02.011（2021）

＜著者プロフィール＞
永田尚義：東京医科大学 消化器内視鏡学分野 准教授．ヒト腸内細菌と詳細なメタデータを統合した7,000例を超える大規模コホート「Japanese 4D（disease drug diet daily life）cohort」を構築．日本人の腸内環境，宿主因子，環境因子から健康促進や長寿，病気予防につながる臨床研究を行っている．

第2章 マイクロバイオームと生理・病理との関連

Ⅱ．マイクロバイオームと感染制御

Short Article

11. HIV感染症の腸内細菌叢の特徴と代謝への影響

石坂　彩，水谷壮利

> HIV感染症は治療法の進歩により体内のウイルスの増殖を抑えることが可能となり，感染者の予後は著しく改善された．しかし，体内に残存するウイルス複製に起因する慢性炎症の持続により，HIV感染者は加齢性疾患の早期罹患率が高い．これまでにHIV感染症における腸内細菌叢の構成異常（dysbiosis）の役割の理解が精力的に進められてきた．人種的，民族的相違や，性的指向性の背景からその関係性は非常に複雑でありながらも，その詳細が明らかになりつつある．本稿では，HIV感染症におけるdysbiosisの特徴と慢性炎症との関係について解説する．

はじめに

　ヒト免疫不全ウイルス（human immunodeficiency virus，HIV）は後天性免疫不全症候群（acquired immunodeficiency syndrome，AIDS）の原因ウイルスで，CD4陽性T細胞やマクロファージに感染・増殖し，免疫細胞を破壊する．このため，HIVに感染すると生来の免疫機能が低下し，通常では健康な人には無害の病原微生物に感染しやすくなる．こうして免疫力の低下を原因とする感染症や悪性腫瘍といった合併症を発症した状態をAIDSという．

　現在は治療法が進歩し，抗レトロウイルス薬の服用により血中ウイルス量を検出限界未満まで抑えることが可能となり，感染者の予後は飛躍的に改善した．しかし，現行の治療法の限界として感染細胞を完全に体内から排除することは不可能であり，治療介入後も感染者の体内では低レベルのウイルス複製や，宿主側要因に起因する慢性炎症が続いている[1][2]．慢性的な炎

[略語]

AIDS：acquired immunodeficiency syndrome（後天性免疫不全症候群）

BMI：body mass index（ボディマス指数）

HIV：human immunodeficiency virus（ヒト免疫不全ウイルス）

LPS：lipopolysaccharide（リポ多糖）

MCP-1：monocyte chemoattractant protein-1（単球走化性タンパク質-1）

MSM：men who have sex with men（男性同性間性的接触者）

Gut microbiome in HIV-infected individuals and its impact on the metabolism
Aya Ishizaka[1]/Taketoshi Mizutani[2][3]：Division of Infectious Diseases, The Institute of Medical Science, The University of Tokyo[1]/Center for Emergency Preparedness and Response, National Institute of Infectious Diseases[2]/AIDS Research Center, National Institute of Infectious Diseases[3]（東京大学医科学研究所先端医療研究センター感染症分野[1]/国立感染症研究所感染症危機管理研究センター[2]/国立感染症研究所エイズ研究センター[3]）

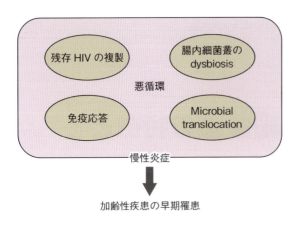

図1 HIV感染者を取り巻く残存ウイルスと腸内細菌の変容による慢性炎症

症は心血管疾患，2型糖尿病などの成人病関連疾患の罹患につながる[3)4)]．この慢性炎症を助長する要因の1つとして，HIV感染者に特有の腸内細菌叢のdysbiosisが代謝へ及ぼす影響が明らかになりつつある．

1 HIV感染症が腸管の恒常性に及ぼす影響

HIVの主要な感染標的細胞であるCD4陽性T細胞の大部分は腸管に存在している．腸管はHIVの主要な感染の場であり，感染によって大きなダメージを受ける組織でもある．HIV感染が進行すると，腸管のCD4陽性T細胞，特にIL-17やIL-22を産生するCD4陽性T細胞が大きく減少する．これらのサイトカインはともに腸管上皮のバリア機能の維持にかかわることが知られており，結果としてHIV感染者の腸の透過性が上昇し，腸内細菌，および細菌成分が血液中へ侵入するmicrobial translocationが起こることで全身性の炎症につながる[5)]．抗ウイルス療法によりHIVの複製を抑制すると腸管バリアは部分的に改善するが，正常化することはない．そのため，適切な治療を受けていてもHIV感染者の血液中では腸内細菌に由来するリポ多糖（LPS）が非感染者よりも高いレベルで検出される．また，可溶性CD14（sCD14）やI-FABPなどのmicrobial translocationのバイオマーカーのタンパク質の血中検出レベルが高く，細菌に対する免疫応答が常に起きていることが示唆されている[6)]．このように，治療後も続く腸管バリアの脆弱性や，microbial translocationがHIV感染症における腸管への病理的側面として認識されている（図1）[7)8)]．

2 HIV感染症の腸内細菌叢の変化

腸管バリア機能の恒常性を考えるうえで，腸内細菌叢の及ぼす影響は大きい．HIV感染者でみられる腸内細菌叢にはどのような特徴があるのだろうか．腸内細菌叢の構成は地理や性的指向性によって異なるため，これまでに世界各国から数多くの報告がなされている[9)]．しかし，これらの報告を元にHIV感染症に関連する腸内細菌叢の特徴を抽出するうえで，解釈を複雑にする理由の1つとして，HIV感染症は男性同性間性的接触者（MSM，men who have sex with men）に罹患率が高いことがあげられる．MSMは特有の腸内細菌叢をもっていることが知られており[7)]，これがHIV感染症に依存した腸内細菌叢変化と混同しないように注意が必要である．これらの背景のなか，われわれのグループを含めた国内外の複数の研究により，抗ウイルス療法中のHIV感染者は健常人と異なる腸内細菌叢をもっていることが示されている[10)〜12)]．複数の研究で，CD4値が低いHIV感染者では非感染者と比較してα多様性※が低下していることを報告している．また，Gammaproteobacteria綱，なかでも特にEnterobacteriaceae科の増加が観察されており[13)]，この菌が血漿中のsCD14と正の相関にあることも見出されている[14)]．一方で，Lachnospiraceae科に属する細菌が減少傾向にあることも大きな特徴としてあげられる[13)]．この科には食物繊維を分解・発酵させ，酪酸・プロピオン酸・酢酸などの短鎖脂肪酸を合成する細菌が多く属している．短鎖脂肪酸は腸管上皮細胞の重要なエネルギー源となり，腸のバリア機能の維持に不可欠である．このことから，腸内細菌叢のdysbiosisがHIV感染者において抗ウイルス療法後もバリア機能の回復が不十分であることの原因の1つであると思われる．日本人

> ※ α多様性
> ある環境下に生息する生物がどれだけ多様な種で構成されているかを示す指標．今回の場合，その人の腸内細菌叢を構成する細菌の多様さ．

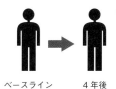

図2　治療中のHIV感染者の4年間の腸内環境の変化

HIV感染者では，糞便中のコハク酸は低CD4群でより豊富になる傾向があり，逆に酢酸，プロピオン酸，酪酸は高CD4群で豊富になる傾向が報告されている[10]．またHIV感染者ではA型肝炎ウイルスや，SARS-CoV-2感染などの一過性の共感染によりdysbiosisのさらなる進行が観察されるが，その回復は健常者に比べて遅延する傾向にある[15)16)]．

3 抗ウイルス療法下での腸内細菌叢の動き

前述のとおり，HIV感染者の予後は大きく改善し，長期的な健康管理が課題となっている．近年，HIV感染者における体重増加は，課題の1つとなっているが，肥満は種々の炎症に関連する疾患に対して悪影響を及ぼす．治療薬による体重増加も疑われているが，現時点でそれらを示す確証は得られていない．最近，われわれは，抗ウイルス療法を受けているHIV感染者46名の腸内細菌叢をベースライン（研究開始時）とその約4年後に測定し，臨床パラメータとの比較を行った（図2）．4年間で血漿中のウイルス量はほとんどの人が検出限界未満であり，免疫能の指標であるCD4値は良好に維持されている一方で，有意な体重の増加が観察された．この期間における腸内細菌叢の変化の特徴として，短鎖脂肪酸産生菌の減少が進む一方で，好気性のGammaproteobacteria綱の細菌の増加がみられ，dysbiosisが徐々に進行していることが示唆された[16)]．16S rRNAの配列からの腸内細菌叢の機能遺伝子予測ではVitamin B1合成機能の低下が明らかとなった[17)]．一部の短鎖脂肪酸産生菌はVitamin B1要求性であることから，上述の短鎖脂肪酸産生菌の減少の進行には，腸内環境の変化が関係している可能性がある．また，体重増加に着目してみると，高BMI群（BMI＞25）では*Parabacteroides*の有意な減少が観察され，ベースライン時に*Parabacteroides*が少なかった人は4年後に体重が増加する傾向があった．一方，*Parabacteroides*が多い群では短鎖脂肪酸産生菌や抗肥満効果のある細菌群の割合が多かった．この背景には*Parabacteroides*による二次胆汁酸の合成が関与している可能性がある[18)]．またBMIの数値は血漿中のマクロファージの遊走や浸潤を制御するケモカインである単球走化性促進因子（MCP-1）と相関が観察されたことから，肥満の背景に炎症の相関が示唆された．これらの観察は同一のコホートを対象にした腸内細菌解析の時系列変化を可視化する縦断解析の重要性を示唆している．さらに，われわれは非感染者では加齢とともに腸管内で増加が観察される*Streptococcus*などの一部の口腔細菌が，HIV感染者では早期から腸管で増加傾向であることを観察している．これらの細菌が早期に増加する要因，およびその増加が腸内環境および代謝に及ぼす影響について，現在解析を進めている．

おわりに

HIV感染者において治療後も継続するmicrobial translocationや慢性炎症において，腸内細菌叢の関与が明らかになりつつある．慢性炎症の背景には，体内に残存するウイルスの存在に加え，腸管バリア機能の破綻や腸内細菌叢のdysbiosisなど，複数の要因による悪循環が存在していると考えられる．慢性ウイルス疾患となったHIV感染症は，早期老化症と捉えることも可能である．HIV感染症を対象とした腸内細菌叢とその腸内環境の理解は，共生細菌の変容と慢性炎症が老化速度にどのような役割を果たすのかという普遍的な疑問の解決につながると考えている．現状，根治が難しいHIV感染症ではあるが，腸管バリア機能の正常化につながるような，腸内細菌叢の改善を含めた整腸のアプローチが期待される．今後の研究の方向性としては，腸内細菌叢の構成の変化の解析にとどまらず，真菌やウイルスなど界（kingdom）を超えた共生関係の理解や，腸内微生物間の相互作用など，多面的な研究の進展が必要である．

文献

1) Ishizaka A, et al：J Virol, 90：5665-5676, doi:10.1128/JVI.03158-15（2016）

2) Dubé M, et al：Cell Host Microbe, 31：1507-1522.e5, doi:10.1016/j.chom.2023.08.006（2023）

3) Trøseid M, et al：Microbiome, 12：106, doi:10.1186/s40168-024-01815-y（2024）

4) Hernandez-Romieu AC, et al：BMJ Open Diabetes Res Care, 5：e000304, doi:10.1136/bmjdrc-2016-000304（2017）

5) Brenchley JM, et al：Nat Med, 12：1365-1371, doi:10.1038/nm1511（2006）

6) Sandler NG, et al：J Infect Dis, 203：780-790, doi:10.1093/infdis/jiq118（2011）

7) Armstrong AJS, et al：Microbiome, 6：198, doi:10.1186/s40168-018-0580-7（2018）

8) Nganou-Makamdop K, et al：Cell, 184：3899-3914.e16, doi:10.1016/j.cell.2021.05.023（2021）

9) Nganou-Makamdop K & Douek DC：Pathog Immun, 9：168-194, doi:10.20411/pai.v9i1.693（2024）

10) Ishizaka A, et al：Microbiol Spectr, 9：e0070821, doi:10.1128/Spectrum.00708-21（2021）

11) Hishiya N, et al：J Infect Chemother, 30：58-66, doi:10.1016/j.jiac.2023.09.013（2024）

12) Imahashi M, et al：Sci Rep, 11：960, doi:10.1038/s41598-020-80247-8（2021）

13) Vujkovic-Cvijin I, et al：Nat Commun, 11：2448, doi:10.1038/s41467-020-16222-8（2020）

14) Dinh DM, et al：J Infect Dis, 211：19-27, doi:10.1093/infdis/jiu409（2015）

15) Ishizaka A, et al：Viruses, 13：2101, doi:10.3390/v13102101（2021）

16) Ishizaka A, et al：BMC Microbiol, 24：6, doi:10.1186/s12866-023-03157-5（2024）

17) Ishizaka A, et al：Transl Med Commun, 9：25, doi:10.1186/s41231-024-00187-7（2024）

18) Wang K, et al：Cell Rep, 26：222-235.e5, doi:10.1016/j.celrep.2018.12.028（2019）

＜筆頭著者プロフィール＞

石坂　彩：2012年東京大学大学院理学系研究科修了，博士（理学）．（公財）微生物科学研究会，東京大学医科学研究所国際粘膜ワクチン開発研究センターを経て，'22年より東京大学医科学研究所感染症分野助教．HIV転写制御を専門とし，HIV感染者で治療後も残存する感染細胞のHIV転写量を指標とした慢性炎症のバイオマーカー開発を行った．現在は共生微生物叢の理解からHIV感染症における老化と慢性炎症の分子基盤の解明に取り組んでいる．

第2章　マイクロバイオームと生理・病理との関連

Ⅲ．ディスバイオーシスと疾患

12. 腸内細菌と大腸がん研究の最前線

鈴木大輔，山田拓司

腸内細菌と大腸がんの関係を調査した研究は数多く存在し，大腸がん患者からなる集団を対象としたコホート研究から菌株を用いた in vitro および in vivo での研究まで多岐にわたる．近年は，大腸がん関連細菌として有名な Fusobacterium nucleatum に限らず，早期がんや進行がんにて増加が認められる多様な細菌が発見されている．一部の大腸がん関連細菌については，モデルマウスによる大腸がん発がんや増悪への影響調査が進められている．本稿では，これまでの腸内細菌と大腸がん研究を俯瞰するとともに，腸内細菌の機能多型に由来する病原性や定着性の違い，菌株レベルでの追跡技術について論じる．

はじめに

　腸内細菌叢は腸管に定着する細菌のコミュニティであり，密度および細胞数の観点からヒトに共生するヒト常在菌（マイクロバイオーム）の大部分を占めると推定されている[1]．次世代シークエンサーをはじめとしたハイスループットな分析機器の導入により，ヒト腸内細菌叢を対象とした大規模な研究が世界中で試みられ，腸内細菌叢の系統組成や遺伝子機能と疾患の関連が報告されている．大規模な研究と並行して，腸内細菌の単離株を用いた培養依存的な手法にもとづき，腸内細菌と疾患の詳細な研究も進められている．

[略語]
EMT：epithelial-mesenchymal transition
FadA：*Fusobacterium* adhesin A
TIGIT：T cell immunoglobulin and ITIM domain

　本稿では，報告例が多い大腸がんと腸内細菌叢に関する最新の研究成果を踏まえ，患者層別化と腸内細菌の機能多型の重要性について概説する．

1 大腸がんと腸内細菌叢の関連研究

　これまでに報告されている大腸がん関連細菌およびそのメカニズムについて**表**，**図**でそれぞれ概要をまとめている．これまでの報告では，腫瘍組織に局在する細菌の探索や，それらの細菌が実際の発がんや進行にどのような影響を与えているかについて，さまざまな研究が行われている．

1）腫瘍に局在する*Fusobacterium nucleatum*と移行経路

　現在までに，さまざまな腸内細菌と大腸がんの関連が報告されており，*Fusobacterium nucleatum*はその代表例である．2012年に報告されたCastellarinらの論

Frontier in the gut microbes and colorectal cancer research
Daisuke Suzuki[1] /Takuji Yamada[1]～[4]：School of Life Science and Technology, Institute of Science Tokyo[1] /Metagen, Inc.[2] /Metagen Therapeutics, Inc.[3] /digzyme, Inc.[4]（東京科学大学生命理工学院[1] /株式会社メタジェン[2] /メタジェンセラピューティクス株式会社[3] /株式会社digzyme[4]）

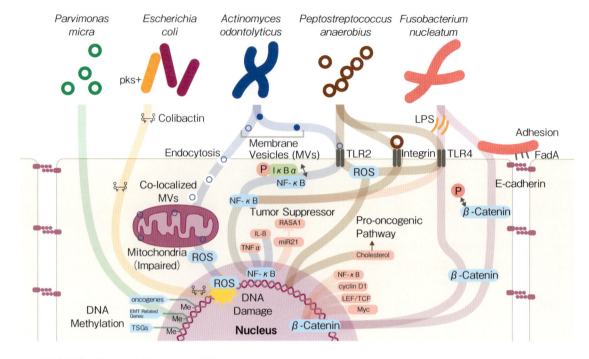

図　腸内細菌が与える大腸がんへの影響
大腸がん患者の腸内環境にて増加が認められる腸内細菌は，接着タンパク質，細胞外小胞，DNA損傷性物質，LPS，エピジェネティックな経路を介して発がんや増悪に関与するとされる．（*A. odontolyticus*：文献15, *E. coli*：文献17, *F. nucleatum*：文献9, 33, 34, *P. micra*：文献14, *P. anaerobius*：文献36, 37より）

文では，大腸がん患者の腫瘍組織と隣接する正常組織を比較することで，腫瘍組織にて*F. nucleatum*が豊富に存在することが示された[2]．*F. nucleatum*は口腔細菌として知られ[3]，腸内環境への定着には，血行性の経路と消化管を介する経路が考えられている．血行性の定着経路について，Abedらがモデルマウスを用いた実験により菌血症を経て口腔環境の*F. nucleatum*が腸内に定着する可能性を提示している[4]．消化管を介する定着経路について，胃酸は口腔細菌の定着を阻害すると考えられるが，大腸がんの腫瘍組織にニッチ形成している*F. nucleatum*の株特異的にグルタミン酸依存酸耐性の遺伝子機能が含まれ，グルタミン酸存在下であれば*F. nucleatum*が胃酸のpHストレスに耐えられることが示唆されている[5]．また，ゲノム配列の類似性（Average Nucleotide Identity）の観点から唾液と大腸がんに含まれる*F. nucleatum*のゲノムはほぼ相同であることが確認されており[4]，CRISPR領域を用いて*F. nucleatum*のジェノタイピングを行う研究結果によっても支持されている[6]．以上より，口腔環境に由来する*F. nucleatum*が消化管あるいは血行性の経路により腸内環境に定着し，腫瘍環境に局在することが考えられる．

2）*Fusobacterium nucleatum*の定着に伴う大腸がんの増悪

腸内環境に定着した*F. nucleatum*は，腸管上皮細胞に接着するとともに免疫状態に影響を与え，大腸がんの増悪に寄与することが考えられている．大腸がんのモデルであるApcMin/＋マウスに対して新生仔期に*F. nucleatum*を定着させると，小腸および大腸における腫瘍形成が促進されることが報告されている[7]．腫瘍組織にニッチ形成をしている*F. nucleatum*を，Streptomycin，デキストラン硫酸Na処理したApcMin/＋マウスに摂取すると大腸に生じる腺腫が増加することも報告されている[5]．*F. nucleatum*の細胞表面には*Fusobacterium* adhesin A（FadA）とよばれる接着タンパク質が存在する[8]．FadAが腸管上皮細胞間を接着するE-cadherinに結合することでβカテニンシグナルを活性化し，がんや炎症に関連する遺伝子の発現量が

表　大腸がんと腸内細菌の関連とそのメカニズム

タイプ	細菌種名	概要	文献
細菌-疾患	*Actinomyces odontolyticus*	早期がん患者の腸内にて豊富に存在（日本）	13, 25
	Bacteroides fragilis	大腸がん患者の腸内にて豊富に存在 （中国，フランス，日本，アメリカ）	25, 27, 28, 29
	Escherichia coli	大腸がん患者にpks+*E. coli*の陽性患者が多い	30
		大腸がん患者の腸内にて豊富に存在 （オーストリア，イタリア，日本，アメリカ）	25, 28, 31, 32
	Fusobacterium nucleatum	隣接する正常組織と比較して腫瘍組織にて豊富に存在	2, 33
		唾液中と腫瘍組織にて同一株の存在を確認	4, 6
		グルタミン酸存在下で一部の株が酸性条件に耐性を示す	4
		大腸がん患者の腸内にて豊富に存在 （中国，フランス，イタリア，日本）	13, 27, 29, 32
	Parvimonas micra	大腸がん患者の腸内にて豊富に存在 （オーストリア，中国，ドイツ，イタリア，日本）	13, 29, 31, 32, 36
	Peptostreptococcus anaerobius	大腸がん患者の腸内にて豊富に存在 （中国，日本，アメリカ）	13, 28, 29
		ポリープ，腫瘍組織にて豊富に存在（中国）	37
	Peptostreptococcus stomatis	大腸がん患者の腸内にて豊富に存在 （オーストリア，中国，フランス，ドイツ，イタリア，日本，アメリカ）	13, 27, 28, 29, 31, 32, 36
		Advanced Adenomaの患者の腸内にて豊富に存在 （オーストリア）	31
細菌→疾患	*Bacteroides fragilis*	Enterotoxigenic *B. fragilis*が炎症を介してモデルマウスの過形成および腫瘍形成を促進	26
	Actinomyces odontolyticus	細胞外小胞の放出により上皮細胞に炎症，DNA損傷を与える	15
	Escherichia coli	モデルマウスにおいて接着性浸潤性pks＋*E. coli*が腫瘍形成を促進	30
		pks＋*E. coli*がDNA損傷作用のあるコリバクチンを産生	17
	Fusobacterium nucleatum	新生仔期ApcMin/＋マウスの腫瘍形成を促進	7
		抗生物質・DSS処理したApcMin/＋マウスの腫瘍形成を促進	4
		E-cadherinの結合によるβカテニンシグナルを介した炎症・がん関連遺伝子の発現量増加	9
		Fap2を介してNK細胞の細胞傷害性を介した抗腫瘍免疫を抑制	10
		EGFRに作用することで上皮間葉転換を促進	10
		TLR4を介してβカテニンシグナルを介した炎症・がん関連遺伝子の発現量増加	34
		TRL4を介してNF-κB経路を活性化しmiR21の発現量増加に伴うがん抑制遺伝子RASA1の抑制	35
	Klebsiella oxytoca	DNA損傷作用があるチリマイシンを産生	18
	Parvimonas micra	がん抑制遺伝子等のエピジェネティクスと遺伝子発現量に影響	14
	Peptostreptococcus anaerobius	TLR2およびTLR4を介して異形成と細胞増殖を促進	37
		ApcMin/＋マウスの腫瘍粘膜に接着して腫瘍形成を促進	38
		PCWBR2を介してインテグリンに結合し炎症を惹起	38

大腸がんに関連する細菌はさまざまな国で確認されている．ここでは，複数の研究にて大腸がんに関連すると同定されている腸内細菌の一部について，関連のメカニズムとともに概要を示した．"細菌-疾患"には大腸がんコホートに対する関連研究を，"細菌→疾患"にはモデルマウスによる実験結果をまとめた．アメリカ（文献27），中国（文献28）の結果は文献31のメタアナリシス結果を参照した．

増加することが確認されている[9]．また，*F. nucleatum*はFap2とよばれる膜タンパク質も細胞表面に有しており，NK細胞表面に存在する免疫チェックポイント分子のTIGIT（T cell immunoglobulin and ITIM domain）に結合することで，腫瘍細胞に対するNK細胞の細胞傷害性が減弱することが報告されている[10]．他にも*F. nucleatum*は上皮成長因子受容体に作用することで上皮間葉転換（EMT：epithelial-mesenchymal transition）を促進しがんの増悪に関連することが報告されている[11]．以上より，*F. nucleatum*が腸内環境に定着することで大腸がんの増悪に関連する機序が考えられる．

3）大腸がんに関連する腸内細菌

口腔環境に由来し腸内環境に定着することで大腸がんに関連すると考えられている細菌は，*F. nucleatum*に留まらない（**図**，**表**）．唾液と糞便に由来するメタゲノムを大規模に解析したSchmidtらの研究では，治療を受けていない大腸がん患者の腸内環境に，口腔由来の細菌が移行していることが示唆されている[12]．われわれのグループでは，日本人を対象に散発性大腸がん患者の糞便サンプルを収集し，メタゲノム解析およびメタボローム解析を行うことで，進行がんや早期がんの腸内環境にて存在量が増加する腸内細菌や代謝産物を特定した[13]．大腸がんのうち，進行がんでは*F. nucleatum*，*Parvimonas micra*，*Peptostreptococcus anaerobius*，*Peptostreptococcus stomatis*，*Gemella morbillorum*など，早期がんでは*Atopobium parvulum*，*Actinomyces odontolyticus*，*Phascolarctobacterium succinatutens*などの細菌が増加することが確認されている[13]（*P. micra*，*P. Anaerobius*，*P. stomatis*，*G. morbillorum*，*A. parvulum*，*A. odontolyticus*は口腔細菌としても知られる）．腫瘍組織に豊富に存在する*P. micra*の一部の系統は，がん抑制遺伝子，がん関連遺伝子，EMT関連遺伝子のプロモーター領域のメチル化プロファイルと遺伝子発現量に影響を与え，大腸がんに強く関連することが報告されている[14]．*A. odontolyticus*が放出した細胞外小胞（MV）は炎症を惹起する他，MVが上皮細胞に取り込まれミトコンドリアに局在することで呼吸代謝に影響を与えて活性酸素種が生じ，DNA損傷につながることが示唆されている[15]．一次胆汁酸を腸内細菌が代謝することで生じる二次胆汁酸の一種であるデオキシコール酸には発がん性があると考えられている[16]．一部の大腸菌が産生するコリバクチン[17]や*Klebsiella oxytoca*の産生するチリマイシン[18]についてはDNA損傷作用があることが考えられ，大腸がんに関連すると考えられている．以上より，腸内細菌は，宿主の免疫機能，エピジェネティクス，細菌が放出する細胞外小胞，DNA損傷作用のある化合物の産生など，さまざまな経路により大腸がんに関係すると考えられる．

2 大腸がん研究における腸内細菌の機能多型の重要性

腸内細菌叢の研究では，糞便に含まれるDNAを抽出して次世代シークエンサーによる配列決定を行い，16S rRNA遺伝子解析やメタゲノム解析に供することで腸内細菌叢の組成を推定することが一般的である．系統組成の分類階級としては属あるいは種レベルで議論されることが多い．一方で，最新の研究では腸内細菌を株レベルで同定することで，腸内細菌の種内多様性と機能多型について理解が深まり，疾患と腸内細菌の関係について新たな洞察が得られるようになってきた．

*F. nucleatum*の種内多様性は，株レベルで腸内細菌の同定をする重要性を示す一例である．*F. nucleatum*の種内にはsubsp. *animalis*，*fusiforme*，*nucleatum*，*polymorphum*，*vincentii*の亜種が存在し[19]，保有する遺伝子やバイオフィルム形成能が異なる[5][20]．実際に，大腸がんの腫瘍組織にニッチ形成をしている*F. nucleatum*の約7割はsubsp. *animalis*の一群であり，腸管での定着へ有利に働くと考えられるオペロンが確認されている[5]．*P. micra*についても，さまざまな単離源に由来する株の機能を比較すると非凝集性で溶血活性を示すグループと凝集性で溶血活性がないグループに分けられ，前者のグループが大腸がんに関連すると示された[14]．以上より，定着する腸内細菌株の遺伝子機能の違いによって，疾患に対する影響が変化すると考えられる．したがって，腸内細菌とがんなどの疾患を調査するうえでは，株レベルで腸内細菌を同定する技術が重要となる．

株レベルで腸内細菌を同定する技術としては，培養

依存的な方法と培養非依存的な方法に分けられる．培養依存的な方法としては，糞便や腫瘍などのサンプルから腸内細菌を単離培養してシングルコロニーを取得し，ハイブリッドゲノムアセンブリやHiFi（high-fidelity）リードアセンブリにより株の全ゲノムを決定し，比較ゲノムを行う．培養非依存的な方法としては，メタゲノムリードに対してクレード特異的マーカー遺伝子の検出を行う[21]．また，マイクロ流路を用いて腸内細菌の細胞を液滴に封入し，各液滴についてsingle amplified genomeを取得する手法が存在する[22]．株レベルで腸内細菌を扱う手法として上記の手法は一例に過ぎず，今後もさまざまな技術が登場すると予想される．

おわりに

大腸がんと腸内細菌叢の関係を調査した最新の研究成果を俯瞰し，後半では腸内細菌のもつ遺伝子機能の多様性とその重要性に焦点を当てた．最後に，本稿では言及しなかった，宿主としてのヒト腸内環境の多様性について考える．ヒトの腸内環境は，遺伝的素因や生活習慣などの環境要因などさまざまな要因に影響を受ける．ヒトを取り巻くさまざまな要因が腸内細菌叢に対する選択圧として働き，個人に固有の腸内細菌叢が形成される．横断的研究を例に取ると，健康な被験者の集団と患者の集団を募集し，腸内細菌叢の系統組成や遺伝子機能，代謝産物やヒトの免疫機能について比較することが一般的である．一方で，われわれのグループでは，機械学習を腸内細菌叢の組成データに応用することで，大腸がん患者集団を異なる性質をもつ亜集団に分類した[23]．この結果は，患者層別化により，腸内細菌叢と疾患の関連を厳密に調査できる可能性を提示している．また，腸内細菌は便の水分量や腸管炎症，BMIの影響を受け，これらの交絡因子の影響を考慮すると*F. nucleatum*は大腸がんと有意な関連を示さなかったという報告がある[24]．腸内環境をはじめとした個人のメタデータを収集することが重要である．腸内環境および腸内細菌叢を高解像度に捉える技術が登場することで，腸内細菌叢と疾患について理解が深まり，疾患の予防や治療に役立つ知見が生まれることを期待している．

文献

1） Sender R, et al：PLoS Biol, 14：e1002533, doi:10.1371/journal.pbio.1002533（2016）
2） Castellarin M, et al：Genome Res, 22：299-306, doi:10.1101/gr.126516.111（2012）
3） Wang P, et al：J Periodontal Res, 50：113-122, doi:10.1111/jre.12187（2015）
4） Abed J, et al：Front Cell Infect Microbiol, 10：400, doi:10.3389/fcimb.2020.00400（2020）
5） Zepeda-Rivera M, et al：Nature, 628：424-432, doi:10.1038/s41586-024-07182-w（2024）
6） Shimomura Y, et al：Microbiol Spectr, 11：e0512322, doi:10.1128/spectrum.05123-22（2023）
7） Brennan CA, et al：Gut Microbes, 13：1987780, doi:10.1080/19490976.2021.1987780（2021）
8） Han YW, et al：J Bacteriol, 187：5330-5340, doi:10.1128/JB.187.15.5330-5340.2005（2005）
9） Rubinstein MR, et al：Cell Host Microbe, 14：195-206, doi:10.1016/j.chom.2013.07.012（2013）
10） Gur C, et al：Immunity, 42：344-355, doi:10.1016/j.immuni.2015.01.010（2015）
11） Yu MR, et al：Cancers (Basel), 12, doi:10.3390/cancers12102728（2020）
12） Schmidt TS, et al：Elife, 8, doi:10.7554/eLife.42693（2019）
13） Yachida S, et al：Nat Med, 25：968-976, doi:10.1038/s41591-019-0458-7（2019）
14） Bergsten E, et al：Gut Microbes, 15：2265138, doi:10.1080/19490976.2023.2265138（2023）
15） Miyakawa Y, et al：Cell Mol Gastroenterol Hepatol, 17：745-767, doi:10.1016/j.jcmgh.2024.01.010（2024）
16） Ridlon JM, et al：J Lipid Res, 47：241-259, doi:10.1194/jlr.R500013-JLR200（2006）
17） Nougayrède JP, et al：Science, 313：848-851, doi:10.1126/science.1127059（2006）
18） Pöltl L, et al：Cell Rep, 42：112199, doi:10.1016/j.celrep.2023.112199（2023）
19） Gharbia SE & Shah HN：Int J Syst Bacteriol, 42：296-298, doi:10.1099/00207713-42-2-296（1992）
20） Muchova M, et al：Front Oral Health, 3：853618, doi:10.3389/froh.2022.853618（2022）
21） Blanco-Míguez A, et al：Nat Biotechnol, 41：1633-1644, doi:10.1038/s41587-023-01688-w（2023）
22） Zheng W, et al：Science, 376：eabm1483, doi:10.1126/science.abm1483（2022）
23） Rynazal R, et al：Genome Biol, 24：21, doi:10.1186/s13059-023-02858-4（2023）
24） Tito RY, et al：Nat Med, 30：1339-1348, doi:10.1038/s41591-024-02963-2（2024）
25） Kasai C, et al：Oncol Rep, 35：325-333, doi:10.3892/or.2015.4398（2016）
26） Wu S, et al：Nat Med, 15：1016-1022, doi:10.1038/nm.2015（2009）
27） Zeller G, et al：Mol Syst Biol, 10：766, doi:10.15252/msb.20145645（2014）
28） Vogtmann E, et al：PLoS One, 11：e0155362, doi:10.1371/journal.pone.0155362（2016）

29) Yu J, et al：Gut, 66：70-78, doi:10.1136/gutjnl-2015-309800 (2017)

30) Arthur JC, et al：Science, 338：120-123, doi:10.1126/science.1224820 (2012)

31) Feng Q, et al：Nat Commun, 6：6528, doi:10.1038/ncomms7528 (2015)

32) Thomas AM, et al：Nat Med, 25：667-678, doi:10.1038/s41591-019-0405-7 (2019)

33) Kostic AD, et al：Genome Res, 22：292-298, doi:10.1101/gr.126573.111 (2012)

34) Chen Y, et al：Oncotarget, 8：31802-31814, doi:10.18632/oncotarget.15992 (2017)

35) Yang Y, et al：Gastroenterology, 152：851-866.e24, doi:10.1053/j.gastro.2016.11.018 (2017)

36) Wirbel J, et al：Nat Med, 25：679-689, doi:10.1038/s41591-019-0406-6 (2019)

37) Tsoi H, et al：Gastroenterology, 152：1419-1433.e5, doi:10.1053/j.gastro.2017.01.009 (2017)

38) Long X, et al：Nat Microbiol, 4：2319-2330, doi:10.1038/s41564-019-0541-3 (2019)

＜著者プロフィール＞

鈴木大輔：1998年生まれ．東京工業大学大学院生命理工学院博士課程在学．ヒト腸内細菌の機能多型と大腸がんの研究に従事．

山田拓司：1977年生まれ．東京工業大学生命理工学院准教授．2006年，京都大学大学院理学研究科にて博士号取得．京都大学化学研究所特任助手，ドイツの欧州分子生物学研究所研究員を歴任後に現職．専門はバイオインフォマティクス．近年はヒト腸内細菌と疾患の関連性について研究を行っている．2015年に株式会社メタジェン，'19年に株式会社digzyme，'20年にメタジェンセラピューティクス株式会社を創業．令和2年度 科学技術分野の文部科学大臣表彰 科学技術賞（研究部門）．

第2章 マイクロバイオームと生理・病理との関連

Ⅲ．ディスバイオーシスと疾患

Short Article

13. がんに覆われた細菌叢
―腫瘍内細菌叢研究のこれから

込山星河，長谷耕二

「免疫を賦活してがんを治す」という概念は1890年代初頭の"Coley's toxin"の発見から芽生え，その後免疫学や腫瘍学の発展とともに，さまざまながん免疫療法が華々しく開発されてきた．奏功率を高めるために，「内在性の免疫賦活剤」である腸内細菌叢を制御する試みも取られている．近年，腫瘍組織中にも細菌叢が形成されていることが判明してきたが，がんやがん免疫との関係は不明な点が多い．本稿では現在の知見を述べるとともに，研究を阻む障壁について論じる．

はじめに

　1891年，William B. Coleyは骨肉腫の患者に*Streptococcus erysipelatis*を接種すると炎症が起き，腫瘍が縮小することを発見した[1) 2)]．Coley's toxinとよばれるこの発見は，微生物の力を使って免疫系を活性化させればがんを治療できるかもしれないという考え方につながり，実証されてきた[2)]．この考えにもとづき，免疫チェックポイント阻害剤（ICI）などのがん免疫療法が開発され，一定の治療効果を示してきた．しかしな

[略語]
ICI：immune checkpoint inhibitor（免疫チェックポイント阻害剤）
PD-L1：programmed cell death ligand 1
TIGIT：T cell immunoreceptor with Ig and ITIM domains
5-FU：5-fluorouracil（5-フルオロウラシル）

がら，その効果は不均一で，例えば抗PD-1/PD-L1抗体は最も効果を示すリンパ腫においてすら60％の患者にしか腫瘍の縮小が認められない[3)]．その原因として考えられているのが，腸内細菌叢である．腸内細菌叢は腸管だけでなく全身性の免疫応答に深くかかわっているため，がん免疫療法にも影響を及ぼすのは当然である．実際に，ICIに対してResponderとNon-responderとでは腸内細菌叢が異なる[4)]．

　ところで，がん免疫に影響を及ぼすのは腸内細菌叢だけだろうか．近年，腫瘍組織内に多様な細菌から成る腫瘍内細菌叢が存在することが判明し，がん病態との関連が注目を集めている[5) 6)]．その範囲は消化管などの粘膜組織だけでなく，肝臓，乳腺，膵管といった非粘膜組織のがんにまで多岐にわたり，がん種ごとに異なる細菌叢組成を有する[7)]．腸内細菌叢ではなく，腫瘍内細菌叢ががん病態の形成に重要である例も知られつつある[8)]．しかしながら，その存在量は非常に少な

Microbiome covered with cancer—Perspective of intratumor microbiome research
Seiga Komiyama/Koji Hase：Division of Biochemistry, Graduate School of Pharmacy, Keio University（慶應義塾大学大学院薬学研究科生化学講座）

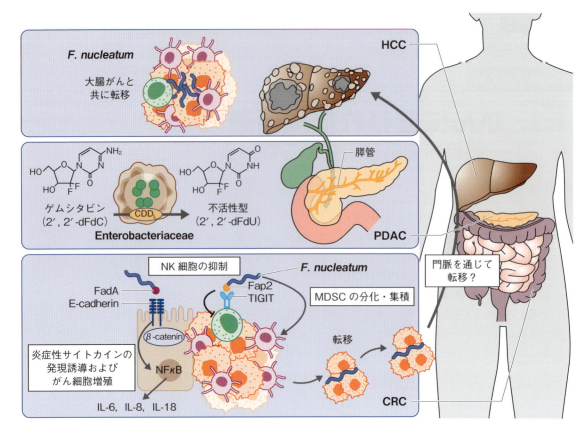

図　代表的な腫瘍内細菌とそのがん病態における役割
大腸から転移した肝細胞がん（HCC）から生きた F. nucleatum が検出されているが，その病理学的意義は不明である[21]．膵管腺がん（PDAC）の腫瘍組織内の Enterobacteriaceae は，長いアイソフォームのシチジンデアミナーゼ（CDD_L）を用いて，ゲムシタビン（$2',2'$-ジフルオロデオキシシチジン：$2',2'$-dFdC）をその不活性形（$2',2'$-ジフルオロデオキシウリジン：$2',2'$-dFdU）に代謝する[17]．F. nucleatum は大腸がん（CRC）の代表的な腫瘍内細菌として多様な役割をもつ．F. nucleatum の接着分子 FadA は E-カドヘリンを介して β-カテニン経路を活性化し，腫瘍細胞から IL-6，IL-8，IL-18 などの炎症性サイトカインの産生を誘導する[10]．また，F. nucleatum の Fap2 は NK 細胞上の抑制性受容体 TIGIT に結合し，NK 細胞による腫瘍細胞の傷害を阻害する[13]．さらに，F. nucleatum は骨髄由来抑制細胞（MDSCs）の分化・集積を促す[11,12]．

いため，細菌由来DNAをコンタミネーションなく得ることや，生きた細菌の単離が困難であるなど技術的な課題が腫瘍内細菌叢のがん病態への寄与を明らかにすることを妨げている．腫瘍内細菌叢とがん病態の関連については広く議論されているため，本稿ではこの分野が抱える課題について議論したい．

■ がん病態と腫瘍内細菌叢

1）消化器がんにおける腫瘍内細菌叢

腫瘍内細菌叢はいくつかのがん種から検出されており，発がんや進行，化学療法への抵抗性に影響を及ぼす．最もよく議論されているのが腸内細菌も豊富に存在する消化管のがんで，代表的な腫瘍内細菌として知られる Fusobacterium nucleatum である．本細菌は，食道がんや大腸がん，肛門扁平上皮がんといった消化管のがんに存在し，さまざまな機構でがん形成を促す（図）[9]．F. nucleatum が発現する FadA という接着分子は大腸がん細胞の E-cadherin に結合し，β-catenin 経路を介して細胞増殖を促すことで直接がん形成にも寄与する[10]．一方で，F. nucleatum はがん細胞の NLPR3 発現を増強することで骨髄由来抑制性細胞の分化を誘

導し，CXCL1を産生させることで骨髄由来抑制性細胞を腫瘍局所へ遊走させる[11) 12)]．*F. nucleatum* が発現するFap2はヒトのNK細胞の抑制性受容体TIGITに結合することで，細胞傷害活性を阻害することも知られている[13]．さらに，*F. nucleatum* が大腸がん細胞のオートファジーを促すことで，オキサリプラチンや5-FUといった抗がん剤に対する抵抗性獲得にも寄与している[14]．日本の大腸がん患者でも腫瘍組織中の *Fusobacterium* 属の存在比と細胞周期関連遺伝子の変異数に正の相関がある[15]．一方で，肛門扁平上皮がんにおいては *F. nucleatum* の存在比が全生存期間や無病生存期間と相関する報告もあり[16]，依然として議論の余地が残されている．その原因として考えられるのは，実験に用いられている *F. nucleatum* の多くががん組織から単離したものではなく，購入した異なる株を用いているためであるかもしれない．その多くが腫瘍組織以外から単離したものであるため，腫瘍内の *F. nucleatum* の機能を正確に検証できていない可能性がある．*F. nucleatum* 以外にもがん病態と相関関係にある腫瘍内細菌が複数報告されているが（**表**），がん病態との因果関係を実験的に示したものは少ないのが現状である．

2）非粘膜組織がんにおける腫瘍内細菌叢

膵管腺がんでは消化管がん以外でよく腫瘍内細菌叢が検出される．その主な構成細菌は腸内細菌科の細菌で，シチジンデアミナーゼを有するため，抗がん剤であるゲムシタビンを不活性型に代謝することが知られている[17]．別のコホートでは，長期生存者と短期生存者で細菌叢組成が異なっており，*Sphingomonas* や *Enterococcus*，*Megasphaera* といった細菌属が長期生存者に多く，特に膵管腺がん組織内の *Megasphaera* の存在比は患者の全生存期間の延長と正に相関する[18]．*Megasphaera* はヒトの免疫細胞からのTNF-αやIL-6，IL-10産生を促し，抗PD-1抗体の効果を増強する．しかしながら，この報告では *Megasphaera* を健常人の糞便から単離して実験に用いているため，細菌株の違いによってもたらされる結果が異なる可能性があることを留意すべきである．

膵管腺がんの腫瘍内細菌叢は十二指腸細菌叢が逆行的に移入していると考えられている[7]．これを考えると，十二指腸液を解析することで膵管腺がん内の細菌叢を推測することができるかもしれない．この考えにもとづいて，膵管腺がん患者の十二指腸では *Bifidobacterium* 属が優勢であることを報告した研究があるが[19]，十二指腸液の解析から膵管腺がん内の細菌叢を推測するためにはさらなる研究が必要である．

消化管がんや消化管に近い膵管腺がんに腫瘍内細菌叢が認められるのは，腸内細菌叢の存在を考えれば想像に容易いが，意外なことに骨や乳腺，肝臓，肺，皮膚，胸腺，卵巣，脳の腫瘍組織にも認められるとの報告がここ数年で相次いでいる（**表**）[7]．これらの研究はがん種ごとの細菌叢組成の違いを記述したものや，予後や免疫プロファイルと相関する細菌群を解析したものである．われわれも日本の肝臓がん患者における腫瘍内細菌叢組成とがん病態の関係を解析し，原発性肝臓がんには *Bacteroides* 属や，*Romboutsia* 属，Lachnospiraceae科の細菌が特徴的であることを報告している[20]．大腸から転移した肝細胞がんからは，生きた *F. nucleatum* が検出されているが，その病理学的意義は不明である[21]．このように腫瘍内細菌叢の研究の多くは相関関係の記述に留まっており，こういった細菌が病理学的役割を有することを検証するためには患者の生検から単離した細菌株を用いて実験的に示すことが必要である．

がん組織から生きた腫瘍内細菌を単離した研究は数少ないが，乳がんを自然発症するトランスジェニックマウスにおいて *Lactobacillus* 属，*Staphylococcus* 属，*Streptococcus* 属といった細菌群が単離された例がある．これらの細菌群を用いて実験を行った結果，*Lactobacillus animalis* や *Staphylococcus xylosus* といった細菌が乳がんの肺への転移に必要であることが判明した[8]．これらの腫瘍内細菌がいないと肺への転移が損なわれ，また腫瘍細胞の細胞質に入り込めない細菌は転移の過程で生存できないこともわかっており，ある種の共生関係にあるといえる．これら腫瘍内細菌の由来がどこであるかはいまだ統一見解が得られていないが，経口投与した *Limosilactobacillus reuteri*（旧名：*Lactobacillus reuteri*）と株レベルで類似した細菌がメラノーマ細胞から生きた状態で単離されたことから，腸内細菌が遠く離れたがん組織に転移することが可能であることを示唆している[22]．メラノーマ細胞内の *L. reuteri* は代謝活性を有しており，AhRリガンドであるイン

表　各がん種における腫瘍内細菌叢を構成する主な細菌とがん病態との関係

	がん種	代表的な細菌	相関関係	文献
粘膜組織	食道扁平上皮がん，食道腺がん	Fusobacteria	ステージの進行・予後の悪さと正の相関	Wang et al. Front Oncol. 2021
	胃がん	*Helicobacter, Lactobacillus, Streptococcus, Prevotella, Bacteroides*	非腫瘍部と比べて腫瘍部のα多様性が低下	Abate et al. Ann Surg. 2022
	大腸がん（CRC）	*Fusobacterium, Peptostreptococcus, Campylobacter*	細胞周期関連遺伝子の発現と正の相関	Okuda et al. Comput Struct Biotechnol J. 2021
	CRC，大腸腺腫	CRC：Firmicutes＞Proteobacteria，大腸腺腫：Proteobacteria＞Firmicutes	KRAS遺伝子の変異やMSIと正の相関	Liu et al. Gastroenterology. 2021
	肛門扁平上皮がん	*Fusobacterium nucleatum*	OSやDFS，MFSと正の相関	Hilmi et al. Cancers (Basel). 2022
	肺がん	Proteobacteria	*Thermus*属がステージの進行と正の相関	Yu et al. Genome Biol. 2016
	肺がん	Proteobacteria	*Acidovorax*属が喫煙歴やTP53変異と正の相関	Greathouse et al. Genome Biol. 2018
	上咽頭がん	*Corynebacterium, Staphylococcus*	細菌量と予後の悪さが正の相関	Qiao et al. JAMA Oncol. 2022
非粘膜組織	肝細胞がん	Bacteroides, Lachnospiraceae, Romboutsia	非腫瘍部と比べて腫瘍部のα多様性が増大	Komiyama et al. Sci Rep. 2021
	乳がん	*Sphingomanas yanoikuae, Actinomyces massilensis, Pseudomonas argentinensis*	—	Nejman et al. Science. 2020
	乳がん	*Streptococcus infantis, Lactobacillus iners, Fusobacterium nucleatum, Corynebacterium US_1715*	—	Nejman et al. Science. 2020
	トリプルネガティブ乳がん	*Arcanobacterium, Brevundimonas, Sphingobacteria, Providencia, Prevotella*	—	Banerjee et al. Sci Rep. 2015
	悪性黒色腫	*Lachnoclostridium, Gelidibacter, Flammeovirga, Acinetobacter*	CD8$^+$T細胞の浸潤と正の相関	Zhu et al. Eur J Cancer. 2021
	甲状腺乳頭がん	*Synechococcus* sp. CC9311（女性のみ）	細菌量と免疫関連遺伝子の発現が正の相関	Gnanasekar et al. Comput Struct Biotechnol J. 2021
	卵巣がん	Proteobacteria, Firmicutes	宿主の染色体にウイルス由来ゲノムが挿入	Banerjee et al. Oncotarget. 2017
	多形神経膠芽腫	*Acinetobacter* US_424, *Neisseria macacae, Enterobacter cloacae*	—	Nejman et al. Science. 2020
	神経内分泌腫瘍	16S rRNA（FISH）	—	Massironi et al. Cells. 2022
	グリオーマ	LPS（IHC），16S rRNA（FISH）	—	Zhao et al. J Biophotonics. 2022

橙色はがん病態の増悪，青色はがん病態の抑制関係を示す．

ドール‒3‒アルデヒドをがん微小環境で局所的に産生することで，CD8$^+$T細胞を活性化し，ICIによる治療効果を促進する[22]．以上のように，腫瘍内細菌はがん微小環境内で腫瘍細胞や免疫細胞と密接に相互作用しており，がん病態に影響を及ぼしていることが明らかになりつつある．

おわりに

　がん種ごとの腫瘍内細菌叢プロファイル，およびがん病態の関係については十分議論がなされつつある．しかしながら，そのがん病態に及ぼす影響を実験的に示した例が少ないのが現状である．それはおそらく腫瘍内細菌の存在量が非常に少なく，環境由来のコンタミネーションを避けて解析や単離をすることが困難であることが原因の1つであろう．この問題はすでによく議論されており，コンタミネーションを解析上で区別する試みがなされている[23][24]．また，別の課題として腸内細菌叢と切り分ける実験系が求められる．抗菌剤を経口投与する場合と静脈投与する場合を設定し，腸内細菌叢と腫瘍内細菌叢のどちらが重要であるかを示す方法が有効であると考えられる[8]．Coley's toxinの発見から100年後にICIが開発されはじめ，そこから10年間で腸内細菌叢ががん免疫療法の効果を左右することがわかりはじめた．次の10年間は腫瘍内細菌叢ががん免疫療法の効果を最大化する因子となりうることが期待される．

文献

1）Coley WB：Ann Surg, 14：199-220, doi:10.1097/00000658-189112000-00015（1891）
2）McCarthy EF：Iowa Orthop J, 26：154-158（2006）
3）Zhao B, et al：Ther Adv Med Oncol, 12：1758835920937612, doi:10.1177/1758835920937612（2020）
4）Gopalakrishnan V, et al：Science, 359：97-103, doi:10.1126/science.aan4236（2018）
5）Yang L, et al：Signal Transduct Target Ther, 8：35, doi:10.1038/s41392-022-01304-4（2023）
6）Cao Y, et al：Signal Transduct Target Ther, 9：15, doi:10.1038/s41392-023-01693-0（2024）
7）Nejman D, et al：Science, 368：973-980, doi:10.1126/science.aay9189（2020）
8）Fu A, et al：Cell, 185：1356-1372.e26, doi:10.1016/j.cell.2022.02.027（2022）
9）Brennan CA & Garrett WS：Nat Rev Microbiol, 17：156-166, doi:10.1038/s41579-018-0129-6（2019）
10）Rubinstein MR, et al：Cell Host Microbe, 14：195-206, doi:10.1016/j.chom.2013.07.012（2013）
11）Liang M, et al：Ann Med, 54：989-1003, doi:10.1080/07853890.2022.2061045（2022）
12）Hayashi M, et al：Cancer Sci, 114：3666-3678, doi:10.1111/cas.15901（2023）
13）Gur C, et al：Immunity, 42：344-355, doi:10.1016/j.immuni.2015.01.010（2015）
14）Yu T, et al：Cell, 170：548-563.e16, doi:10.1016/j.cell.2017.07.008（2017）
15）Okuda S, et al：Comput Struct Biotechnol J, 19：3330-3338, doi:10.1016/j.csbj.2021.05.049（2021）
16）Hilmi M, et al：Cancers (Basel), 14：1606, doi:10.3390/cancers14071606（2022）
17）Geller LT & Straussman R：Mol Cell Oncol, 5：e1405139, doi:10.1080/23723556.2017.1405139（2018）
18）Huang Y, et al：Front Immunol, 13：785422, doi:10.3389/fimmu.2022.785422（2022）
19）Kohi S, et al：Clin Gastroenterol Hepatol, 20：e196-e227, doi:10.1016/j.cgh.2020.11.006（2022）
20）Komiyama S, et al：Sci Rep, 11：10589, doi:10.1038/s41598-021-89963-1（2021）
21）Bullman S, et al：Science, 358：1443-1448, doi:10.1126/science.aal5240（2017）
22）Bender MJ, et al：Cell, 186：1846-1862.e26, doi:10.1016/j.cell.2023.03.011（2023）
23）Glassing A, et al：Gut Pathog, 8：24, doi:10.1186/s13099-016-0103-7（2016）
24）Robinson KM, et al：Microbiome, 5：9, doi:10.1186/s40168-016-0224-8（2017）

＜筆頭著者プロフィール＞

込山星河：慶應義塾大学大学院薬学研究科生化学講座博士課程3年．2022年度より日本学術振興会特別研究員DC1．'20年に肝臓がんにおける腫瘍内マイクロバイオームのプロファイリングを報告したことをきっかけに，マイクロバイオーム解析を含むオミクス解析を活用する研究に従事．現在はマルチオミクス解析を活用し，腸内マイクロバイオームと自己免疫疾患の関係を明らかにする研究に従事している．

第2章 マイクロバイオームと生理・病理との関連

Ⅲ．ディスバイオーシスと疾患

14. 関節リウマチと腸内細菌叢研究の最新動向

前田悠一

関節リウマチ（RA）発症の環境要因として，粘膜免疫や腸内細菌叢の異常が注目されている．特にPrevotella属細菌の腸内での増加が示唆され，RAの初期および発症前から増加することが報告されている．マウスモデル実験でもPrevotella属細菌が関節炎の悪化に関与することが確認された．最新の研究では，Prevotella copri菌の全ゲノム解析により，RA患者と健常者の株の塩基配列が異なり，RA患者由来の株には，約100 kbのゲノム領域が挿入されており，関節炎誘発能が高いことが示された．さらに，腸内細菌の代謝産物と関節炎のかかわりや，RA治療薬メトトレキサートの反応性が腸内細菌叢により異なることも報告されており，腸内細菌叢の理解が精密医療への応用に期待されている．

はじめに

　関節リウマチ（rheumatoid arthritis, RA）は，多関節に持続する炎症を引き起こし，骨破壊をもたらす自己免疫疾患である．近年，生物学的製剤やJAK阻害剤の導入によりRA治療は著しく進展したが，RA発症の根本的な原因については依然として多くの未解明な点が残されている．RAは遺伝的素因と環境要因の相互作用によって発症すると考えられており，ゲノムワイド関連解析（GWAS）によりHLA-DR4遺伝子をは

じめとする100以上の疾患感受性遺伝子が報告され，遺伝的素因についての理解が深まっている[1]．一方で，環境要因としては，喫煙，性ホルモンの変化，歯周病，腸内細菌叢の変化などがRA発症に関与することが示唆されている（**図1**）．一卵性双生児を対象とした研究では，一方がRAを発症した際に，もう一方がRAを発症する確率は15〜30％といわれており，環境要因の重要性を示唆している．また，RAの免疫異常の起源が粘膜領域にあることを示唆する知見が増えており，IgAアイソタイプの抗CCP抗体がRA発症前から検出されることや，抗菌剤ミノサイクリンが病態を改善することが以前から報告されている．さらに，腸内細菌が粘膜免疫の異常を介してRA発症に関与することが示唆されている．従来，腸内細菌の多くは培養が困難な偏性嫌気性菌であったため，その実態解明が困難で

[略語]
FMT：fecal microbiota transplantation（糞便移植療法）
MTX：Methotrexate（メトトレキサート）
RA：rheumatoid arthritis（関節リウマチ）

Current research on gut microbiota and its impact on rheumatoid arthritis
Yuichi Maeda：Department of Internal Medicine 3-Rheumatology and Immunology, Friedrich-Alexander-University Erlangen-Nürnberg（FAU）/Department of Respiratory Medicine and Clinical Immunology, Osaka University（フリードリヒ・アレクサンダー大学エアランゲン＝ニュルンベルク内科学第三（リウマチ学・免疫学）/大阪大学大学院医学系研究科呼吸器・免疫内科学）

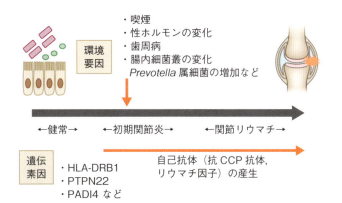

図1 関節リウマチの環境要因
関節リウマチの発症には遺伝素因と環境要因の両方が必要である．環境要因としては，喫煙，性ホルモンの変化，歯周病，腸内細菌叢の変化などがRA発症に関与することが示唆されている

あったが，次世代シークエンサーの利用により腸内細菌のゲノム解析が進み，評価が容易となった．

腸内常在菌は，多糖の分解，ビタミンの産生，腸管免疫系の成熟に寄与し，宿主の健康と密接に関係している．しかし，さまざまな疾患において腸内細菌叢の異常（dysbiosis），すなわち腸内細菌叢の組成が健常者と異なることが報告されている．本稿では，RA患者における腸内細菌叢の異常や，特定の腸内細菌を移入した関節炎モデルマウスを用いた研究について述べる．さらに，*Prevotella copri* 菌の多様性，およびわれわれが単離した関節炎惹起能の高い *Prevotella copri* 菌に関する最新の研究についても紹介する．

1 Gut-joint axis in RA

RAの起源が粘膜免疫であるということを示す仮説やデータ，dysbiosisの報告，解析方法の進歩が相まって，Gut-joint axisの研究は非常にホットな研究分野となっている．PubMedで，"rheumatoid arthritis"，"gut microbiota" と検索すると，2012年までは，年間3件以下だったが，2013年以降増えはじめ，2022年には年間100本以上の論文が報告されている（**図2**）．2012年，2013年にわれわれがヨーロッパリウマチ学会（EULAR）で発表した際には，この分野の報告は稀少であったが，先日ウィーンで行われた，2024年のEULARにおいては，The Gut-joint axisという1時間30分のセッションがあり，この分野の注目度の高さを示している．2023年には，*Frontiers in immunology* 誌に，この分野の255のoriginal articleおよび204のreview articleにおける，論文数の推移や被引用回数の状況をまとめた論文が報告され，過去10年間におけるこの分野のアウトプットの強さが示された[2]．

2 *Prevotella* 属細菌の異常と関節リウマチ

発症初期の関節リウマチ（RA）患者の腸内細菌叢の構成が健常者と異なることが報告されている（**表**）．われわれは，発症初期の日本人RA患者と健常者の腸内細菌叢を16S rRNAを標的とした次世代シークエンス法を用いて比較した[3]．その結果，約3分の1のRA患者において偏性嫌気性菌である *Prevotella* 属細菌の増加が認められた．特に *Prevotella copri* 菌（以下 *P. copri*）が優勢であった．さらに，RA患者82名および健常者42名の腸内細菌叢をメタゲノムショットガンシークエンス法により解析した[4]．従来の16S rRNA解析手法に代わり，微生物叢全体のゲノム（メタゲノム）を対象としたショットガンシークエンス法が主流となりつつある．この手法により，RA患者と健常者の菌種組成を比較したところ，RA患者のメタゲノムには *Prevotella denticola*, *P. marshii*, *P. disiens*, *P. corporis*, *P. amnii*, などの *Prevotella* 属細菌や *Gardnerella* 属細菌が健常者に比べて有意に増加していることが判明した．すなわち，RA患者においては *P. copri*

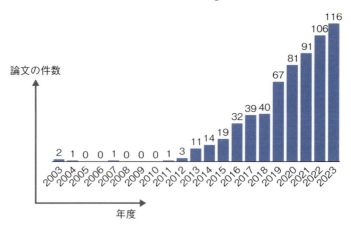

図2 関節リウマチと腸内細菌叢に関する論文件数
PubMedで"rheumatoid arthritis"および"gut microbiota"と検索した際に検出された論文数を年度ごとに表示．2022年以降は年間100本以上の論文が報告されている．

表　関節リウマチ患者における腸内細菌叢の変化

国名	増加している菌	減少している菌	解析法	文献
日本	*Prevotella copri*	*Bacteroides*	16S rRNA sequence	3) 10)
日本	*Prevotella denticola, P. marshii, P. disiens, P. amnii, P. corporis Gardnerella*	記載なし	metagenomic shotgun sequence	4)
アメリカ合衆国	*Prevotella copri*	*Bacteroides*	16S rRNA sequence	5)
中国	*Clostridium asparagiforme Lachnospiraceae bacterium Ligilactobacillus salivarius* （旧：*Lactobacillus salivarius*）	*Veillonella, Haemophilus*	metagenomic shotgun sequence	6)
多施設	*Streptococcus, Veillonella*	*Faecalibacterium, Parasutterella*	meta analysis of 16S rRNA and metagenomic sequence	7)

関節リウマチ患者の腸内細菌叢の解析方法や，増加，減少している菌の名称などを表に記載した．関節リウマチ患者では，*Prevotella*属，*Gardnerella*属などの増加が認められる．

に加えて，他の*Prevotella*属細菌も優勢であることが示された．

アメリカ合衆国のScherらも同様の結果を報告しており，発症早期のRA患者では健常者や関節症性乾癬患者に比べて*P. copri*が増加していることが確認された[5]．また，RA発症の遺伝的要因の1つとしてHLA-DRB1の共有エピトープ（shared epitope，SE）が知られているが，このSEをもたないRA患者において*P. copri*が多くみられることも示されている．中国の報告では，*Lactobacillus*属細菌の増多が報告された[6]．また，過去のリウマチ性疾患患者の腸内細菌叢の報告をメタアナリシスの手法で網羅的に探索した研究においては，酪酸産生菌である*Faecalibacterium*の減少や*Streptococcus*属の増多が示されたものの，*Prevotella*属細菌については記載が無く，報告によるばらつきが示唆された[7]．こういったメタアナリシスでは発症早期の患者だけでなく，さまざまな患者が網羅的に解析されているため，疾患のステージごとの評

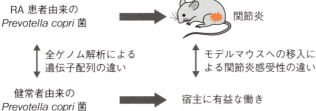

図3 Prevotella copri菌の多様性
RA患者由来のP. copriには，健常者由来のP. copriにはない，特有の遺伝子領域が存在し，マウスの関節炎を増悪させることが明らかとなった．

価は個別のコホートの解析の結果を確認する必要がある．
　これらの結果は，腸内細菌叢の異常がRA発症に関与している可能性を示唆しており，腸内細菌叢の是正がRA治療の新たな戦略となりうることを示している．また，Prevotella属，特にP. copriの増加がRAの病態にどのように寄与しているかを解明するためには，さらなる研究が必要である．例えば，P. copriが関与する炎症経路や免疫応答の詳細なメカニズムを解明することで，より効果的な治療法の開発につながる可能性がある．

3 Prevotella copri菌の多様性

　Prevotella属細菌は，関節炎とのかかわりが示唆される一方で，東南アジアやアフリカの一部の国の健常者の腸内細菌叢において主要な位置を占めることが報告されている[8]．この細菌叢の変化は，食事中の穀物や繊維類の摂取増加と関連していると考えられている．興味深いことに，Prevotella属細菌は関節リウマチ（RA）患者でも増加しているとの報告があり，この現象の解釈は難しかった．近年の研究により，Prevotella copri菌は単一の細菌種ではなく，4つの異なるタイプ（clades）に分けられることが示唆されている[9]．単離されたP. copriの配列と25か国のメタゲノムデータを解析した結果，P. copriは他のPrevotella属（AlloprevotellaやParaprevotella）とは異なる4つのクレードに分類され，"P. copri complex"として扱うべきであることが明らかになった．

　これらの知見にもとづき，私たちは健常者とRA患者におけるP. copriの違いを調査するため，次の仮説を立てた：健常者は宿主に有益なP. copriをもっており病原性をもたないが，RA患者は関節炎を引き起こすP. copriが腸内で増殖しているのではないか．この仮説を検証するために，RA患者および健常者からP. copriを単離し，全ゲノム解析を行った[10]．その結果，RA患者由来のP. copri（以下RA-P. copri）には，健常者由来のP. copri（以下HC-P. copri）にはない，特有の遺伝子領域が存在することが明らかとなった（**図3**）．RA-P.copriには，約100 kbの遺伝子が挿入されていることが明らかになり，この領域はコンジュゲーティブトランスポゾン（conjugative transposon）とよばれる動く遺伝子であることが確認された．この特異な遺伝子領域が水平伝播したことにより，RA-P.copriは病原性を獲得した可能性が示唆された．また，RA患者のP. copriは樹状細胞の活性化を介してTh17細胞介在性の重篤な関節炎をマウスに引き起こすことを実験的に確認した．今回の研究は，RA患者と健常者におけるP. copriの遺伝的多様性を明らかにし，RAの病因に寄与する新たなメカニズムを示唆している．特に，RA-P. copriに特有のトランスポゾンが関節炎の発症に関与している可能性があることから，今後の研究において，この水平伝播のメカニズムを解明することが重要である．

4 代謝産物の変化と関節炎

　これまで，Prevotella属細菌による関節炎誘導のメカニズムについて概説したが，ここでは，腸内細菌由来の代謝産物の変化と関節炎の増悪もしくは抑制のメカニズムについての知見を紹介する．発症早期のRA

患者では，腸内のLachnospiraceaeやRuminococcaceaeが減少するとともに，便中の酪酸濃度の低下が認められた[11]．これらの細菌には酪酸産生菌が含まれており，酪酸の投与が関節炎に与える影響を，コラーゲン誘導関節炎（CIA）モデルを用いて検討した．その結果，酪酸は結腸リンパ組織における濾胞性制御性T（follicular regulatory T，Tfr）細胞を誘導し，T follicular helper（Tfh）細胞の増加を阻害し，全身リンパ組織へのTfh細胞の供給が減少した．その結果，関節局所の所属リンパ節においても胚中心反応が阻害され，血中の抗コラーゲン抗体価の減少がみられ，関節炎が抑制された．酪酸はヒストン脱アセチル化酵素阻害作用を介し，分化に重要な転写抑制因子であるBcl-6の発現を誘導することで，その分化を促進していることを示した．

一方で，トリプトファン代謝と関節炎のかかわりについても報告がみられる．低トリプトファン食餌でCIAを発症したマウスにインドールを補充したところ，血清IL-6，TNFα，IL-1βの有意な増加，脾臓Th17細胞の増加などが認められた．また，ヒトの大腸リンパ球をインドールに曝露すると，IL-17シグナル伝達と形質細胞の活性化に関与する遺伝子発現の増加を認めた[12]．また，ヒトのRA患者においても，健常者と比較してトリプトファン代謝レベル，具体的には，キヌレン酸，キサントレン酸の減少，キノリン酸の増多を認めた[13]．メカニズムの観点から，キノリン酸は，線維芽細胞様滑膜細胞の増殖を促進し，ミトコンドリア呼吸と解糖の両方を誘導することにより，細胞代謝に影響を与えることを示した．

このように，腸内細菌叢が産生する代謝産物の変化がRAの病態に大きな影響を与えることが明らかになりつつある．

5 腸内細菌叢がメトトレキサート治療反応性に与える影響

メトトレキサート（Methotrexate，MTX）は，RAの治療において中心的な役割を果たす抗リウマチ薬であり，欧米のみならず日本においても第一選択薬の1つとして広く使用されている[14]．しかし，中等度から重度のRA患者の半数以上が，MTX単独療法では寛解に至らず，本剤の治療反応性には個人差が大きいことが知られている[15]．腸内細菌がMTXの代謝に必要であることは数十年前から示唆されていた．無菌マウスや抗生物質投与マウスでは，MTXの代謝物である2,4-ジアミノ-N10-メチルプテロイン酸（2,4-diamin-N10-methylpteroic acid）が検出されないことが報告されている[16]．このことから，腸内細菌がMTXの代謝に重要な役割を果たしている可能性が示唆されている．近年，Nayakらは，MTXの治療反応性と腸内細菌叢の関連について興味深い報告を行った．著者らは，ヒト糞便を移植したマウスを用いて，MTXがジヒドロ葉酸還元酵素（dihydrofolate reductase）を阻害することにより，Bacteroidetes門などの細菌を減少させる結果，腸内細菌のプリン・ピリミジン代謝やアミノ酸合成に関する代謝を変化させることを示した[17]．これにより，宿主の免疫応答が低下することが明らかになった．また，MTX治療に良好に反応するRA患者では，治療後にBacteroidetes門の細菌の比率が低下していることも報告されている．これらの研究結果は，MTXの治療反応性が特定の腸内細菌叢の変化と関連していることを示唆している．RAの治療において，患者の腸内マイクロバイオームの情報をもとにMTX治療の反応性を予測することが可能となれば，特定の患者に対する精密医療（precision medicine）の応用が期待される．

一方で，欧州で関節症性乾癬患者に対して行われた糞便移植療法（FMT，fecal microbiota transplantation）では，安全性は確かめられたものの，コントロール群に比べて糞便移植による有意な病勢の改善は認められなかった[18]．単一のコホートの研究であるため，さらなる集団での解析が必要であろう．また，5名の全身性強皮症群に対して，4名のプラセボ群と比較し行われたFMTでは，下痢，腹部膨満感，便失禁の明らかな改善を認めたが，サンプルサイズが小さく，被験者数を増やした解析が必要である[19]．

おわりに

本稿では，RA患者における腸内細菌叢の異常，特にPrevotella属細菌に焦点を当てて概説した．腸内細菌叢がT細胞の異常や代謝産物の変化を介して，関節

炎に関与するメカニズムにつき記載した．腸内環境の異常は細菌だけでなく，ウイルス，真菌などの微生物の役割を包括的に理解することが必要である．将来的には，腸内細菌叢のバランスを調整するプロバイオティクスやプレバイオティクス，あるいは，腸内の代謝産物の異常を是正する方法がRAの予防や治療に役立つ可能性があると考えられる．一方で，糞便移植療法については報告が少なく，今後のさらなる検討が必要である．

文献

1）Okada Y, et al：Nature, 506：376-381, doi:10.1038/nature12873（2014）

2）Dong Y, et al：Front Immunol, 14：1131933, doi:10.3389/fimmu.2023.1131933（2023）

3）Maeda Y, et al：Arthritis Rheumatol, 68：2646-2661, doi:10.1002/art.39783（2016）

4）Kishikawa T, et al：Ann Rheum Dis, 79：103-111, doi:10.1136/annrheumdis-2019-215743（2020）

5）Scher JU, et al：Elife, 2：e01202, doi:10.7554/eLife.01202（2013）

6）Zhang X, et al：Nat Med, 21：895-905, doi:10.1038/nm.3914（2015）

7）Wang Y, et al：EBioMedicine, 80：104055, doi:10.1016/j.ebiom.2022.104055（2022）

8）De Filippo C, et al：Proc Natl Acad Sci U S A, 107：14691-14696, doi:10.1073/pnas.1005963107（2010）

9）Tett A, et al：Cell Host Microbe, 26：666-679.e7, doi:10.1016/j.chom.2019.08.018（2019）

10）Nii T, et al：Ann Rheum Dis, 82：621-629, doi:10.1136/ard-2022-222881（2023）

11）Takahashi D, et al：EBioMedicine, 58：102913, doi:10.1016/j.ebiom.2020.102913（2020）

12）Seymour BJ, et al：J Clin Invest, 134, doi:10.1172/JCI167671（2023）

13）Moulin D, et al：Ann Rheum Dis, 83：312-323, doi:10.1136/ard-2023-224014（2024）

14）Singh JA, et al：Arthritis Rheumatol, 68：1-26, doi:10.1002/art.39480（2016）

15）Smolen JS, et al：Lancet, 383：321-332, doi:10.1016/S0140-6736(13)61751-1（2014）

16）Zaharko DS, et al：Science, 166：887-888, doi:10.1126/science.166.3907.887（1969）

17）Nayak RR, et al：Cell Host Microbe, 29：362-377.e11, doi:10.1016/j.chom.2020.12.008（2021）

18）Kragsnaes MS, et al：Ann Rheum Dis, 80：1158-1167, doi:10.1136/annrheumdis-2020-219511（2021）

19）Fretheim H, et al：PLoS One, 15：e0232739, doi:10.1371/journal.pone.0232739（2020）

＜著者プロフィール＞

前田悠一：2007年大阪医科大学医学部卒業，日本生命済生会附属日本生命病院や国立病院機構大阪南医療センターでの内科学・リウマチ学の臨床経験の後に，'12年より大阪大学医学部附属病院，医学系研究科にてリウマチ学の臨床と，関節リウマチ患者における腸内細菌叢の解析に関する研究を行う．'16年には医学博士を取得，'17年に助教となり，自己免疫疾患におけるマイクロバイオータの研究を発展させる．'22年には，Friedrich-Alexander-University Erlangen-Nürnberg（FAU），Department of Internal Medicine 3のGeorg Schett教授のもとに留学し，その研究を発展させ，CAR-T細胞療法の治療と宿主の細菌叢のかかわりについても解析を進めている．

| 第2章 | マイクロバイオームと生理・病理との関連 |

Ⅲ. ディスバイオーシスと疾患

15. 炎症性腸疾患とマイクロバイオーム

村上真理, 竹田 潔

> 腸内微生物と宿主の共生関係は, 宿主細胞と微生物間の直接的相互作用や, 微生物由来のシグナル分子を介した間接的作用など, 複雑かつ精巧な機序に制御されながら進化を遂げてきた. 近年, 次世代シークエンスをはじめとした目覚ましい技術の発展により, 腸内微生物叢に関する新たな知見が蓄積してきている. このような背景のもと, 腸内微生物叢が宿主の腸管免疫を調整するとともに, dysbiosisが腸管における過剰な免疫応答を惹起し, 炎症性腸疾患の病態に寄与することが指摘されている. 本稿では腸内微生物と炎症性腸疾患とのかかわりについて, そのメカニズムから治療への応用について概説する.

はじめに

　炎症性腸疾患（inflammatory bowel disease, IBD）はクローン病（Crohn's disease, CD）と潰瘍性大腸炎（ulcerative colitis, UC）という2つの疾患の総称であり, 消化管炎症の寛解と再発をくり返す難治性疾患である. CDとUCは互いに類似する臨床症状を呈する一方, それぞれが特徴的な病理病態像を示す. 例えばCDの病変は口腔から肛門までの消化管全体が非連続性に消化管全層（粘膜層から漿膜下層まで）にわたって侵されうるのに対し, UCの病変は連続性の病変を呈し, 炎症は大腸粘膜にとどまる. IBDの原因や発症のメカニズムの全容はいまだ明らかではないが, 遺伝的に疾患感受性の高い個体に環境因子が加わることが引き金となり, 腸管免疫の恒常性が破綻すると考えられている.

　腸管内腔の表面には微生物が常在しており, 腸管免疫の恒常性維持には腸内微生物叢が深く関与している. ゲノムワイド関連解析（genome wide association study, GWAS）により明らかにされたIBDの疾患感受性座位のなかには, 微生物の感知や粘膜防御に関する遺伝子に加え, 病原体の処理にもかかわるオートファジー関連遺伝子などが含まれている. このことは, 粘膜バリア機構の破綻や, 微生物への曝露による過剰な

[略語]
AIEC：adherent invasive *E. coli*（腸管接着性侵入性大腸菌）
CD：Crohn's disease（クローン病）
FMT：fecal microbiota transplantation（糞便移植）

IBD：inflammatory bowel disease（炎症性腸疾患）
LysoPS：lysophosphatidylserine（リゾホスファチジルセリン）
SCFA：short chain fatty acids（短鎖脂肪酸）
UC：ulcerative colitis（潰瘍性大腸炎）

Association between gut microbiome and inflammatory bowel disease
Mari Murakami/Kiyoshi Takeda：Department of Microbiology and Immunology, Graduate School of Medicine, Osaka University（大阪大学大学院医学系研究科免疫制御学）

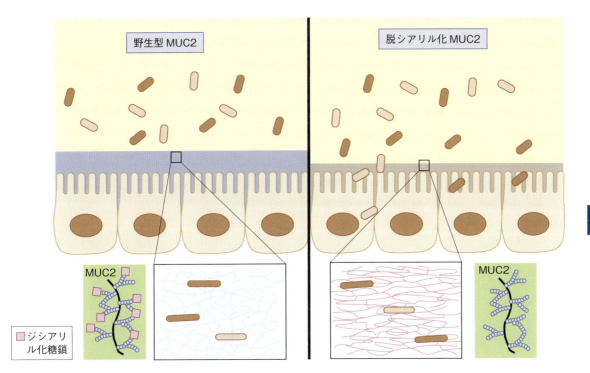

図1　ムチンネットワークによる腸内微生物叢に対する防御機構
野生型マウスの腸管の粘液層は分厚く，ムチンポリマーの配向性が乏しいため，多方向性のネットワーク構造によって腸内微生物の侵入が阻止される．一方，*St6galnac6*や*B3galt5*欠損マウスでは脱シアリル化による保水性の低下による粘液層の菲薄化とムチンポリマーの配向性が生じることにより，腸内微生物が組織に侵入しやすくなる．

宿主免疫応答がIBD発症の引き金となりうることを示唆している．本稿ではIBDの病態と腸内微生物叢のバランスの乱れ（dysbiosis）との関連について，われわれの研究グループの研究成果を交えながら概説する．

1 腸内微生物叢と宿主免疫

　腸粘膜は食物や外来異物，常在微生物などに絶えず曝露されている．腸粘膜の表面は上皮細胞で覆われ，これが一次粘膜バリアを形成することによって異物や病原体から宿主を守り，さらに腸内微生物に対する過剰な免疫応答を抑えることによって宿主生理の恒常性を維持している．腸管上皮細胞は，陰窩に局在する未分化な細胞と，絨毛に存在する分化した吸収上皮細胞，杯細胞，内分泌細胞から構成される．小腸ではパネート細胞が幹細胞の近傍に局在し，その機能維持に寄与するとともに抗菌ペプチドを分泌する．腸粘膜と腸内微生物は腸管上皮を覆う粘液層により空間的に分離さ

れており，粘液や抗菌ペプチドは物理化学的な生体防御機構として，粘膜バリア機能の維持に主要な役割を果たす．腸管上皮細胞にはToll-like receptor（TLR）に代表される病原関連分子パターン（pathogen-associated molecular patterns, PAMPs）を認識する受容体が発現し，腸内微生物からのシグナルはTLRを介してパネート細胞からのディフェンシンやregenerating islet-derived protein 3 gamma（REG3G）などの抗菌ペプチドの分泌を促す．一方，杯細胞は糖タンパク質を主成分とするムチンを分泌し，粘膜表面を覆うことにより腸内微生物の腸管上皮への侵入を防ぐ．杯細胞からのMucin2（MUC2）分泌もまた，TLRを介した腸内微生物からのシグナルによって制御されている[1]．最近のわれわれの研究により，MUC2のシアリル化がムチンのネットワーク構造の形成を促進し，結腸内の細菌侵入を抑制して腸管の恒常性を維持することが明らかになった（**図1**）．実際，MUC2のシアリル化を制御する酵素であるST6GALNAC6やB3GALT5を欠損

したマウスでは，腸炎に対する感受性が高くなったことからも腸粘膜の機能維持における粘液の重要性が示唆される[2]．さらに，大腸では管腔内に分泌された大腸上皮特異的GPIアンカー型タンパク質Ly6/Plaur domain containing 8（LYPD8）が腸内微生物の鞭毛に結合することによって，微生物の腸管上皮への侵入を阻止している[3]．

このように定常状態において，腸内微生物と腸管上皮は粘液層によって隔てられているが，遺伝的素因あるいは環境要因などによって腸管上皮バリアを逃れた腸内微生物は，腸管内腔より粘膜固有層へと侵入する．パイエル板や孤立リンパ小節，腸間膜リンパ節といった免疫応答の場となる二次リンパ組織において，抗原提示細胞によりB細胞やT細胞に抗原提示されると，ヘルパーT細胞（helper T cell，Th cell）や制御性T細胞（regulatory T cell，Treg），IgA産生B細胞などを介した種々の免疫応答が誘導される．

2 炎症性腸疾患と腸内微生物叢の変化

IBD患者の腸管では腸内微生物依存的にマクロファージや樹状細胞などの自然免疫が異常に活性化され，interleukin（IL）-12, IL-23, IL-6, tumor necrosis factor（TNF）などの炎症性サイトカインが分泌される．これによってリンパ球を主体とした獲得免疫が活性化され，interferon（IFN）-γ，IL-17などのサイトカインが過剰に分泌される．サイトカイン環境の変化により腸粘膜の免疫細胞の分布も変化し，局所へのさらなる炎症細胞の遊走が惹起され，炎症が増悪する．

IBD患者の腸内微生物叢の構成は変化しており，いわゆるdysbiosisの状態にある．すなわち，微生物叢の多様性が低下することに加え，Firmicutes門が減少し，Proteobacteria門が増加する傾向が認められる．このことは，dysbiosisが疾患感受性の亢進や炎症の増悪に関与する可能性を示唆している．CD患者の腸内において減少するFirmicutes門の*Faecalibacterium prausnitzii*は，抗炎症性のペプチドの分泌を介して腸管上皮細胞におけるNF-κB経路を阻害し，抗炎症効果をもつことが報告されている[4]．また，Firmicutes門のなかでもIBDにおいて著しく減少するClostridiaは，Tregを分化誘導することによって腸炎を抑制することが報

告されている[5]．一方，IBD患者の腸管では炎症腸管から分泌される一酸化窒素をエネルギー源として効率的に使用できる*Escherichia coli*（E.coli）が増加する[6]．メタ分析による報告では，CD, UCともにIBD患者において腸管接着性侵入性大腸菌（adherent invasive *E. coli*, AIEC）が有意に増加することが報告されている[7]．AIECはその名の通り，腸管上皮細胞に接着し，宿主細胞のミクロフィラメントや微小管を介して宿主細胞に侵入する．そこでマクロファージに貪食されたAIECは酸性に耐性の性質からマクロファージのファゴリソソーム内で生存・増殖し，感染マクロファージからTNF-αやIL-8などの炎症性サイトカインの分泌を誘導することによりIBDの病態に関与すると考えられる[7] [8]．

3 炎症性腸疾患と腸内微生物由来の代謝物

腸内微生物と宿主の相互作用が明らかにされるにつれ，腸内微生物による宿主への生理作用のメカニズムの1つとして腸内微生物由来の物質が注目されるようになった．腸内微生物による種々の化合物のなかでも腸管に最も豊富に存在するのが短鎖脂肪酸（short chain fatty acids, SCFA）であり，宿主免疫系にもさまざまな生理作用をもたらすことが報告されている．例えばSCFAの1つである酪酸はヒストン脱アセチル化酵素（histone deacetylase, HDAC）阻害作用を介して，Tregのマスター転写因子であるforkhead box P3（FOXP3）の発現を誘導し，Tregの分化を促進することによって大腸の恒常性維持に関与している[9]．また，*Bifidobacteria*由来のSCFAである酢酸は，腸粘膜上皮の増殖促進および保護作用によって，腸管出血性大腸菌O157感染を抑制することが報告されている[10]．さらに，*Lactobacillus*属菌由来のピルビン酸および乳酸は，小腸マクロファージに高発現するG protein-coupled receptor 31（GPR31）に作用することで，腸管病原性細菌に対する感染防御を誘導する[11]．IBD患者では糞便中のSCFA産生菌とSCFAの濃度は低いことが報告されている[12]．さらに，腸内微生物由来のタウリン，ヒスタミン，スペルミンがNLRP6インフラマソームシグナル伝達を制御し，宿主からの抗菌ペプチド分

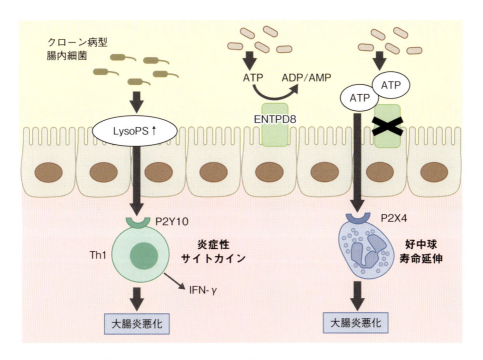

図2 腸内微生物由来の代謝物質による腸管炎症の制御機構
腸内微生物由来の代謝物質により，宿主腸管の炎症が制御される．クローン病患者ではホスファチジルセリンをLysoPSに変換する酵素を有する *E. coli* が増加している．LysoPSはTh1細胞を活性化し，IFN-γ産生を亢進させる．一方，腸内微生物由来の宿主細胞外のATPは好中球の長期生存を誘導し，炎症を悪化させる．ENTPD8は腸内細菌由来のATPを加水分解することにより，大腸炎の重症化を抑制する．

泌を調節することにより，正常な微生物叢が維持される[13]．これらのことから，腸内微生物の代謝活性は宿主の腸管免疫恒常性維持に反映され，それによって安定した腸内環境と宿主の生理機能が維持されるという共生関係を築いていることが示唆される．

一方，dysbiosisに起因する腸管腔内の代謝物質の濃度変化がIBDの病態に関与することを示唆する報告もある（**図2**）．われわれでは，CD患者の糞便中で増加するリゾホスファチジルセリン（lysophosphatidylserine，LysoPS）が，ヒトおよびマウスのIFN-γ産生CD4陽性T細胞において過剰なエフェクター応答を惹起することを報告した．実際，LysoPSを大腸炎モデルマウスに投与すると大腸炎が悪化した[14]．また，細胞外アデノシン三リン酸（adenosine phosphate，ATP）は免疫細胞や腸管内腔の微生物叢から放出され，腸の恒常性を調節する多様な免疫応答を惹起することが知られている．しかしながらATPシグナル伝達の過剰な活性化は粘膜免疫系の破綻を招き，腸炎の発症につながることから，腸管腔内のATPを適切な量に保つことが必要である．膜型ATP分解酵素であるectonucleoside triphosphate diphosphohydrolase 8（ENTPD8）は腸管内腔のATPを分解し，P2X4受容体を介した好中球の寿命の延伸を抑制することによって腸炎を抑制することが示されている[15]．また，トリプトファンは *Lactobacillus* や *Clostridium* などの腸内微生物によってインドール誘導体へと代謝され，アレルハイドロカーボン受容体（aryl hydrocarbon receptor，AhR）を介して免疫調節因子として働く．IBDのリスク遺伝子であるCARD9変異をもつ患者においては，トリプトファン代謝腸内微生物叢の減少およびAhrリガンドの産生低下が観察されている．さらにCARD9欠損マウスでは，AhRリガンドの低下によるIL-22の産生阻害により大腸炎に罹患しやすくなることが報告されている[16]．

4 炎症性腸疾患と口腔由来微生物

口腔，小腸，大腸はそれぞれ異なる微生物叢をもつが，最近の研究では歯周病などで生じる口腔内のdysbiosis もまた IBD と関連していることが示されている. 実際, さまざまな IBD コホートの糞便や腸管サンプルにおいて, 口腔内微生物が腸内に移行していることが示されている. *Fusobacterium* 属菌や *Klebsiella* 属菌など IBD の糞便や腸管で増殖する口腔内微生物は, 複数の研究で IBD との関連が指摘されている[17]. また, IBD の口腔と腸粘膜の双方において増殖する同一株の *Campylobacter concisus* も検出されている[18]. IBD における同一の口腔細菌株の存在を証明するためには, より大規模な IBD コホートからの口腔および腸のサンプルに対するメタゲノミクスおよびメタトランスクリプトミクス解析が必要である.

動物モデルを用いた研究により, 歯周病によって増殖した有害な口腔内微生物が腸管に移行し, 腸管の炎症を悪化させることが示された[19]. この歯周病 – 大腸炎モデルでは, 歯周病が口腔内微生物の腸内拡大に先行して起こっており, 口腔から腸への病原性微生物の伝播を示唆している. 一般的に, 健康な腸内微生物叢は口腔由来の微生物を凌駕するが, 腸内環境の乱れた状況下においては歯周病によって増殖した口腔内微生物の腸への定着が起こる[17]. 口腔内微生物の腸への移行経路は明確にはされておらず, 菌種によって異なる可能性があるが, マウスモデルでは口腔由来の *Streptococcus mutans* が血流を経て大腸炎を悪化させることが報告されている[20]. また, *Fusobacterium nucleatum* などは免疫細胞内で生き残る能力をもっており[21], 循環血流が伝播経路となる可能性がある. プロトンポンプインヒビターなど胃内の pH を上昇させる薬剤を服用中の患者の糞便には口腔内微生物が増加していることが報告されており[22], 消化管を介した伝播経路も存在すると考えられる. 腸管に辿り着いた口腔内微生物は腸管の自然免疫系および獲得免疫系と相互作用して腸管に炎症を惹起あるいは悪化させる[17]. 歯周病 – 大腸炎モデルマウスの研究により, 口腔内微生物と腸炎を結びつける新しい軸が報告された. このモデルでは, 歯周病によって増殖した口腔内 *Klebsiella* や *Enterobacter* が腸に移動し, インフラマソームを活性化する. 同時に, 口腔内で生成された口腔内微生物反応性 Th17 細胞は腸に移行し, 腸に移動した口腔病原体によって活性化され, 大腸炎の発症を引き起こすことが明らかになった[19].

5 腸内細菌を用いた炎症性腸疾患の治療戦略

腸内微生物に焦点を当てた IBD の治療戦略としては, プロバイオティクスおよびプレバイオティクスや, 健康なドナーから患者への糞便移植（fecal microbiota transplantation, FMT）などによる dysbiosis の回復があげられる. 活動性 UC 患者に対する FMT の他施設間二重盲検試験において, 約3割の FMT レシピエント（対照群では8％）で寛解および内視鏡的改善を認め, FMT によって増加した微生物の多様性は移植後も持続した. また, いくつかの細菌種は臨床転帰と相関し, 特に *Fusobacterium* 属の存在が非寛解と関連していた[23]. 同一グループによってひき続いて行われた FMT の治療奏効性に関連する因子を検証した研究においては, UC の寛解が得られた群では, *Eubacterium* と *Roseburia* の増加と短鎖脂肪酸生合成経路の上昇が認められ, 非寛解群では *Fusobacterium, Sutterella, Haemophilus, Escherichia* の増加とヘム合成系の上昇が認められた[24]. これらの知見は, より有効性の高いドナーの選出や特定の細菌を標的とした治療法の開発につながる可能性があると考えられる.

おわりに

腸内微生物叢は宿主と共生し, 相互に影響を及ぼしあうことにより, 複雑な生態系をつくりあげている. 近年, メタゲノムデータが急速に蓄積されてきたが, 機能が解明されている腸内微生物はまだごく一部に過ぎず, 宿主細胞との相互作用と疾患へのかかわりの理解は今後ますます重要になると考えられる. われわれは IBD 患者の腸管に特異的に発現し, 病態に寄与する免疫細胞を同定している[25]. メタゲノム解析とメタボローム解析などの技術を組合わせ, この疾患関連免疫細胞と IBD を特徴づける腸内微生物叢の相互作用を検証することにより, IBD とマイクロバイオームの関わりが詳細に解明され, 未来の治療戦略構築への重要な足掛かりとなると期待される.

文献

1) Birchenough GM, et al：Science, 352：1535-1542, doi:10.1126/science.aaf7419（2016）
2) Taniguchi M, et al：Mucosal Immunol, 16：624-641, doi:10.1016/j.mucimm.2023.06.004（2023）
3) Okumura R, et al：Nature, 532：117-121, doi:10.1038/nature17406（2016）
4) Quévrain E, et al：Gut, 65：415-425, doi:10.1136/gutjnl-2014-307649（2016）
5) Atarashi K, et al：Science, 331：337-341, doi:10.1126/science.1198469（2011）
6) Winter SE, et al：Science, 339：708-711, doi:10.1126/science.1232467（2013）
7) Nadalian B, et al：J Gastroenterol Hepatol, 36：852-863, doi:10.1111/jgh.15260（2021）
8) Martinez-Medina M & Garcia-Gil LJ：World J Gastrointest Pathophysiol, 5：213-227, doi:10.4291/wjgp.v5.i3.213（2014）
9) Furusawa Y, et al：Nature, 504：446-450, doi:10.1038/nature12721（2013）
10) Fukuda S, et al：Nature, 469：543-547, doi:10.1038/nature09646（2011）
11) Morita N, et al：Nature, 566：110-114, doi:10.1038/s41586-019-0884-1（2019）
12) Lloyd-Price J, et al：Nature, 569：655-662, doi:10.1038/s41586-019-1237-9（2019）
13) Levy M, et al：Cell, 163：1428-1443, doi:10.1016/j.cell.2015.10.048（2015）
14) Otake-Kasamoto Y, et al：J Exp Med, 219, doi:10.1084/jem.20211291（2022）
15) Tani H, et al：Proc Natl Acad Sci U S A, 118, doi:10.1073/pnas.2100594118（2021）
16) Lamas B, et al：Nat Med, 22：598-605, doi:10.1038/nm.4102（2016）
17) Read E, et al：Nat Rev Gastroenterol Hepatol, 18：731-742, doi:10.1038/s41575-021-00488-4（2021）
18) Kirk KF, et al：Gut Pathog, 8：27, doi:10.1186/s13099-016-0111-7（2016）
19) Kitamoto S, et al：Cell, 182：447-462.e14, doi:10.1016/j.cell.2020.05.048（2020）
20) Kojima A, et al：Oral Dis, 20：359-366, doi:10.1111/odi.12125（2014）
21) Xue Y, et al：Cell Death Dis, 9：355, doi:10.1038/s41419-018-0389-0（2018）
22) Jackson MA, et al：Gut, 65：749-756, doi:10.1136/gutjnl-2015-310861（2016）
23) Paramsothy S, et al：Lancet, 389：1218-1228, doi:10.1016/S0140-6736(17)30182-4（2017）
24) Paramsothy S, et al：Gastroenterology, 156：1440-1454.e2, doi:10.1053/j.gastro.2018.12.001（2019）
25) Yokoi T, et al：Proc Natl Acad Sci U S A, 120：e2204269120, doi:10.1073/pnas.2204269120（2023）

＜筆頭著者プロフィール＞
村上真理：2011年，脂肪肝に関する研究にて学位〔博士（医学）〕取得（大阪大学小児科学）．'13年よりカリフォルニア大学アーバイン校にて概日時計，エネルギー代謝と腸内細菌についての研究に従事．'17年より大阪大学免疫学フロンティア研究センターを経て'19年より現所属機関にて炎症性腸疾患とヒト免疫学をテーマに研究中．小児科専門医．

第2章 マイクロバイオームと生理・病理との関連

Ⅲ. ディスバイオーシスと疾患

16. インスリン抵抗性とマイクロバイオーム

大野博司

> 肥満モデルマウスや糖尿病患者の便中に多く存在する *Fusimonas intestini* は高脂肪餌との組合わせにより，マウスに全身性の軽度慢性炎症を惹起し，肥満，耐糖能異常の原因となる．これは，*F. intestini* がマウス腸内で産生するトランス不飽和脂肪酸であるエライジン酸が腸管バリア傷害をきたすことによる．一方，メタボリックシンドロームやインスリン抵抗性のある人では，便中の単糖類が健常者と比較して有意に多く認められる．便中単糖類と負に相関する腸内細菌はインスリン感受性と相関を示し，マウスに投与することで肥満やインスリン抵抗性を改善する．

はじめに

　肥満や糖尿病は世界的に増加の一途を辿っており，医学的な課題であるのみならず，社会的，経済的にも大きな問題である．わが国においても，約1千万人とされる糖尿病患者に加え，耐糖能異常者も約1千万人と，実に人口の1／5が糖尿病あるいは前糖尿病状態であり，喫緊の課題の1つである．

　ヒトを含む動物の腸内に定着・共生する膨大な数の「腸内細菌叢」は，宿主である動物の生理・病理に多大なインパクトを及ぼすことが報告されている．本稿の主題である肥満やインスリン抵抗性も例外ではなく，腸内細菌叢の異常，ディスバイオーシスの存在が報告されている．多くの疾患で共通して腸内細菌叢の多様性の喪失が認められるが，このようなヒトでの研究では，ディスバイオーシスと疾患との因果関係は明らかにできない．そこで疾患モデルマウスなどの実験動物を用いた研究が重要となる．本稿では，肥満やメタボ

リックシンドローム[※1]の発症や増悪にかかわる腸内細菌およびその代謝物に関するわれわれの研究成果を紹介する．

※1　メタボリック症候群

内臓肥満に高血圧・高血糖・脂質代謝異常が組合わさることにより，心臓病や脳卒中などになりやすい病態を指す．日本では，ウエスト周囲径（へその高さの腹囲）が男性85 cm・女性90 cm以上で，かつ血圧・血糖・脂質の3つのうち2つ以上が基準値から外れる場合に，メタボリック症候群と診断される．2005年に日本内科学会などの8つの医学系の学会が合同して診断基準を策定した．腹囲は男女ともに内臓脂肪面積 ≥100 cm²に相当する．血圧・血糖・脂質の判断基準は以下の通りである．血圧：収縮期（最大）血圧 ≥ 130 mmHgかつ／または拡張期（最小）血圧 ≥ 85 mmHg．血糖：空腹時高血糖 ≥ 110 mg/dL．脂質：高トリグリセライド血症 ≥ 150 mg/dLかつ／または低HDLコレステロール血症＜40 mg/dL.

Insulin resistance and microbiome
Hiroshi Ohno：Laboratory for Intestinal Ecosystem, RIKEN Center for Integrative Medical Sciences（理化学研究所生命医科学研究センター粘膜システム研究チーム）

1 腸内細菌由来エライジン酸と肥満・耐糖能異常

腸内細菌叢における*Bacillota*門（旧*Firmicutes*門）の*Bacteroidota*門（旧*Bacteroidetes*門）に対する相対比の増加（F/B比）が肥満と関係するとの報告がマウス[1]，ヒト[2]でなされた．このF/B比は必ずしも肥満の相関しないとの議論もなされているが，むしろF/B比は摂取カロリーと相関するとの総説もある[3]．

*Bacillota*門に属する*Lachnospiraceae*科菌が肥満や糖尿病と関連するとの複数の報告がある[4]～[6]．*Kameyama*らは，糖尿病モデル*db/db*マウスにおいて*db/+*マウスと比較して増加している新種の*Lachnospiraceae*科菌が，*db/db*マウスと比較して高血糖とならない肥満モデル*ob/ob*マウスに投与すると高血糖や肝・内臓脂肪重量を増加させることを見出し[7]，*Fusimonas intestini*と命名，報告した[8]．*F. intestini*はヒト糖尿病患者群の便中においても，健常対照群と比較して保菌率で約2.5倍（約70％対約30％），保菌者における菌数の平均値も約10倍高く，さらに便中の菌数と空腹時血糖値やBMI値が正の相関を示し[9]，肥満や糖尿病との関係が示唆された．

しかし前述のように，ヒトを対象とした研究では得られるサンプルの種類が限られるなどの制約から詳細な因果関係やメカニズムの解明は難しい．そこで，無菌マウスに*F. intestini*を定着させることでそのメカニズム解明を試みた．高度嫌気性菌である*F. intestini*は単独では無菌マウス腸内に定着できなかったが，*Escherichia coli*共存下では定着できた．これは*E. coli*が無菌マウス腸内の酸素を消費するか，あるいは*F. intestini*の定着増殖に必要な因子を提供するためと考えられる．そこで，*E. coli*単独定着マウスと*E. coli* + *F. intestini*共定着マウスを比較検討することにした．通常餌飼育下では*F. intestini*の存在の如何にかかわらず体重や体脂肪の体重の変化も同等であったが，高脂肪餌下では，*F. intestini*により体重増加，体脂肪の体重に対する増大とも有意に高く，インスリン負荷試験の成績も悪かった．これは，高脂肪餌と*F. intestini*の組合わせにより，タイトジャンクション構成タンパク質遺伝子群の発現抑制による腸管上皮バリア傷害（リーキーガット）から，全身性の軽度慢性炎症が引き起こされることに基

因すると考えられる[9]．

便中の低分子代謝物のメタボロームによる網羅的解析を行ったところ，*F. intestini*と高脂肪餌の組合わせで脂溶性の代謝物，なかでも特にエライジン酸が有意に増加していた．そこでエライジン酸を糖尿病モデル*db/db*マウスに経口投与したところ，*F. intestini*投与時と同様，タイトジャンクション構成タンパク質遺伝子群の発現抑制および体重増加，インスリン負荷試験の悪化がみられた．さらに，マウス腸管上皮細胞の*ex vivo*培養系であるオルガノイドにエライジン酸を作用させたところ，やはりタイトジャンクション構成タンパク質遺伝子の発現抑制および上皮層透過性亢進が認められ，エライジン酸は腸管上皮細胞に直接作用してバリア傷害をきたすことで全身性の軽度慢性炎症から肥満，耐糖能異常を引き起こすと考えられた[9]．

これらの結果から，*F. intestini*存在下で高脂肪食を摂取することで産生されるエライジン酸は，腸管上皮細胞のタイトジャンクションを傷害して腸管透過性を亢進させることで，リポ多糖をはじめとする腸管内腔の炎症物質が体内に入り全身性軽度慢性炎症を惹起し，ひいては肥満，耐糖能異常を引き起こすと考えられる（**図1**）．*in vitro*培養系において，*F. intestini*はオレイン酸存在下では増殖が促進されるとともに，オレイン酸の減少とエライジン酸の増加が認められることから[9]，*F. intestini*は食事性脂肪により増殖促進されるとともにオレイン酸からトランス型のエライジン酸への変換能をもつと考えられる．これは，健常群と比較して糖尿病患者群では*F. intestini*の保有率，保有菌数ともに高いことと一致する所見である．ちなみに，オレイン酸はエライジン酸と同じく炭素数18で9番目に二重結合をもつシス型の脂肪酸である．

2 腸内細菌叢糖代謝とインスリン抵抗性

糖尿病の発症には至っていない前糖尿病段階での異常の理解は，糖尿病への進行の予防法開発につながる重要な知見である．そこで人間ドック受診者から，BMI25以上の肥満群，肥満の有無にかかわらず空腹時血糖110～125 mg/dLあるいはヘモグロビンA1c6.0～6.4％を指標に耐糖能異常群，および肥満も耐糖能異常

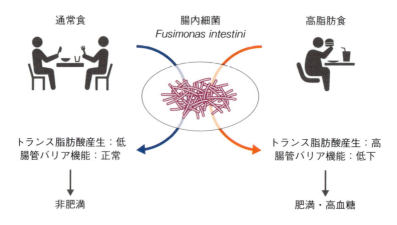

図1 高脂肪食と *F. intestini* がエライジン酸による腸管バリア傷害から全身性の軽度慢性炎症，肥満，糖尿病へと進展する
詳細は本文参照．理化学研究所プレスリリース（https://www.riken.jp/press/2023/20230118_1/ index.html）より引用．

もない対照群を募集し，耐糖能異常のバイオマーカー候補となりえる腸内細菌あるいはその代謝物の同定を試みた[10]．ランダムフォレストによる機械学習を用いて，HOMA-IR[※2]を指標として，16S rRNA アンプリコン配列解析による菌叢組成，ショットガン配列解析による菌叢遺伝子組成，メタボローム解析による便中代謝物組成のいずれが最もよくインスリン抵抗性を予測する指標となるかを検討したところ，代謝物が最も精度高く予測できるデータであることがわかった．そこでまず，特に便中水溶性代謝物に着目し，インスリン抵抗性と最も強く正に相関する代謝物を探索した結果，グルコース，フルクトース，ガラクトース，キシロースといった単糖類が同定された．これらの便中単糖類はメタボロ症候群においても非メタボロ症候群と比較して有意に高値を示した．さらに，これら便中単糖類は，日本人のみならず，白人データ（TwinsUKコホート）においても肥満やHOMA-IRと有意に関連していた．

次に，インスリン抵抗性（HOMA-IR）と正の相関を示すこれら単糖類と相関を示す腸内細菌群や腸内細菌の遺伝子群を検索した結果，前述のように肥満や糖尿病との関連が報告されている[4)～6)]．*Lachnospiraceae* 科に属する *Dorea* 属，*Blautia* 属，*Coprococcus* 属が正に相関する菌属の上位を占めた．一方，負の相関を示す菌としては，Bacteroidales 目の *Bacteroides* 属，*Alistipes* 属，および Clostridia 綱 Eubacteriales 目の *Flavonifractor* 属が上位にあがった．またショットガンメタゲノム解析では，これらの菌が単糖類と負の相関を示す結果と一致して，ショ糖やデンプンなどのオリゴ糖をヒトが吸収可能な単糖類に分解する遺伝子機能は *Bacteroides* 属や *Alistipes* 属では少なく，逆に単糖類を自身で利用・消費する遺伝子機能が多く検出された[10)]．

吸収された単糖類は過剰な栄養素となる以外にも，免疫細胞に作用して炎症性サイトカインの産生を促し，慢性炎症的に肥満やインスリン抵抗性を増悪させる可能性が示唆されている[11) 12)]．これを支持する結果として，便中の細菌叢解析とメタボローム解析に，末梢血単核細胞のCAGE法による遺伝子発現解析，血中サイトカイン測定解析，血漿代謝物メタボローム解析データを加えたメタデータネットワーク解析を行ったところ，便中単糖類は，腸内細菌ならびに末梢血免疫細胞の炎症関連遺伝子，炎症性サイトカインと正の相関を示すネットワークハブとして機能する可能性が示唆された[10)]．インスリン抵抗性と負の相関を示す細菌を高脂肪餌飼育マウスに投与して，耐糖能改善効果を示すか検証した結果，特に *Alistipes indistinctus* に便中単

※2 HOMA-IR
Homeostatic Model Assessment for Insulin Resistance の略で，インスリン抵抗性の指標の1つである．計算式は空腹時血糖値（mg/dL）×空腹時インスリン値（μU/mL）/405であり，正常は1.6以下，2.5以上を抵抗性あり，1.6～2.5を境界域と判断する．

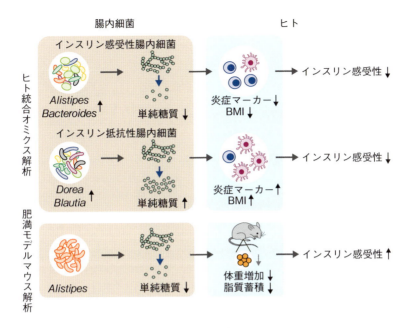

図2　便中単糖類の増加がインスリン抵抗性の増悪につながる
詳細は本文参照．理化学研究所プレスリリース（https://www.riken.jp/press/2023/20230831_1/ index.html）より引用．

糖類の減少ならびにインスリン抵抗性の改善効果が認められた[10]．

このように，インスリン抵抗性と正の相関を示す便中代謝物として単糖類を，インスリン抵抗性と正，負に相関する菌を同定し，単糖類が（慢性）炎症と関連すること，さらにインスリン抵抗性と負に相関する菌はマウスにおいてインスリン抵抗性の改善効果を示すことが示された（図2）．

おわりに

インスリン抵抗性や糖尿病の病態と関連する腸内細菌やその代謝物が明らかとなってきた．トランス不飽和脂肪酸であるエライジン酸は，ここで示した肥満・耐糖能異常のほか，心血管疾患やコレステロール代謝，脂肪肝などの増悪との関連も報告されている[13)14)]．エライジン酸に代表されるトランス不飽和脂肪酸は，保存期間延長や食感の改善のため植物油などの多価不飽和脂肪酸に富んだ食用油の工業的な高温処理による部分的水素付加反応から生成される．しかし，前述のような健康に対する悪影響から，WHOはトランス不飽和脂肪酸の摂取制限（総エネルギー摂取量の1％以下）ならびに部分的水素付加油の生産および使用の禁止を2018年および2023年にも勧告した[15)16)]．その結果，2018年時点での18カ国から，現在では57カ国でこの勧告に沿った施策が行われている（日本人のトランス不飽和脂肪酸の摂取量は総エネルギー摂取量に対して平均0.3％とWHOの推奨値を大きく下回っており[7)]，国としての規制も行われていない）．今回の結果は，経口摂取以外に腸内細菌により産生されるエライジン酸によっても健康への悪影響の考慮の必要性を示すものである．*F. intestini*以外にもエライジン酸を産生する腸内細菌は存在することから[9)]，エライジン酸による健康障害を回避するためにはエライジン酸産生菌ではなく産生されたエライジン酸そのものを腸内から除去する方法の開発が望ましいであろう．

また，*A. indistinctus*をはじめとするインスリン抵抗性を改善する菌は，耐糖能異常者（糖尿病予備群）への投与により糖尿病の発症を予防するプロバイオティクスとしての可能性が考えられる．

文献

1) Ley RE, et al：Proc Natl Acad Sci U S A, 102：11070-11075, doi:10.1073/pnas.0504978102（2005）
2) Ley RE, et al：Nature, 444：1022-1023, doi:10.1038/4441022a（2006）
3) Di Pierro F：Microorganisms, 9, doi:10.3390/microorganisms9112402（2021）
4) Cho I, et al：Nature, 488：621-626, doi:10.1038/nature11400（2012）
5) Qin J, et al：Nature, 490：55-60, doi:10.1038/nature11450（2012）
6) Ottosson F, et al：J Clin Endocrinol Metab, 103：1491-1501, doi:10.1210/jc.2017-02114（2018）
7) Kameyama K & Itoh K：Microbes Environ, 29：427-430, doi:10.1264/jsme2.ME14054（2014）
8) Kusada H, et al：Sci Rep, 7：18087, doi:10.1038/s41598-017-18122-2（2017）
9) Takeuchi T, et al：Cell Metab, 35：361-375.e9, doi:10.1016/j.cmet.2022.12.013（2023）
10) Takeuchi T, et al：Nature, 621：389-395, doi:10.1038/s41586-023-06466-x（2023）
11) Després JP & Lemieux I：Nature, 444：881-887, doi:10.1038/nature05488（2006）
12) Moller DE：Nature, 414：821-827, doi:10.1038/414821a（2001）
13) de Souza RJ, et al：BMJ, 351：h3978, doi:10.1136/bmj.h3978（2015）
14) Oteng AB & Kersten S：Adv Nutr, 11：697-708, doi:10.1093/advances/nmz125（2020）
15) Saturated fatty acid and trans-fatty acid intake for adults and children：WHO guideline summary（https://iris.who.int/bitstream/handle/10665/375034/9789240083592-eng.pdf）
16) 食品安全委員会：新開発食品評価書　食品に含まれるトランス脂肪酸（https://www.fsc.go.jp/sonota/trans_fat/iinkai422_trans-sibosan_hyoka.pdf）

＜著者プロフィール＞

大野博司：1983年千葉大学医学部卒業．臨床研修後，'91年千葉大学大学院医学研究科修了，医学博士．千葉大学助手，米国NIH訪問研究員，千葉大学助教授を経て'99年金沢大学がん研究所教授．2004年より理化学研究所チームリーダー（現職）．消化器免疫学，特に腸内細菌の取り込みに特化した腸管上皮M細胞の研究，ならびに宿主－腸内細菌相互作用について研究を進めている．

第2章 マイクロバイオームと生理・病理との関連

Ⅲ. ディスバイオーシスと疾患

17. 皮膚微生物叢とバリア，炎症制御

松岡悠美

> 皮膚細菌叢がさまざまな皮膚の状態，皮膚疾患において異なっていること，また獲得過程において皮膚免疫やバリアの成り立ちに重要であることがわかってきた．本稿ではまず，総論として皮膚の正常細菌叢の基本的な成り立ち，解析の基本的な注意点について概説する．また，乳児アトピー性皮膚炎の発症前，未病期の皮膚細菌叢の変遷と疾患発症の関連について細菌叢の視点から概説する．すでに，ヒトにおいて皮膚の状態をプロバイオティクスもしくはプレバイオティクスの側面から介入することでコントロールすることが，疾患への治療応用を中心に実用化されはじめており，多くの皮膚科学研究者が注目するところである．

はじめに─皮膚を構成する物理的バリアは細菌叢を養う

皮膚は，成人で約 1.6 m^2 の面積をもち，体重の 16 ％を占める人体最大の臓器である．皮膚マイクロバイオームを理解するためには，その基本構造と腸管とは異なる透過性を知ることが重要である．皮膚表面には汗管が直接開口しており，99 ％が水で構成された汗が分泌される．この汗には，塩化物，乳酸，尿素，抗菌ペプチドなどが含まれ，通常 pH は弱酸性を示す．一方，脂腺からはワクスエステル，トリグリセリド，スクワレンなどの脂質が分泌され，これらのトリグリセリドは毛包内の細菌によるリパーゼで分解され，遊離脂肪酸として分泌される．これら脂質で構成される酸性の皮膚表面の脂質フィルムは，外界からの化学物質の干渉作用や感染防御に役立つと考えられている．表皮では，角質細胞の間隙を埋める細胞間脂質による角質バリアと，細胞間の隙間をシールするタイトジャンクションからなるバリアの2重のバリアが存在し，このようなバリアを透過できる分子は，分子量が約 500 Da 以下のものに限られる．500 Da の分子は約 1.3 nm 以下となるため，タンパク質などが定常状態で直接，皮膚の中すなわち真皮まで透過することはない．表皮内には，免疫細胞として表皮内樹状細胞であるランゲルハンス細胞などが存在する．ランゲルハンス細胞の樹状突起はタイトジャンクションを突き抜けて角層直下まで延び，

［略語］

AD：Atopic dermatitis（アトピー性皮膚炎）
C. acnes：*Cutibacterium acnes*
C. albicans：*Candida albicans*
IL：interleukin

S. aureus：*Staphylococcus aureus*
S. epidermidis：*Staphylococcus epidermidis*
TNF：tumor necrosis factor

Barrier and inflammation regulation by skin microbiome
Yumi Matsuoka：Cutaneous Allergy and Host defense, Immunology Frontier Research Center, The University of Osaka（大阪大学免疫学フロンティア研究センター皮膚アレルギー生体防御）

表　ヒト皮膚細菌，真菌の脂質修飾酵素[14]

菌種	phospholipase	sphingomyelinase	ceramidase	triacylglycerol hydrolase	cholesterol-modifying enzymes
Corynebacterium accolens				+	
Corynebacterium amycolatum				+	
Corynebacterium pseudotuberculosis	+	+			
Corynebacterium ulcerans	+	+			
Corynebacterium jeikeium			+		+
Cutibacterium acnes	+		+	+	
Staphylococcus epidermidis		+		+	+
Staphylococcus aureus	+	+		+	+
Staphylococcus saprophyticus				+	+
Micrococcus luteus				+	
Pseudomonas aeruginosa	+	+	+	+	+
Streptococcus mitis group	+	+			
Malassezia restricta	+			+	

主要な微生物は限られた栄養素である脂質を代謝するのに必要な酵素を有している.

抗原提示などの役割を担う. このような皮膚の構造を考慮すると，皮膚微生物叢から宿主が得るべき最も重要な情報は，表皮下に外来微生物が侵入した際の防御機構であろう. 腸管のように積極的に栄養素を取り込むという役割はなく，主な役割が外界からの保護であるため，皮膚細菌叢からの全身への影響も，腸管に比較して限定的である.

また，消化管の粘膜は湿気があり栄養豊富で，細菌の定着に好まれる場所である. しかし，いくつかの細菌分類群は，哺乳類の皮膚のような乾燥して栄養の乏しい表面に特化して定着している. これらの細菌は主にFirmicutes門とActinobacteria門に属する. 哺乳類の皮膚上の独特の環境条件は，ケラチノサイトのタンパク質と脂質ラメラ（セラミド，コレステロール，脂肪酸などの脂質分子が規則正しく配列した構造のこと）によって，油相と水相のくり返しから成ってバリア機能を発揮し，宿主の体表の恒常性を保つための保湿機構を構成している. Actinobacteria門のなかでは，*Corynebacterium*属，*Cutibacterium*属，*Micrococcus*属が最も豊富な皮膚の定着菌であるが，これらの細菌は，triacylglycerol hydrolase，cholesterol-modifying enzymes，ceramidaseなどの脂質修飾酵素をもち

（**表**），限られた栄養素である皮膚の脂質をエネルギーとして利用することができる特徴がある.

1 皮膚微生物叢の年齢による成熟と維持

皮膚では，その表面$1\,cm^2$あたりに10^6個，約40種の細菌が生息している[1]. 皮膚細菌叢は，個人，採取部位，年齢，性別などにより大きく異なる. 皮膚細菌叢は，おもに*Staphylococcus*属，*Corynebacterium*属，*Cutibacterium*属（*Propionibacterium*属）などの菌により構成され，腸管に比較して少ない種類で構成されているという特徴がある[2]. 生理学的な特徴が似ている部位には，似たような菌種が存在する. ヒトでは，脂漏部位，湿潤部位，乾燥部位の3つに大きく分けられる. 脂漏部位である眉間，外耳道，前胸部，背部などは主に*Cutibacterium*属や*Staphylococcus*属により構成される. また，湿潤環境になりやすい鼠径部，腋窩，肘窩は*Corynebacterium*属が優位になる一方で，乾燥した環境になる手掌側の前腕，小指球側の手掌，臀部などでは，β-Proteobacteria綱やFlavobacteriales綱の分画が増加し，多様性が増す[3]. 乳児期初期に獲得

される皮膚細菌叢は，出産方法によるとされている．膣から分娩された乳児は母親の膣に似た皮膚細菌叢を保有し，帝王切開による出産では，乳児の皮膚細菌叢は母親の皮膚に似るとされている[4]．ヒト思春期には，脂腺の発達に伴い，脂漏部位では細菌叢に大きな変化が訪れる．思春期の評価分類，Tanner段階の1～3期ではStreptococcus属やグラム陰性菌のMoraxella属，Haemophilus属，Neisseria属などが多様性をもって存在している．一方，Tanner段階の4～5期になると，これらの菌はほとんど検出されなくなり，脂質好性のCutibacterium属，Corynebacterium属，Turicella属などで占められるようになる[5]．健常成人皮膚細菌叢を年間で観察した研究からは，一度獲得された皮膚細菌叢は年間を通じて種のレベルで安定していることが明らかとなっている．

② 皮膚微生物叢の解析手法

皮膚には1 cm²あたり，10^5から10^6個の細菌しか存在しないため，採取されたサンプルから得られるDNA量は非常に少なくなることに注意が必要である．また，採取法，部位，サンプルの調製法および解析法により結果が異なる可能性があることにも留意しなければならない．過去の報告によると，全層性にヒト皮膚を皮膚生検で採取した場合とスワブで採取した場合では，スワブでの採取によるバクテリアゲノムの量は全層性の皮膚生検と比較して約100分の1程度であるが，得られる細菌叢の組成は同一であると報告されている[6]．多くの研究は侵襲性の問題も有り，スワブやテープストリッピングという非侵襲的な方法で採取したサンプルを用いて解析が行われている．しかしながら，脂腺内にはCutibacterium属をはじめとする嫌気性菌が少なからず存在し，古くからざ瘡（ニキビ）などの皮膚疾患に関与することが知られている．このような疾患をターゲットにした解析の報告では，採取法（スワブ，テープストリッピング，毛穴パック，皮膚生検など）に依存して細菌叢の割合が異なって検出されているようである．次に採取部位であるが，採取部位は大きく分けると，乾燥（Dry），湿潤（Moist），脂性（Oily）の3つに分けることができ，これらの部位では細菌叢は大きく異なる．また，最近の報告では，採取部位が

数cm異なると皮膚細菌叢は異なっているという報告もあるので[7]，採取部位の検討は事前に十分に行う必要がある．また，ヒトの場合は，入浴や，洗顔といった細菌叢に影響する日常行動があるため，採取のタイミングなどを統一することが望ましい．皮膚の解析で特徴的な注意点をさらに挙げると，脂性部位の占有種の1つであるCutibacterium acnesは，16S rRNAのV4領域で解析した場合と，それ以外のV1-V2領域などと比較した場合，V4領域では，株によりOTU※で分類できない場合があり，脂性部位で極端にC. acnesの割合が少なく出ることもあり，大きく細菌叢全体の見え方が変わることが知られている[8]．また，真菌やグラム陽性球菌のStaphylococcus属などは，細胞壁（膜）がそれ以外の細菌よりも硬いので，特にショットガン解析などで真菌も同時に解析する場合などは，事前にサンプル処理法により真菌DNAが他の微生物と同程度に取れているかなどの検証も必要である．このように，皮膚細菌叢解析には，多くの注意点があるが，例えば，健常者と特定の疾患患者を比較して何かを見つけようとする場合，あくまで細菌叢解析は絞り込みの手段であると捉えれば，同一採取部位を取り同じサンプル処理がされていればよく，解析自体は腸内細菌叢と同様であるのでさほど難しいものではない．

③ 生後の皮膚細菌叢と皮膚の健康，アトピー性皮膚炎の発症

皮膚は生後はじめて大気に曝露するが，生後直後の新生児は胎脂に覆われた状態で誕生する．胎脂は約80％水分，約10％タンパク質，約10％脂質といった構成で成り立っている．脂質は，セラミド，コレステロール，脂肪酸で構成され，また胎脂中には，IL-1，IL-1β，IL-6，IL-8，TNF-αなどのサイトカイン，LL-37，lysozyme，psoriasin，lactoferrin，α-defensinなどの抗菌ペプチドが含まれるため，皮膚にとって有害であると考えられる微生物，例えば，S. aureus

---

※ OTU

Operational Taxonomic Unit. 一定以上の類似度（一般的には96～97％）を持つ配列同士を1つの菌種のように扱うための操作上の分類単位.

やC. albicansの定着を抑制していると考えられている．生後しばらくした乳児期においては，成人と比較すると乳児の皮膚はより湿潤で，アルカリ性の傾向があり，脂質および皮脂の含有量が低い[9]．Firmicutes門は乳児の皮膚に多く存在し，一般に塩分耐性が高く，湿潤でアルカリ性の環境で繁殖できる．一方，前述したように，Cutibacterium属などは酸性の脂質フィルムなどを構成する脂質依存性が高い．この属の性質と一致して，1歳児の乳児において特定の細菌種の相対的な存在量と局所的に測定された皮膚のpHまたは湿度との間に有意な関連が観察されている[10]．

一方，皮膚細菌叢の乱れはアレルギーマーチとよばれるアレルギー疾患の蓄積の起点となる乳幼児期のアトピー性皮膚炎（Atopic dermatitis，以下AD）のバイオマーカーや介入ターゲットになりうるのかというのはアレルギー疾患の克服のために重要なテーマである．なぜなら，特にADにおいて，Staphylococcus aureusが皮膚で特異的に増加するという現象は古くから知られているためである（詳しくは，文献11参照）．介入としては，乳幼児期においては保湿剤の外用が最も着目されている介入の1つであるが，これが，プレバイオティクス的な意味合いをもって作用しているのかということは後述する．われわれの研究チームでは，AD予防効果を確認するためのスキンケア介入で新生児期から生後6カ月までに得られた皮膚細菌叢データを用いて細菌叢獲得の過程と，dysbiosisとよばれる細菌叢の乱れがどのようにAD発症に関与するのかについて検討した．

これまでのスキンケア介入に関する研究は，被験者の保湿剤使用量の管理と評価に困難を伴っていた．これらの制約を克服するため，本介入コホート研究では実際の保湿剤使用量を測定し，そのADへの影響を調査した．われわれは，出産方法，環境，季節変動，親のアレルギーなどの臨床変数と乳児期のADに関連する疾患との間に有意な関連を見出さなかった．これは，保湿剤の使用がADの発症を効果的に軽減し，他の古典的にADの発症に関連する要因の影響を最小限に抑えたためと考えられる．

さらに，健康な対照群の乳児と1歳までにADを発症した乳児の皮膚細菌叢の違いを分析した．健常皮膚の群とAD群の間で，すべてのサンプリング時点にお

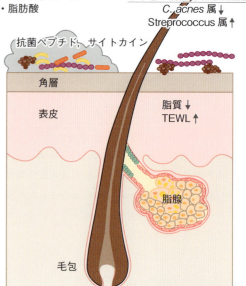

図　新生児期の脂質バリアとアトピー性皮膚炎
脂腺細胞で合成される脂質は，細菌のリパーゼなどで分解され酸性の脂質フィルムとしてバリアを構成する．乳児の場合は胎児期に形成された，抗菌ペプチド，サイトカインなどを含む胎脂に覆われて出生し，最も初期の皮膚細菌叢が形成される．AD関連の皮膚では，C. acnesの減少とStreptococcus mitis groupの減少が観察される．

いて細菌叢の多様性指数は差がみられなかった．驚くべきことに，1歳までにADを発症した乳児は，生後3日目の時点で健康な乳児と比べて明らかに異なる細菌叢組成を示した．具体的には，生後3日目の新生児皮膚にStreptococcus属とPrevotella属の存在量が高く，C. acnesの存在量が低いことが1歳時のAD発症と関連していた（**図**）．興味深いことに，新生児の皮膚におけるStreptococcus mitis groupの存在は，保湿剤の使用量と負の相関を示し，一方でC. acnesの存在量は保湿剤の使用と正の相関を示した．これらの結果は，新生児の皮膚におけるdysbiosisが1歳までにADの発症リスクを高めることを示唆しており，適切なスキンケアによりAD関連の新生児皮膚dysbiosisを緩和できる可能性があることを示している[12]．

保湿剤の使用とC. acnesのような皮膚細菌の存在はどのように関連しているのか．保湿剤にはトリグリセ

リドやセラミドが含まれており，*C. acnes* は保有する酵素により，これらを代謝できるため，保湿剤の使用と細菌の成長との関連を説明できる可能性がある．*C. acnes* はかつてはざ瘡（にきび）に関連する病原体と考えられていたが，最近の研究ではトリグリセリド，セラミド，コレステロール，遊離脂肪酸などの必須脂質の増加を誘導し，抗菌活性や経皮水分蒸散（transepidermal water loss, TEWL）の減少などの生来のバリア機能を強化することが示されている[13]．したがって，健常皮膚乳児において新生児期皮膚での *C. acnes* の割合が保湿剤使用と正の相関関係を示していることは，*C. acnes* の増殖による皮膚バリア機能の向上が，早期の皮膚健康を促進することを示しているのかもしれない．

おわりに─皮膚微生物叢の皮膚の健康および疾患治療への応用

われわれがこれまでに解析してきた AD 発症にかかわるとされる *S. aureus* はクオラムセンシングを介して皮膚常在細菌叢を構成する *S. epidermidis* などの同属の細菌と競合していることが知られており，クオラムセンシングによる競合を利用した治療の開発が治験段階にある．また，皮膚の遺伝性疾患や，抗がん剤治療の副作用として現れる皮膚障害に対しても常在細菌そのものまたは遺伝子改変された常在細菌を利用しようという試みも存在し，皮膚微生物叢の疾患治療への応用が進みつつある．

文献

1）Belkaid Y & Segre JA：Science, 346：954-959, doi:10.1126/science.1260144（2014）
2）Scharschmidt TC & Fischbach MA：Drug Discov Today Dis Mech, 10, doi:10.1016/j.ddmec.2012.12.003（2013）
3）Grice EA, et al：Science, 324：1190-1192, doi:10.1126/science.1171700（2009）
4）Mueller NT, et al：Trends Mol Med, 21：109-117, doi:10.1016/j.molmed.2014.12.002（2015）
5）Oh J, et al：Genome Med, 4：77, doi:10.1186/gm378（2012）
6）Grice EA, et al：Genome Res, 18：1043-1050, doi:10.1101/gr.075549.107（2008）
7）Bouslimani A, et al：Proc Natl Acad Sci U S A, 112：E2120-E2129, doi:10.1073/pnas.1424409112（2015）
8）Lebeer S, et al：Cell Rep Med, 3：100521, doi:10.1016/j.xcrm.2022.100521（2022）
9）Moskovicz V, et al：Microorganisms, 8, doi:10.3390/microorganisms8071023（2020）
10）Zhu T, et al：J Invest Dermatol, 139：2497-2505.e6, doi:10.1016/j.jid.2019.05.018（2019）
11）中川誠太郎, 他：皮膚微生物間のコミュニケーション, 実験医学, 41：391-397, 2023
12）Aoyama R, et al：Allergy, 79：1618-1622, doi:10.1111/all.16095（2024）
13）Almoughrabie S, et al：Sci Adv, 9：eadg6262, doi:10.1126/sciadv.adg6262（2023）
14）Kengmo Tchoupa A, et al：Trends Microbiol, 31：723-734, doi:10.1016/j.tim.2023.01.009（2023）

＜著者プロフィール＞
松岡悠美：2003 年 山梨医科大学医学部医学科卒業，'09 年千葉大学大学院医学研究員修了（医学博士）．その後，米国ミシガン大学 Gabriel Nuñez 研究室博士研究員，千葉大学大学院医学研究員皮膚科学講師を経て，'20 年より大阪大学免疫学フロンティア研究センター皮膚免疫学准教授．'22 年11 月より同センター皮膚アレルギー生体防御学，教授（現職）．皮膚科専門医．

| 第2章 | マイクロバイオームと生理・病理との関連 |

Ⅲ. ディスバイオーシスと疾患

18. パーキンソン病の腸管マイクロバイオーム

大野欽司

> パーキンソン病（PD）において神経細胞を死に至らしめる α-synuclein 異常凝集体（レビー小体，αSyn）が腸管神経叢を起源とすることが示されるとともに，その病態への腸内細菌叢の関与が示されてきた．PD 患者の腸管においては *Akkermansia* が増加し腸管透過性を高めることにより αSyn の異常蓄積を促進することが想定された．加えて，短鎖脂肪酸（short-chain fatty acid，SCFA）産生菌の低下が脳内炎症を促進する機構が想定された．PD においては腸内細菌によるリボフラビン産生低下とビオチン産生低下が SCFA 産生低下につながる可能性が示された．

はじめに

　パーキンソン病（Parkinson's disease，PD）・レム睡眠行動障害（rapid-eye-movement behavior disorder，RBD）・レビー小体型認知症（dementia with Lewy bodies，DLB）はいずれも α-synuclein 異常凝集体（レビー小体，αSyn）の神経細胞への蓄積を原因とする神経変性疾患でありレビー小体病，もしくは α-synucleinopathies と総称される．RBD 患者の 90 ％以上が PD・DLB を含む他のレビー小体病に移行する．

　PD は神経変性疾患としてはアルツハイマー病に次いで多く，年齢とともに増加し 80 歳以上では 50 人に 1 人（有病率 2 ％）が罹患する[1]．DLB は PD 様の運動症状発現前，もしくは運動症状発現 1 年以内に認知症を発症する．一方，PD は進行とともに認知症を併発し，パーキンソン病認知症（Parkinson's disease dementia，PDD）とよばれる．本稿では PD，RBD，DLB の腸内細菌叢解析を紹介するとともに，PDD と DLB の病態を判別する腸内細菌を紹介する．

[略語]
αSyn：α-synuclein 異常凝集体（αシヌクレイン異常凝集体）
DLB：dementia with Lewy bodies（レビー小体型認知症）
HY：Hoehn & Yahr stage（ホーン・ヤール重症度分類）
PD：Parkinson's disease（パーキンソン病）

PDD：Parkinson's disease dementia（パーキンソン病認知症）
RBD：rapid-eye-movement behavior disorder（レム睡眠行動障害）
SCFA：short-chain fatty acid（短鎖脂肪酸）
UDCA：ursodeoxycholic acid（ウルソデオキシコール酸）

Gut microbiome in Parkinson's disease
Kinji Ohno：Graduate School of Nutritional Sciences and School of Liberal Arts, Nagoya University of Arts and Sciences（名古屋学芸大学管理栄養学部・教養教育機構）

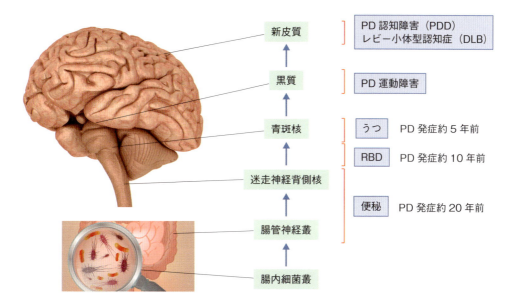

図1　パーキンソン病におけるα-synuclein異常凝集体の上行

パーキンソン病（PD）の少なくとも半数においてα-synuclein異常凝集体が腸管神経叢から上行し，便秘・REM睡眠行動障害（RBD）・うつを経て運動障害を発症しパーキンソン病認知症（PDD）に移行する．一部は運動障害を呈することなく認知障害を呈しレビー小体型認知症（DLB）を発症する．（図は123RFを用いて作成）

1　腸内細菌叢はパーキンソン病（PD）の発症と進展にかかわる

PDは中脳黒質緻密層のドパミン神経細胞へのαSynの異常蓄積を原因とする神経変性疾患である．PDの少なくとも半数は腸管神経叢のαSynを起源とするプリオン※1様疾患であることが以下の7つの知見により確立してきた[2)3)]．（i）剖検脳の解析により，αSynが迷走神経背側核から青斑核，黒質，さらに大脳皮質に上行する．（ii）便秘，REM睡眠行動障害（RBD），うつがPD発症のそれぞれ20年，10年，5年前から認められることは，αSynの迷走神経背側核からの上行に合致する（図1）．（iii）PD患者の大腸バイオプシーのほぼ全例に腸管神経叢（マイスナー神経叢とアウエルバッハ神経叢の両者）におけるαSynが認められる．（iv）αSynはプリオンの性質を有する．（v）デンマークとスウェーデンの疫学調査において，十二指腸潰瘍治療目的で迷走神経全切除術を受けた人のPD発症率は50％低下する．（vi）PDモデルマウスへのαSynの腹腔内投与，ならびに，正常マウスへのαSynの胃壁内投与により中枢神経系にαSynが蓄積する．（vii）迷走神経切除によりロテノン誘発による迷走神経背側核へのαSyn蓄積が抑制される．

加えて，腸内細菌叢の腸管神経叢αSynへの関与が以下の2つの知見から示されてきた[2)3)]．（i）PDでは腸粘膜の *Escherichia coli*, nitrotyrosine, α-synucleinの染色性が増強し，腸管透過性亢進により血中lipopolysaccharide（LPS）-binding protein（LBP）が低下する．（ii）正常マウス腹腔へのLPS投与によりαSynが迷走神経背側核に蓄積する．

※1　プリオン

プリオンは神経細胞を中心に正常細胞に発現するタンパク質であり，異常に折りたたまれたプリオン凝集体が正常プリオンに作用し正常プリオンを異常プリオン凝集体に変化させ，異常プリオン凝集体が伝播する．タンパク質感染性因子ともよばれる．

2　国を超えてPDで認められる腸内細菌叢（16S rRNAシーケンス）

自験例を含めてPDにおける腸内細菌叢の解析が20報以上報告されてきた．われわれはノンパラメトリッ

クデータのメタアナリシス手法を開発し，223名の自験PD患者のデータを含む5カ国のPD患者の16S rRNAシークエンス[※2]のメタアナリシスを行った[4]．BMI，便秘，性別，年齢，COMT阻害剤（レボドパを分解する酵素を阻害し，レボドパ製剤の効果を高める）が腸内細菌叢を決める交絡因子であることを同定した．COMT阻害剤は*Lactobacillus*を顕著に増加させ，COMT阻害剤服用患者を除外することによりPD患者と健常人で*Lactobacillus*の差は消失した．COMT阻害剤が*Lactobacillus*を増加させる機構は不明である．交絡因子の影響を除くことにより5カ国のPDに共通して，*Akkermansia*の増加と，*Roseburia*，*Faecalibacterium*，*Lachnospiraceae ND3007 group*の低下を認めた．*Akkermansia*は食物繊維が欠損する状態では腸管壁ムチン層を破壊することが知られており[5]，PDにおける腸管透過性亢進の原因になっている可能性が示唆される．*Roseburia*，*Faecalibacterium*，*Lachnospiraceae ND3007 group*は酢酸，プロピオン酸，酪酸からなる短鎖脂肪酸（SCFA）を産生する腸内細菌である．PDにおける便中短鎖脂肪酸の低下が報告されている[6]．酢酸は腸管上皮細胞のエネルギー源として腸管壁ムチン層の形成に働く．加えて，酢酸はヒストン脱アセチル化酵素を阻害し*Foxp3*遺伝子発現を誘導することにより，ナイーブT細胞から制御性T細胞への分化を促進し，異常な炎症を抑制する[7] [8]．SCFA産生菌の低下はPDにおける異常な神経炎症を促進する可能性が示唆される．

3 国を超えてPDで認められる腸内細菌叢（ショットガンシークエンス）

94名の自験PD患者のショットガンシークエンス[※3]データに加えて，米国・ドイツ・中国1・中国2・台湾のデータセットと合わせた5か国6データセットのメタ解析を行った[9]．16S rRNA解析と同様に*Akkermansia*の増加とSCFA産生菌の低下が国を超えてPDで認められた．加えて，腸内細菌叢によるリボフラビン生合成とビオチン生合成がPDにおいて著しく減少していた．自験サンプルのメタボローム分析により，糞便中のSCFAとポリアミンがPDで低下しており，リボフラビン生合成遺伝子群の低下とビオチン生合成遺伝子群の低下と正に相関していた．加えて，日本，米国，ドイツの3カ国と中国と台湾の2カ国で，リボフラビン生合成遺伝子減少とビオチン生合成遺伝子減少の原因となる腸内細菌が異なっていた．国によって異なる腸内細菌の低下がリボフラビン産生とビオチン産生の低下を惹き起こし，SCFAとポリアミンの産生を低下させる機構が想定された（**図2**）．

4 SCFA産生菌は初期パーキンソン病（PD）の進行を予測する

PDの重症度はホーン・ヤール重症度分類[※4]（HY）1から5の指標で表現される．観測開始時の腸内細菌叢を用いて2年間のHY進行を予測するランダムフォレストモデル[※5]を作成し，臨床データにもとづくランダムフォレストモデルと比較した（**図3A，B**）[10]．観測

※2　16S rRNAシークエンス

すべての細菌の16S rRNA遺伝子領域を増幅することができるPCRプライマーを用いて16S rRNA遺伝子領域を増幅し次世代シークエンサー解析により属レベルで腸内細菌叢の相対的な比率を同定する手法．

※3　ショットガンシークエンス

糞便中のすべてのDNAを超音波で断片化し次世代シークエンサー解析をおこなうことにより種レベルで腸内細菌叢の相対的な比率を同定するとともに遺伝子レベルでの相対的な比率の同定を可能にする手法．

※4　ホーン・ヤール重症度分類

ホーン・ヤールの重症度分類では，PDの運動症状を1〜5度の5段階で評価する．1度：片側のみ，2度：両側，3度：姿勢反射障害あり，4度：歩行は介助なしにどうにか可能，5度：介助なしにはベッドか車椅子．

※5　ランダムフォレストモデル

原則として2つの値を判別する機械学習手法の1つ．決定木とよばれる分岐構造を多数作成しその投票結果をまとめることにより2値判別をする．他の機械学習と同様に入力したデータセットだけに適用できるモデルができてしまう過学習の問題がある．

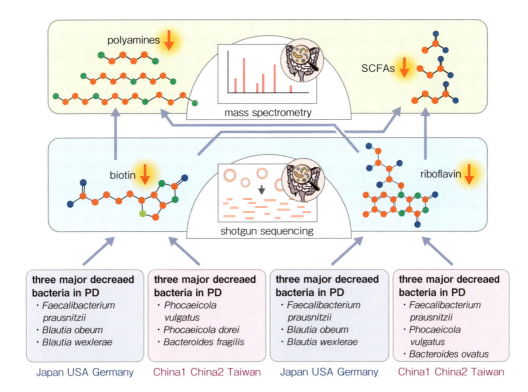

図2 国を超えてPDで認められる腸内細菌の代謝変動
PDにおいては腸内細菌叢によるリボフラビン産生とビオチン産生が低下し、SCFAとポリアミンの産生につながることが予測される。日本、アメリカ、ドイツの3カ国と中国、台湾の2カ国においてリボフラビン産生低下とビオチン産生低下の原因となるメジャーな腸内細菌を示す。（文献9をもとに作成）

開始時にHY1の患者の2年後のHY進行を、SCFAを産生する*Fusicatenibacter*と*Faecalibacteirum*の2種類の腸内細菌のみで正確度0.833で予測した。一方、臨床データを使った予測モデルの正確度は0.708であった。PD病初期においては軽微な臨床症状しかなく2年後のPD進行の予測が困難であることは予想通りであった。2年間における腸内細菌叢の変化を調べると進行群においても*Fusicatenibacter*も*Faecalibacterium*も変化していなかった（図3C、D）。一方、HYの進行に伴いこれらの腸内細菌数は減少した。つまり、これらSCFA産生菌が低下した患者は進行が速く、SCFA産生菌が保たれた患者は進行が遅いことが示唆された。

5 REM睡眠行動障害（RBD）と腸内細菌叢

われわれは26名のRBD患者の腸内細菌叢解析を行い、ドイツのRBD患者の腸内細菌叢とのメタ解析を行った[11]。PDと異なりRBDではSCFA産生菌は低下しなかった。一方、PDと同様にRBDにおいても*Akkermansia*の上昇が認められた（図2）。個々のRBD・PD患者においては2年後もSCFA産生菌数は変化しておらず、病状の進行とともにSCFA産生菌が低下したわけではなく、SCFA産生菌が低いRBD患者が早くPDに移行する可能性が示され、前述の腸内細菌叢による初期PDの進行予測モデルに合致する。

6 レビー小体型認知症（DLB）と腸内細菌叢

われわれは28名のDLB患者の腸内細菌叢解析を世界ではじめて行った[12]。DLBではPDと同様に*Akkermansia*の上昇とSCFA産生菌の低下を認めた。腸内細菌叢のPCoA（principal coordinate analysis）解析で

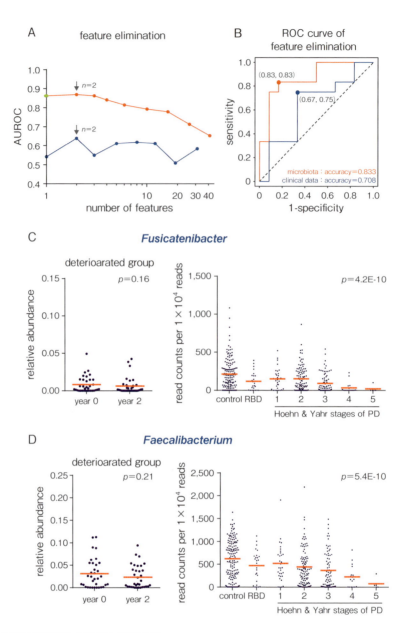

図3　SCFA産生菌は初期PDの進行を予測する

A) ホーン・ヤール重症度分類1（HY1）の軽症PDの2年間の進行を予測するランダムフォレストモデルの交差検定ROCカーブの曲線下面積（AUROC）は，腸内細菌叢モデルも臨床データモデルも2つの特徴量で最大値となる．腸内細菌モデルの2つの特徴量はSCFAを産生する*Fusicatenibacter*と*Faecalibacterium*である．B) それぞれ2つの特徴量を用いた腸内細菌叢モデルと臨床データモデルのROCカーブ．感度と特異度をカッコ内に示す．*Fusicatenibacter*（C）も*Faecalibacterium*（D）も，PDが悪化した群においても2年間で変化しないが（Wilcoxon rank sum test），PDの進行とともに低下する（Jonckheere-Terpstra trend test）．赤線は中央値を示す．（文献10をもとに作成）

はDLBはHY3＆4近傍に位置した．DLBとHY3＆4を判別するランダムフォレストモデルを作成したところ（**図4A**），*Ruminococcus torques*，*Collinsella*，*Bifidobacterium*の3種類がDLBとHY3＆4を判別す る重要な腸内細菌であった．事実，DLBでは*Ruminococcus torques*と*Collinsella*の有意な増加と*Bifidobacterium*の低下傾向を認めた（**図4B〜D**）．

*Bifidobacterium*はアルツハイマー病においても低下

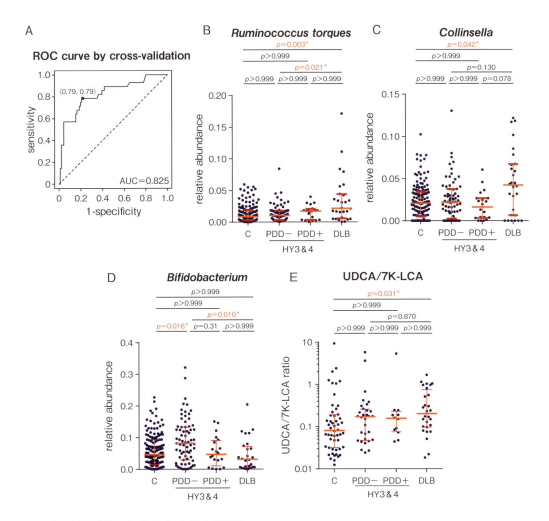

図4　レビー小体型認知症（DLB）と腸内細菌叢

A）*Ruminococcus torques*, *Collinsella*, *Bifidobacterium* を使ってDLBとホーン・ヤール重症度分類3＆4（HY3＆4）を判別するランダムフォレストモデルの交差検定ROCカーブ．感度と特異度を括弧内に示す．DLBでは*Ruminococcus torques*（B）と*Collinsella*（C）が増加し，*Bifidobacterium*（D）が低下する．HY3＆4のPD患者を認知症あり（PDD⁺）と認知症なし（PDD⁻）に分類した．C：コントロール．E）DLBでは便中の二次胆汁酸ursodeoxycholic acid（UDCA）と一次胆汁酸7-keto lithocholic acid（7K-LCA）の比が高く，二次胆汁酸産生亢進が示唆される．B〜E）赤線で中央値と四分位範囲を示す．Kruskal-Wallis testとDunn's post hoc testによる検定結果を示す．（文献12より引用）

し[13]．*Bifidobacterium*投与はBDNF（brain-derived neurotrophic factor）の誘導を介してアルツハイマー病の認知障害を改善することが報告されている[14]．*Bifidobacterium*はDLBに対しても同様の効果があることが期待される．

*Ruminococcus torques*と*Collinsella*は腸管壁透過性亢進を惹き起こし[15]，腸管神経叢の農薬・殺虫剤やLPSへの曝露を促進することが想定される．加えて，*Ruminococcus torques*と*Collinsella*は主要な二次胆汁酸産生菌であり，事実，糞便中二次胆汁酸濃度測定を行ったところ，二次胆汁酸産生がDLBにおいて低下することが示された（**図4E**）．二次胆汁酸は抗炎症作用があり，ウルソデオキシコール酸はPD患者に有効性を示す[16]．マウス腹腔内へのLPS投与により，中脳黒質ではミクログリアの活性と神経炎症が起きるが，大脳皮質では神経炎症が起きない[17]．異常な神経炎症は中脳黒質の神経細胞死に関与するが，大脳皮質の神経細胞死には関与しないことが推察される．DLBにおい

て増加した二次胆汁酸は中脳黒質の神経細胞死を抑制しDLBにおける運動症状の発現を遅延させる可能性がある。DLBとPDDは平均70歳以上で発症するのに対して、PDの発症年齢が平均60歳と若年であることは[18]、中脳黒質神経細胞死の抑制仮説に合致する。

DLBと同様の*Collinsella*高値が関節リウマチ[19]、動脈硬化症[20]、冠動脈疾患で認められる。一方、OECD10カ国953名の健常人の腸内細菌叢の解析により*Collinsella*はCOVID-19死亡率と突出した逆相関を示し、*Collinsella*が低い国ほどCOVID-19死亡率が高かった[21]。*Collinsella*が異なる病態に対して正と負の両作用を示す機構は不明である。

おわりに

PDの少なくとも半数が腸管神経叢を起源とすることはPD研究者にとっても大きな驚きであり、その発症と進展に腸内細菌叢が関与することも大きな驚きである。今後、腸内細菌叢とPD・RBD・DLBをつなぐ細菌由来メディエーターと神経回路の同定を急ぐとともに、腸内細菌叢ならびにその代謝産物を標的とした病態制御が可能になることが期待される。

文献

1) Pringsheim T, et al：Mov Disord, 29：1583-1590, doi:10.1002/mds.25945（2014）
2) Dong S, et al：Brain Res Bull, 183：84-93, doi:10.1016/j.brainresbull.2022.02.015（2022）
3) Hirayama M, et al：NPJ Parkinsons Dis, 9：71, doi:10.1038/s41531-023-00511-2（2023）
4) Nishiwaki H, et al：Mov Disord, 35：1626-1635, doi:10.1002/mds.28119（2020）
5) Desai MS, et al：Cell, 167：1339-1353.e21, doi:10.1016/j.cell.2016.10.043（2016）
6) Unger MM, et al：Parkinsonism Relat Disord, 32：66-72, doi:10.1016/j.parkreldis.2016.08.019（2016）
7) Smith PM, et al：Science, 341：569-573, doi:10.1126/science.1241165（2013）
8) Arpaia N, et al：Nature, 504：451-455, doi:10.1038/nature12726（2013）
9) Nishiwaki H, et al：NPJ Parkinsons Dis, 10：106, doi:10.1038/s41531-024-00724-z（2024）
10) Nishiwaki H, et al：NPJ Parkinsons Dis, 8：65, doi:10.1038/s41531-022-00328-5（2022）
11) Nishiwaki H, et al：mSystems, 5, doi:10.1128/mSystems.00797-20（2020）
12) Nishiwaki H, et al：NPJ Parkinsons Dis, 8：169, doi:10.1038/s41531-022-00428-2（2022）
13) Haran JP, et al：mBio, 10, doi:10.1128/mBio.00632-19（2019）
14) Kobayashi Y, et al：Sci Rep, 7：13510, doi:10.1038/s41598-017-13368-2（2017）
15) Png CW, et al：Am J Gastroenterol, 105：2420-2428, doi:10.1038/ajg.2010.281（2010）
16) Payne T, et al：Mov Disord, 38：1493-1502, doi:10.1002/mds.29450（2023）
17) Milde S, et al：J Neuroinflammation, 18：225, doi:10.1186/s12974-021-02280-2（2021）
18) Outeiro TF, et al：Mol Neurodegener, 14：5, doi:10.1186/s13024-019-0306-8（2019）
19) Chen J, et al：Genome Med, 8：43, doi:10.1186/s13073-016-0299-7（2016）
20) Karlsson FH, et al：Nat Commun, 3：1245, doi:10.1038/ncomms2266（2012）
21) Hirayama M, et al：PLoS One, 16：e0260451, doi:10.1371/journal.pone.0260451（2021）

＜著者プロフィール＞
大野欽司：名古屋学芸大学教授。名古屋大学医学部卒業（1983年）。名古屋大学神経内科学高橋昭教授のもとで学位取得（'88年～'91年）。名古屋大学第2生化学小澤高将教授のもとでポスドク（'92年）。Mayo Clinic神経内科学 A.G. Engel教授のもとでポスドク・助教（'93年～2004年）。名古屋大学医学系研究科神経遺伝情報学教授（'04年～'24年）。名古屋大学副総長（'20年～'21年）。'04年より現職。

第2章 マイクロバイオームと生理・病理との関連

Ⅲ. ディスバイオーシスと疾患

19. 多発性硬化症と密接に関連する腸内細菌叢の多面的役割

竹脇大貴，山村　隆

本邦において多発性硬化症（MS）の患者数は近年顕著に増加している．われわれは急速に進んだ食生活の欧米化が腸内細菌叢偏倚を介して免疫系の変調，ひいてはMS発症の増加につながっている可能性を念頭に研究を進めてきたが，MSと腸内細菌叢との間の双方向性の因果関係はより確かなものとなってきている．また，ミクログリアと菌叢因子との密接な関連が明らかになるなかで，さまざまな精神・神経疾患における腸内細菌の役割が注目されている．腸内細菌に関連する新規治療法開発も加速しており，難治性疾患を腸内細菌の制御によって根治に導く時代の到来が期待される．

はじめに

　多発性硬化症（multiple sclerosis, MS）は，自己反応性T細胞が中枢神経炎症を引き起こす代表的な神経免疫疾患であるが，本邦における患者数は直近の40年間で20倍以上に増加しており，病態形成における環境要因の関与が強く示唆されている．歴史的に，免疫性神経疾患における腸内細菌の役割に焦点を当てた研究の多くは，多発性硬化症とそのモデルマウスである実験的自己免疫性脳脊髄炎（experimental autoimmune encephalomyelitis, EAE）を対象に行われた．われわれの研究グループは，抗菌薬の投与によりEAEモデルの腸内細菌叢を変化させると，腸内細菌由来のT helper 17（Th17）細胞が抑制されて中枢神経の炎症が軽症化することを2008年に報告したが，その後，世界中で腸内細菌と脳内炎症の関連を解明しようとする研究が活発に行われ，腸内細菌はさまざまな機序で中枢神経炎症を修飾することが明らかになってきてい

[略語]
A. muciniphila：*Akkermansia muciniphila*
E. rectale：*Eubacterium rectale*
EAE：experimental autoimmune encephalomyelitis（実験的自己免疫性脳脊髄炎）
IL：interleukin
M. funiformis：*Megamonas funiform*
MOG：myelin oligodendrocyte glycoprotein（ミエリンオリゴデンドロサイト糖タンパク質）

MS：multiple sclerosis（多発性硬化症）
RRMS：relapsing-remitting MS（再発寛解型MS）
SCFA：short chain fatty acid（短鎖脂肪酸）
SFB：segmented filamentous bacteria
SPMS：secondary progressive MS（二次進行型MS）
TLR：Toll-like receptor（Toll様受容体）

Multiple roles of gut microbiome closely associated with multiple sclerosis
Daiki Takewaki/Takashi Yamamura：Department of Immunology, National Center of Neurology and Psychiatry（国立精神・神経医療研究センター免疫研究部）

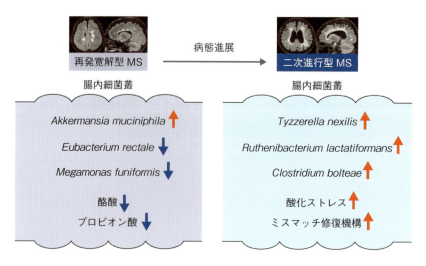

図1　MSの異なる病期における腸内細菌叢の特徴のまとめ[1) 2) 5) 6) 8) 9)]
再発寛解型MS（RRMS）患者と二次進行型MS（SPMS）患者の腸内細菌叢は異なる特徴をもつ．

る．本稿では，前半部分でMSにおけるこれまでの腸内細菌研究の概要についてまとめたうえで，後半部分では，脳腸相関のキープレーヤーとして知られるT細胞やB細胞，ミクログリアなどの免疫細胞が，腸内細菌からのシグナルを受け，どのように中枢神経炎症を制御するかに注目し，神経免疫疾患におけるマイクロバイオームの多面的な役割について議論する．

1　MSにおける腸内細菌研究

MS患者の多くは症状の再発と寛解をくり返す再発寛解型MS（RRMS）として発症するが，一部の患者は神経障害が改善することなく蓄積していく二次進行型MS（SPMS）へと病態が進展する．21世紀に入り，RRMSに対する多くの疾患修飾薬が開発され，臨床現場で使用可能となった一方で，SPMSに有効な治療法は非常に限定的であり，病態解明，治療法の開発は大きなアンメットニーズとなっている．

1）再発寛解型MSの腸内細菌研究

RRMS患者の腸内細菌叢偏倚は，16S rRNA遺伝子（16S）解析により2015年にわが国からはじめて報告された[1]．種レベルの解析では，健常者との比較において2菌種がRRMS患者で増加しており，19菌種がRRMS患者で減少していた．さらにRRMS患者で減少していた19菌種のうちの14菌種は，16S配列にもとづく分子系統から短鎖脂肪酸（short chain fatty acid，SCFA）産生菌を多く含む*Clostridia* XIVa and IV clustersに属することが明らかとなった．この14菌種には健常ヒト腸内細菌叢において相対頻度が高い*Eubacterium rectale*や*Megamonas funiformis*が含まれている．*E. rectale*は代表的な酪酸産生菌であるのに対し，*M. funiformis*はプロピオン酸産生能をもつ．これらの健常ヒト腸内細菌叢における相対頻度が高い酪酸産生菌やプロピオン酸産生菌の減少は，日本人RRMS患者の腸管内における酪酸とプロピオン酸の産生低下を示唆する結果であった．さらにわれわれはメタゲノム機能解析と糞便代謝物解析により，日本人RRMS患者の糞便中における酪酸とプロピオン酸の濃度が健常者と比較して顕著に減少していることを明らかにしている（図1）[2]．酪酸には制御性T細胞を誘導するだけではなく，中枢神経における脱髄抑制と再髄鞘化を促す働きがある[3]．プロピオン酸に関しては，サプリメントとしての長期投与により，末梢血中の制御性T細胞の数の増加と機能変化が生じ，臨床再発頻度，障害進行，脳萎縮などの臨床パラメータが有意に改善することが示された[4]．さらにこれらのSCFAの経口投与は，EAEの神経障害を顕著に改善させることが報告されている．これらの知見は，腸内細菌に由来するSCFAとMS病態との密接な関連を示唆するものであった．

加えて*Akkermansia muciniphila*は，RRMS患者と

健常者との比較のなかで，RRMS患者の腸管内で有意に増加する菌種として米国とドイツの異なる複数のグループから報告されているが，われわれの日本人MSコホートにおいても同様の結果が得られている[2]．ある報告では，in vitro の実験系において A. muciniphila がヒト末梢血由来の未分化なナイーブT細胞を炎症性のTh1細胞に分化させることが示されているが[5]，一方でEAEを用いた別の報告では，A. muciniphila は中枢神経系の自己免疫病態において炎症を抑制する機能をもつとされている[6]．A. muciniphila は遺伝子内のDNA逆位に富む菌種としても近年注目されており[7]，本菌種がもつ機能的多様性については，今後の研究により明らかになっていくことが期待される．

2）二次進行型MSの腸内細菌研究

　MSマイクロバイオーム研究の次の段階として，二次進行型MSの病態に迫る腸内細菌叢研究が世界中で進められている．腸内細菌叢の構成は，人種や国による多様性が高く，個々の研究から得られた結果がコホート間で一致しないことが一般的であるが，進行型MS患者の腸管内で顕著に増加すると報告された菌種については，世界中の複数のコホート間で一致しているものが存在する（Tyzzerella nexilis, Ruthenibacterium lactatiformans, Clostridium bolteae）[6] [8] [9]．われわれはこのなかで T. nexilis に特に注目し，本菌種のなかの特定の株（これまで未同定であった新規株）が，RRMSからSPMSへと移行する時期の患者の腸管内で特異的に増加すること（図1），さらにこれらの新規株は大腸において病原性Th17細胞を誘導することで神経炎症を増悪させることを，患者糞便検体から単離培養した細菌株と無菌マウスを用いたノトバイオート実験により明らかにした[9]．さらにこれらの T. nexilis 新規株は，圧倒的に多数の動的遺伝因子を細菌ゲノム中に含んでおり，他の常在菌が生存できないような過酷な腸内環境での生存を可能にする複数の遺伝子群や，宿主の神経炎症を悪化させる複数の遺伝子群を，水平伝播機序により獲得していたことが明らかになった．今後は，T. nexilis 新規株の研究を通して，疾患に伴う常在細菌叢のdysbiosisと病原菌との密接な関連を明らかにし，マイクロバイオームが関与するさまざまな難治性疾患の治療法開発につながるような研究へと発展させていきたい．

　一方でわれわれは，RRMS患者とSPMS患者の糞便検体を用いたメタゲノム機能解析と硫黄化合物網羅的メタボローム解析により，それぞれの病期における腸内細菌叢の機能的特徴について明らかにした．具体的には，SPMS患者の腸管内では，DNA損傷にかかわるミスマッチ修復機構と腸管内酸化ストレスが上昇していることを明らかにした（図1）[2]．前述した以外にもSPMSの病態に関連する因子は複数存在し，さまざまな機序で病態を修飾していると想定される．今後の研究の蓄積により，MSの病態進展に関与するマイクロバイオーム因子の全容が明らかになることが期待される．

2 腸内細菌が神経炎症を制御するメカニズム

1）炎症惹起性T細胞と腸内細菌

　数多くの知見にもとづき，ミエリン抗原特異的なTh17細胞応答がEAE病態の主座であると少なくとも現状では考えられている．MS患者に関しても，末梢血においてTh17細胞が増加し，神経障害度と相関していたとする報告が存在し[10]，少なくとも一部の患者においてはTh17細胞が重要な役割を果たしていると考えられる．Th17細胞は定常状態では主に腸管において誘導されることや，Th1細胞よりも効率的に血液脳関門を通過することが明らかになっているが，ここでは腸内細菌により腸管局所でTh17細胞が誘導される機序について代表的なものを記載する．

　Th17細胞を誘導する腸内細菌として最も有名なものは segmented filamentous bacteria（SFB）であろう．SFBの有無により小腸に存在するTh17細胞の数が劇的に変化し，Th17依存性の動物モデルの表現型が大きく変化する事実は，多くの研究者を驚かせた．本田らは，SFBが小腸粘膜上皮に接着することで，上皮細胞からの血清アミロイドA1（SAA1）の分泌を介して樹状細胞からのIL-1βの産生が促され，Th17細胞への分化が促進されることを示したが[11]，SFB由来の鞭毛がTh17細胞への分化誘導に重要な役割を果たしていることを示した報告も存在する（図2）[12]．特定の細菌がもつ鞭毛は，Toll様受容体（Toll-like recepto, TLR）5のアゴニストとなり，腸管粘膜固有層の樹状

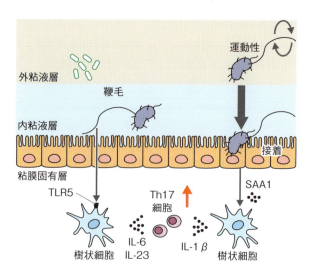

図2　特定の腸内細菌がTh17細胞を誘導する代表的な作用機序[9]〜[13]
特定の細菌がもつ鞭毛は，TLR5のアゴニストとなり，樹状細胞からのIL-6やIL-23の産生を促し，Th17細胞への分化を誘導する．鞭毛は個々の細菌に対して運動性を付与することで，腸管上皮との接着を促し，Th17細胞の誘導をさらに促進する．SAA1：血清アミロイドA1．

細胞からのIL-6やIL-23の産生を促し，Th17細胞への分化を誘導することが示されている．さらに鞭毛は個々の細菌に対して運動性を付与することで，腸管上皮との接着を促し[13]，腸管局所でのTh17細胞の誘導をさらに促進する．前述のSFBや，大腸においてTh17細胞を強誘導する Citrobacter rodentium は，ともに細菌鞭毛を保有し，腸管上皮細胞に接着することが可能な細菌である（**図2**）[11]．

一方で別の研究では，ヒト大腸常在菌としても知られる Eggerthella lenta のうちの一部の株が，大腸におけるTh17細胞への分化を誘導することが示された[14]．このように特定の腸内細菌が腸管局所でTh17細胞を誘導するさまざまな作用機序が明らかにされてきているが，細菌抗原自体が病原性T細胞の標的抗原となりうる腸炎モデルや炎症性腸疾患とは異なり，ミエリン抗原特異的T細胞が病態の中心と考えられるEAEやMSの病態におけるT細胞の役割を十分に理解するためには，ミエリン抗原特異的なT細胞応答（抗原特異性）についての考察が不可欠である．

「末梢組織で活性化したミエリン抗原特異的なT細胞が中枢神経に移動し，標的抗原に出会うことで脱髄を引き起こしMSが発症する」という病態仮説は以前より存在したが，ミエリン抗原特異的なT細胞がどの

ようにして末梢組織で活性化されるのかという点は不明であった．宮内・大野らは，ミエリンオリゴデンドロサイト糖タンパク質（myelin oligodendrocyte glycoprotein，MOG）をC57BL/6マウスに免疫して誘導したEAEモデルを用いて，Lactobacillus reuteri が小腸においてMOG特異的なT細胞の増殖と活性化を引き起こし，神経炎症を悪化させることを示した[15]．しかしMOGがMSの標的自己抗原である可能性は低く，前述の結果のみではMS患者において同様の機序が存在するとは言い切れない．一方でMartinらは，特定のHLA-DR15ハプロタイプをもつMS患者の末梢血由来のT細胞クローンを用いた研究において，彼らが同定した特定の中枢神経抗原であるRASGRP2と Akkermansia muciniphila（世界中のMS患者において増加する腸内細菌種）由来の抗原との間に，免疫学的な交差反応性が存在することを示したが[16]，動物モデルを用いた検証は行われておらず，神経炎症に対する詳しい影響については不明である．モデルマウスを用いた研究と患者血液リンパ球を用いた研究の双方の利点を融合するような今後の研究の発展が期待される．

2）B細胞と腸内細菌

EAEモデルとMS患者由来の検体（糞便，髄液，血液）の双方を用いた研究において，腸管内に常在し免

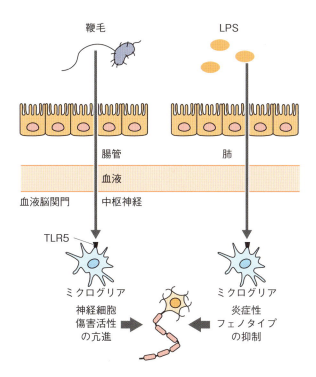

図3 特定の細菌構成成分がミクログリアの機能を修飾する作用機序の例[21) 22)]
末梢循環を介して中枢神経系に侵入したLPSがミクログリアに直接作用することで，ミクログリアの炎症性フェノタイプが抑制される．鞭毛がTLR5依存的にミクログリアの神経細胞傷害活性を増幅させる．

疫グロブリンA（IgA）を産生する特定の形質細胞が，神経炎症が強い時期の脳病巣に集積し，IL-10の産生を介して炎症抑制性の機能をもつことが報告された[17) 18)]．さらに神経炎症が強い時期の腸管内ではIgA産生性の形質細胞の中枢神経への移行に伴い，IgAに結合していない常在細菌が増加することも確認されている．IgAは粘膜免疫防御にかかわる抗体のサブクラスであるが，細菌へのIgA結合は宿主の免疫系が腸内細菌を直接制御する機構の1つである．IgAの腸内細菌に対する抗原特異性に注目した抗体製剤やIgA粘膜ワクチンなど，特定の病原性腸内細菌を標的とした治療法としての可能性も示されてきており，MS病態におけるIgAの役割について今後さらなる検討が必要である．

3）ミクログリアと腸内細菌

通常のSPF環境で飼育したマウスと無菌環境で飼育したマウスのミクログリアの形態や機能を比較した研究において，無菌環境で飼育したマウスでは，ミクログリアの形態が変化し，活性化フェノタイプを示すことが明らかになった．さらに腸内細菌由来の代謝物であるSCFAを無菌マウスに経口投与することで，このミクログリアの活性化フェノタイプが完全に正常化することが示されており[19)]，この報告以降，腸内細菌とミクログリアとの関連において多くの関心が寄せられるようになった．一方で，細菌やウイルスなどの微生物に共通する分子パターンを認識する受容体TLRの下流にはアダプター分子であるMyD88やTRIFが存在し，宿主の自然免疫応答および獲得免疫応答を司っている．興味深いことに，TLR4やTLR9のノックアウトマウスでは，野生型と比較して，EAEの病態が予想と反して悪化する[20)]．その要因の1つとして，各TLRのアゴニストとなる細菌構成成分の中枢神経系への直接的な作用が想定されている．

TLR4のアゴニストとして知られるLPSを例にあげる．肺マイクロバイオームに関する最近の報告では，ミエリン塩基性タンパク質（myelin basic protein, MBP）で免疫したEAEラットモデルにおけるネオマイシンの経気管投与により，肺細菌叢の変化に伴う

LPS負荷の増加が生じ，末梢循環を介して中枢神経系に侵入したLPSがミクログリアに直接作用することで，ミクログリアの炎症性フェノタイプが抑制され，EAEモデルが軽症化することが示された[21]．別の報告では，TLR5のアゴニストとして知られる鞭毛構成タンパク質である flagellin に関する in vitro の実験系において，flagellin がTLR5依存的にミクログリアの神経細胞傷害活性を増幅させることが示されている（**図3**）[22]．特定の常在細菌の構成成分が血液脳関門を越え，中枢神経系の自然免疫担当細胞に作用する機序については，MSのみではなくさまざまな精神・神経疾患への関与が想定される重要な研究課題である．

おわりに

近年の活発な研究により，神経免疫疾患の発症や増悪に関与する腸内マイクロバイオーム因子が徐々に明らかにされつつある．EAEやMSの研究を中心に発展してきた分野であるが，最近では菌叢因子とミクログリアとの関連が明らかになってくるなかで，さまざまな精神・神経疾患におけるマイクロバイオームの役割が注目されてきている．腸内細菌・腸管免疫を標的とする治療は，免疫系の変調の大元を矯正する治療の1つであり，これまでにない画期的な治療法が生まれる可能性を秘めている．脳腸相関というキーワードのもと，さらなる研究の発展，臨床への応用が期待される．

文献

1）Miyake S, et al：PLoS One, 10：e0137429, doi:10.1371/journal.pone.0137429（2015）
2）Takewaki D, et al：Proc Natl Acad Sci U S A, 117：22402-22412, doi:10.1073/pnas.2011703117（2020）
3）Chen T, et al：J Neuroinflammation, 16：165, doi:10.1186/s12974-019-1552-y（2019）
4）Duscha A, et al：Cell, 180：1067-1080.e16, doi:10.1016/j.cell.2020.02.035（2020）
5）Cekanaviciute E, et al：Proc Natl Acad Sci U S A, 114：10713-10718, doi:10.1073/pnas.1711235114（2017）

6）Cox LM, et al：Ann Neurol, 89：1195-1211, doi:10.1002/ana.26084（2021）
7）Chanin RB, et al：bioRxiv, doi:10.1101/2023.03.11.532203（2023）
8）iMSMS Consortium：Cell, 185：3467-3486.e16, doi:10.1016/j.cell.2022.08.021（2022）
9）Yamamura T, et al：Research Square, doi:10.21203/rs.3.rs-3716024/v1（2023）
10）Durelli L, et al：Ann Neurol, 65：499-509, doi:10.1002/ana.21652（2009）
11）Atarashi K, et al：Cell, 163：367-380, doi:10.1016/j.cell.2015.08.058（2015）
12）Wang Y, et al：Front Immunol, 10：2750, doi:10.3389/fimmu.2019.02750（2019）
13）Belas R：Trends Microbiol, 22：517-527, doi:10.1016/j.tim.2014.05.002（2014）
14）Alexander M, et al：Cell Host Microbe, 30：17-30.e9, doi:10.1016/j.chom.2021.11.001（2022）
15）Miyauchi E, et al：Nature, 585：102-106, doi:10.1038/s41586-020-2634-9（2020）
16）Wang J, et al：Cell, 183：1264-1281.e20, doi:10.1016/j.cell.2020.09.054（2020）
17）Rojas OL, et al：Cell, 176：610-624.e18, doi:10.1016/j.cell.2018.11.035（2019）
18）Pröbstel AK, et al：Sci Immunol, 5：eabc7191, doi:10.1126/sciimmunol.abc7191（2020）
19）Erny D, et al：Nat Neurosci, 18：965-977, doi:10.1038/nn.4030（2015）
20）Marta M, et al：Eur J Immunol, 38：565-575, doi:10.1002/eji.200737187（2008）
21）Hosang L, et al：Nature, 603：138-144, doi:10.1038/s41586-022-04427-4（2022）
22）Ifuku M, et al：Acta Neuropathol Commun, 8：159, doi:10.1186/s40478-020-01031-3（2020）

＜筆頭著者プロフィール＞
竹脇大貴：2012年 京都府立医科大学医学部医学科卒業．'14年 京都府立医科大学脳神経内科前期専攻医．'16年 国立精神・神経医療研究センター病院脳神経内科レジデント．'17年 国立精神・神経医療研究センター免疫研究部研究生．'21年 日本学術振興会特別研究員（DC2）．'22年 京都府立医科大学大学院医学研究科博士課程修了．'22年 日本学術振興会特別研究員（PD）．'22年 国立精神・神経医療研究センター免疫研究部研究員．'22年 理化学研究所共生微生物叢研究チーム客員研究員．

第2章 マイクロバイオームと生理・病理との関連

Ⅲ．ディスバイオーシスと疾患

Short Article

20. 腸内細菌による自己抗原ミミック

宮内栄治

> 多発性硬化症や関節リウマチなどの自己免疫疾患では，その発症や進行に腸内細菌が多大な影響を及ぼすことが明らかになってきた．例えば，制御性T細胞を誘導する腸内細菌は病態抑制に寄与し，Th17細胞を活性化する菌は自己免疫による炎症反応を促進する．さらに近年，腸内細菌が自己免疫疾患のターゲット抗原と似たタンパク質を発現し，molecular mimicry を介して自己応答性T細胞を活性化する可能性が示されている．本稿では，自己免疫疾患における腸内細菌の役割について，molecular mimicry に焦点を絞り概説する．

はじめに

　自己免疫疾患は，免疫系が自己の組織を異物として認識し攻撃することで発症する疾患群であり，代表例として多発性硬化症（MS）や関節リウマチ（RA）などがあげられる．自己免疫疾患の発症には遺伝的要因と環境要因が複雑に関与しており，ウイルスや病原菌の感染も誘因の1つと考えられている．ある種のウイルスや病原体は，宿主の抗原と似た構造の抗原（自己抗原ミミック）を発現する．この現象を molecular mimicry（分子模倣）とよぶ．このような自己抗原ミミックを発現する病原体が宿主に感染すると，自己抗原に対する抗体の産生や，組織を攻撃する自己応答性T細胞が誘導され，自己免疫疾患の発症や重篤化につながると考えられている．近年，ある種の腸内細菌も自己抗原ミミックを発現し，molecular mimicry を介して自己応答性T細胞やB細胞を活性化する可能性が示されてきた．本稿では，腸内細菌の自己抗原ミミックが自己免疫疾患に与える影響について概説する．

[略語]

EBV：Epstein-Barr virus（エプスタイン・バーウイルス）

IGRP：islet-specific glucose-6-phosphatase catalytic subunit-related protein

MBP：myelin basic protein（ミエリン塩基性タンパク質）

MOG：myelin oligodendrocyte glycoprotein（ミエリンオリゴデンドロサイト糖タンパク質）

MS：multiple sclerosis（多発性硬化症）

RA：rheumatoid arthritis（関節リウマチ）

T1D：type 1 diabetes（1型糖尿病）

Autoantigen mimicry by gut microbiota

Eiji Miyauchi：Institute for Molecular and Cellular Regulation, Gunma University（群馬大学生体調節研究所）

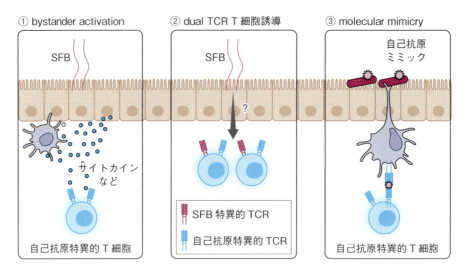

図　腸内細菌による自己応答性T細胞活性化機序
segmented filamentous bacteria（SFB）などの菌は，サイトカイン誘導などを介して抗原非特異的に自己応答性T細胞の活性化や病原性増加を誘導する[9]（① Bystander activation）．またSFBは，SFB特異的T細胞受容体（TCR）と自己抗原特異的TCRの2種類を発現するdual TCR T細胞を誘導する[10]（② dual TCR T細胞誘導）．ある種の菌は自己抗原ミミックを発現し，交差反応を介して自己応答性T細胞の活性化や増殖を誘導する（③ molecular mimicry）．

1 molecular mimicryの発見とその役割

1964年，Damianは，寄生虫が宿主の免疫系を回避するために宿主抗原と似た構造の抗原を発現することを見出し，この現象をmolecular mimicryと定義した[1]．同時期に，group A streptococcusが宿主筋線維に似た構造の細胞膜を有することが確認され，これがリウマチ熱患者の免疫系と交差反応することが明らかになった[2]．このように，molecular mimicryは病原体による「免疫回避」と交差反応による「自己免疫系活性化」のどちらにも寄与することが示されている．自己抗原ミミックがどちらの機能を果たすかについては，抗原の類似度（一次構造や高次構造）のみでは決定づけられず，宿主の遺伝的背景や他の免疫活性化成分の存在など，さまざまな要因が関与していると考えられている．

2 molecular mimicryと自己免疫疾患

自己免疫疾患におけるmolecular mimicryについては，主にウイルス感染を対象に研究が進められてきた．例えば，ヒトヘルペスウイルス6やエプスタイン・バーウイルス（EBV）はMS患者の脳組織で高頻度に検出されており，これらのウイルスが中枢神経系のミエリン塩基性タンパク質（MBP）と類似した抗原をもつことが報告されている[3]～[5]．これらウイルス由来の抗原は自己応答性（MBP特異的）T細胞を誘導し，ミエリン鞘の攻撃が引き起こされると考えられている．RAにおいても，EBVの核抗原EBNA-1が関節内の自己抗原と類似しており，この交差反応により自己応答性T細胞が活性化される[6]．さらに1型糖尿病（T1D）や全身性エリテマトーデスにおいても，ウイルス抗原のmolecular mimicryが自己応答性T細胞の活性化に寄与していることが示されている[7]．

3 腸内細菌のmolecular mimicryと自己免疫疾患

上記のように，1980年代から1990年代にかけて，ウイルス感染の自己免疫疾患への影響について研究が進展し，molecular mimicryを介した自己免疫系の活性化機序などが明らかになった．その後，次世代シークエンサーの普及により，腸内細菌も自己免疫疾患の発症や進行に大きく影響することが示されてきた[8]．腸内細菌が自己応答性T細胞を制御する機序として，大きく3つの経路が考えられる（**図**）．多くの研究がサイトカイン産

表　自己免疫疾患における腸内細菌の自己抗原ミミック

自己免疫疾患	自己抗原	自己抗原ミミック（発現細菌）	文献
多発性硬化症（MS）	myelin oligodendrocyte glycoprotein	UvrABC system protein A（*Ligilactobacillus reteri*）	11
	GDP-L-fucose synthase	GDP-L-fucose synthase（*Akkermansia muciniphila*）	12
関節リウマチ（RA）	不明	27-kD protein, *Pc-p27*（*Prevotella copri*）	14
	N-acetylglucosamine-6-sulfatase	Arysulfatase（*Prevotella, Parabacteroides*）	15
	Filamin A	uncharacterized protein（*Prevotella, Butyricimonas*）	15
1型糖尿病（T1D）	IGRP	Magnesium transport（*Leptotrichia goodfellowii*）	16
	IGRP	Integrase（*Bacteroides*）	17
	Insulin	Hypoxanthine phosphoribosyltransferase（*Parabacteroides distasonis*）	18
全身性エリテマトーデス	RNA-binding protein Ro60	Ro60（*Bacteroides thetaiotaomicron*）	19
	Fas	uncharacterized protein（*A. muciniphila*）	20
	Sm	uncharacterized protein（*Odoribacter splanchnicus*）	20
抗リン脂質抗体症候群	beta-2-glycoprotein	DNA methyltransferase（*Roseburia intestinalis*）	21

生誘導などを介したbystander activationに関するものであるが，近年の研究から，腸内細菌もmolecular mimicryを介して自己応答性T細胞を活性化する可能性が示されてきた．その事例を疾患ごとに紹介する（**表**）．

1）多発性硬化症（MS）

MSは，脳や脊髄といった中枢神経系のミエリン鞘が免疫系により攻撃される自己免疫疾患である．その動物モデルである実験的自己免疫性脳脊髄炎（EAE）では，ミエリンペプチド（MOG）をマウスに免疫することでMOG特異的T細胞を誘導する．筆者らは，マウス小腸に棲息する*Ligilactobacillus reuteri*がMOGをミミックする抗原を発現し，交差反応によりMOG特異的T細胞の増殖を誘導することを明らかにした[11]．しかし，この交差反応のみでは病態に変化はなく，他の菌が相乗的に作用し，bystander activationによるMOG特異的T細胞の病原性獲得が，ミエリン鞘のダメージにつながることが示された[8) 11]．MS患者においては，脳脊髄液に浸潤したT細胞が*Akkermansia muciniphila*の抗原と交差反応することが示されている[12]．このT細胞はMBPを認識する自己応答性T細胞であることから，やはり腸内細菌がmolecular mimicryを介して自己応答性T細胞の活性化に寄与している可能性が示唆されている．

2）関節リウマチ（RA）

RAは，関節内に存在する滑膜における炎症と組織破壊を呈する自己免疫疾患であるが，その自己免疫応答は粘膜にて誘導されると考えられている[13]．RA患者の腸管では*Prevotella copri*が増加しており，この細菌が自己抗原ミミックを発現している．*P. copri*が発現する*Pc-P27*ペプチドはHLA-DAによりT細胞に提示され，患者のTh1反応を活性化する[14]．また，同グループはRAに特異的なスーパー抗原2つ（N-acetylglucosamine-6-sulfataseとFilamin A）を特定しており，これらのT細胞エピトープが*Prevotella*や*Butyricimonas*といった腸内細菌種が発現するタンパク質と高い相同性をもつことを示している[15]．以上の結果から，腸内細菌の自己抗原ミミックが自己免疫の惹起または活性化に寄与していると考えられている．

3）1型糖尿病（T1D）

T1Dは，インスリンを産生する膵臓β細胞が自己免疫応答によって障害を受ける自己免疫疾患である．islet-specific glucose-6-phosphatase catalytic subunit-related protein（IGRP）は膵臓β細胞に特異的に発現する自己抗原であり，自己応答性T細胞の標的となる．細菌のタンパク質データベースからIGRPに類似する抗原を検索した研究では，口腔内や腸内細菌の*Leptotrichia goodfellowii*がIGRPと高い相同性を示すペプチドを発現することが明らかにされている[16]．同研究では，*L. goodfellowii*の自己抗原ミミックが自己応答性T細胞を活性化することも示されている[16]．しかし，T1D患者の腸管では*L. goodfellowii*はほとんど

検出されず，この抗原ミミックがT1Dにおいて機能を果たしているとは考えにくい．その後，Hebbandi Nanjundappaらは，*Bacteroides*が発現するintegraseがIGPRのミミックであることを明らかにした[17]．*Bacteroides*はT1D患者の腸管でも優勢な腸内細菌の1つだが，integraseがT1Dの自己免疫応答に与える影響については明らかになっていない．さらに近年，*Parabacteroides distasonis*も自己抗原ミミックを発現し，インスリン特異的T細胞を活性化することが明らかになった．T1Dモデルマウスを用いた実験では，*P. distasonis*の定着がT1D発症を促進することも示されている[18]．

4）その他

その他，全身性エリテマトーデスや抗リン脂質抗体症候群などの自己免疫疾患においても，腸内細菌の自己抗原ミミックが確認されている[19]〜[21]．詳細は**表**を参照されたい．

おわりに

腸内細菌による自己応答性T細胞活性化機序を3つに分けて紹介したが（**図**），molecular mimicryについては，病態への関与を示す直接的なエビデンスが乏しく，作用機序も不明な点が多く残されている．本来，腸管免疫系は腸内細菌に対して寛容であるように厳密に制御されている．そのような腸内細菌由来の抗原が，いかにして自己応答性T細胞の活性化に寄与できるのか，その詳細は明らかになっていない．多くの自己免疫疾患患者で腸管透過性亢進が認められており，それによる腸管内抗原の異常な流入が，腸内細菌由来抗原による自己応答性T細胞の活性化を可能にしているのかもしれない．また，腸内細菌によるmolecular mimicry単独で自己免疫疾患の発症を誘発するとは考えにくい．自己応答性T細胞との交差反応が認められた腸内細菌は，いずれも健常人でも検出されるものである．したがって，腸内細菌はmolecular mimicryを介して，他の要因で誘導された自己応答性T細胞の活性化や増殖を促進することで，病気の進行や重篤化に寄与していると考えられる．今後，これらの詳細を明らかにすることで，自己免疫疾患において「病原体」となる腸内細菌種を明確に定義することが可能となり，ファージ療法などを組合わせることで，新たな疾患予防・治療戦略を確立されることが期待される．

文献

1) Damian RT：The American Naturalist, 98：129-149, doi:10.1086/282313（1964）
2) Zabriskie JB & Freimer EH：J Exp Med, 124：661-678, doi:10.1084/jem.124.4.661（1966）
3) Wucherpfennig KW & Strominger JL：Cell, 80：695-705, doi:10.1016/0092-8674(95)90348-8（1995）
4) Soldan SS, et al：Nat Med, 3：1394-1397, doi:10.1038/nm1297-1394（1997）
5) Bjornevik K, et al：Nat Rev Neurol, 19：160-171, doi:10.1038/s41582-023-00775-5（2023）
6) Birkenfeld P, et al：Clin Immunol Immunopathol, 54：14-25, doi:10.1016/0090-1229(90)90002-8（1990）
7) Kohm AP, et al：Trends Microbiol, 11：101-105, doi:10.1016/s0966-842x(03)00006-4（2003）
8) Miyauchi E, et al：Nat Rev Immunol, 23：9-23, doi:10.1038/s41577-022-00727-y（2023）
9) Atarashi K, et al：Cell, 163：367-380, doi:10.1016/j.cell.2015.08.058（2015）
10) Bradley CP, et al：Cell Host Microbe, 22：697-704.e4, doi:10.1016/j.chom.2017.10.007（2017）
11) Miyauchi E, et al：Nature, 585：102-106, doi:10.1038/s41586-020-2634-9（2020）
12) Planas R, et al：Sci Transl Med, 10：eaat4301, doi:10.1126/scitranslmed.aat4301（2018）
13) Konig MF, et al：Sci Transl Med, 8：369ra176, doi:10.1126/scitranslmed.aaj1921（2016）
14) Pianta A, et al：Arthritis Rheumatol, 69：964-975, doi:10.1002/art.40003（2017）
15) Pianta A, et al：J Clin Invest, 127：2946-2956, doi:10.1172/JCI93450（2017）
16) Tai N, et al：J Exp Med, 213：2129-2146, doi:10.1084/jem.20160526（2016）
17) Hebbandi Nanjundappa R, et al：Cell, 171：655-667.e17, doi:10.1016/j.cell.2017.09.022（2017）
18) Girdhar K, et al：Proc Natl Acad Sci U S A, 119：e2120028119, doi:10.1073/pnas.2120028119（2022）
19) Greiling TM, et al：Sci Transl Med, 10：eaan2306, doi:10.1126/scitranslmed.aan2306（2018）
20) Chen BD, et al：Arthritis Rheumatol, 73：232-243, doi:10.1002/art.41511（2021）
21) Ruff WE, et al：Cell Host Microbe, 26：100-113.e8, doi:10.1016/j.chom.2019.05.003（2019）

＜著者プロフィール＞

宮内栄治：2012年，広島大学大学院生物圏科学研究科博士課程修了．その間，コーク大学Alimentary Pharmabiotic Centre（現マイクロバイオーム研究所）にvisiting PhD studentとして留学（'10〜'11年）．日本学術振興会特別研究員DC1・PD，理化学研究所基礎科学特別研究員などを経て，'22年より群馬大学生体調節研究所准教授．自然豊かな群馬で，腸内細菌，オルガノイド，疾患，食事をテーマに研究を進めている．

第3章 マイクロバイオーム研究の応用

1. 腸内マイクロバイオームを標的とした創薬研究の現状

金 倫基

> マイクロバイオームを標的とした医薬品の開発は10年の間に急速に進展し，再発性 *Clostridioides difficile* 感染症（recurrent *C. difficile infection*, rCDI）を治療するための便微生物移植用のヒト糞便製品がアメリカやオーストラリアの規制当局で承認を受け，すでに市場に登場している．今後，マイクロバイオームの研究開発領域では，多様なモダリティを採用し，広範な疾患に有効な製品が生まれる可能性がある．実際に，炎症性腸疾患や移植片対宿主病に対する治療薬，さらには，抗腫瘍免疫を増強するための製品開発が進められている．そこで，本稿では，腸内マイクロバイオームを標的とした創薬研究の現状について概説したい．

はじめに

　腸内マイクロバイオームは，腸管に棲息する微生物コミュニティやその代謝物の多様な相互作用をもつ複雑な生態系である．腸内マイクロバイオームのなかで，腸内細菌集団（腸内細菌叢）は，私たちの健康に重要な役割を果たしており，代謝・免疫疾患だけでなく，感染症，精神・神経系疾患まで，多くの医学的課題を解決する可能性を秘めている．2021年，マイクロバイオーム企業はわずか2年で合計16億ドルの資金を主にVC（venture capital）ファンドから調達した．マイクロバイオーム企業にとっての強みの1つは，既にヒトの健康に貢献しうる生物を活用できるということである．そのため，マイクロバイオームの新たな機能が明らかになれば，それらをすべて利用できる可能性がある．しかし，腸内マイクロバイオームは非常に複雑な生態系であることから，予測可能で，かつ，一貫した健康効果をもたらすために，これらを制御または最適化することが難しいということも特徴的である．そのような状況のなか，過去10年の間に，腸内マイクロバイオームのオミクス解析を可能にした科学の進歩や，基礎研究成果の蓄積，さらには，バイオベンチャー企業の挑戦的な取り組みと規制当局の理解と協力のおかげで，2022年以降，上市を果たした医薬品も出てきている．

1 腸内マイクロバイオームの創薬モダリティと開発状況

　腸内マイクロバイオームを標的としたモダリティ（治療法やアプローチ）には，いくつかの主要なカテゴリがある．これらはいずれも腸内細菌叢の構成や機能を調節することで，健康状態を改善し，疾患を治療することを目的としている．ここでは各モダリティの特徴と，開発状況について述べたいと思う（**表**）．

Current status of drug discovery and development targeting the gut microbiome
Yun-Gi Kim：Department of Microbiology, School of Pharmacy, Kitasato University（北里大学薬学部微生物学教室）

表　現在承認・開発されている主なFMT用サンプルおよびLBPs

企業	フェーズ	疾患	パイプラインの特徴
FMT用サンプル			
BiomeBank	承認	再発性 *C. difficile* 感染症	BIOMICTRA：FMT用ヒト便サンプル
Ferring Pharmaceuticals	承認	再発性 *C. difficile* 感染症	Rebyota：ヒト便微生物の経腸製剤
Seres Therapeutics	承認	再発性 *C. difficile* 感染症	Vowst：エタノール処理ヒト便の経口カプセル製剤〔主にFirmicutes門菌（*Clostridium* cluster Ⅳ & ⅪⅤa）の芽胞菌〕
MaaT Pharma	3	ステロイド抵抗性腸管急性移植片対宿主病（SR GI-aGVHD）	MaaT013：プールドナーの糞便微生物製剤
LBPs			
Vedanta Biosciences	3	再発性 *C. difficile* 感染症	VE303：再発性 *C. difficile* に対する感染防御機能をもつ糞便由来の8種類の腸内細菌カクテル製剤
Seres Therapeutics	1b	同種造血幹細胞移植	SER-155：抗生物質耐性菌を含む腸管感染症およびその結果として生じる敗血症の発生率と重症度を軽減させる経口投与用の腸内細菌コンソーシアム
Genome & Company社	2	ICIsの効果増強	GEN-001：*Lactococcus lactis* 単菌製剤
Nubiyota社	3	ICIsの効果増強	MET-4：30種類の腸内細菌からなる生菌カクテル
ミヤリサン製薬	1	ICIsの効果増強	CBM588：酪酸産生菌である *Clostridium butyricum* MIYARI 588株

1）微生物群移植（fecal microbiota transplantation, FMT）

FMTは，健康なドナーから集めた便由来の腸内微生物を患者に移植し，腸内の微生物群の再構築をめざす治療法である．多様性の高い腸内細菌を移入するため，マイクロバイオームを大きく変化させる能力をもつ．FMTは，rCDIに対して優れた効果を発揮することが示されており，さらに，その他の疾患への応用についても検討されている．マイクロバイオーム創薬の最初の成功は，rCDI患者へのFMT用のヒト糞便サンプルの医薬品化であった．2022年には，ヒトの糞便微生物叢懸濁液がrCDIの治療薬として，BiomeBank社のBIOMICTRAがオーストラリアで，Ferring Pharmaceuticals社のRebyota[1] がアメリカで，それぞれの規制当局である薬品・医薬品行政局（Therapeutic Goods Administration：TGA）および米国食品医薬品局（Food and Drug Administration：FDA）から承認を受けた．さらに，アメリカのSeres Therapeutics社は，ヒト糞便サンプルをエタノール処理した，主にBacillota門菌（*Clostridium* cluster Ⅳ & ⅪⅤa）の芽胞から構成されているVowstを，rCDIに対する経口薬として2023年に上市している[2]．rCDIの他，移植片対宿主病（graft versus host disease，GVHD）に対する

FMTの効果も期待されている．フランスのMaaT Pharma社は，ステロイド抵抗性腸管急性移植片対宿主病（SR GI-aGVHD）患者における第三選択薬候補として，MaaT013〔プールドナーの糞便微生物によるマイクロバイオームエコシステム治療（microbiome ecosystem therapies，MET）[3]〕の第3相試験を実施した（第一選択薬：全身性ステロイド，第二選択薬：ルキソリチニブ）．その結果は非常に有望であり，陽性反応を示した治療患者の半数において，患者の1年後の生存率が13％から44％と大幅に向上した．安全性プロファイルも良好であり，すべてが順調に進めば，2025年初頭に医薬品として承認される予定である．さらに同社は，METの欧州最大の医薬品製造施設を建設中で，年間最大9,000カプセルのMaaT013カプセル分に加え，現在臨床試験中の他の治療薬（造血幹細胞移植・メラノーマ・筋萎縮性側索硬化症）を最大160万カプセル保管できる規模となっており，市場全体をカバーできる見込みである．

2）単菌製剤・腸内細菌カクテル

特定の機能をもつ腸内細菌（単菌またはコンソーシアム※）を摂取することで腸内マイクロバイオームを調節し，各種疾患を治療することを目的としている．これらは，生きた細菌製剤であることから，live biotherapeutic products（LBPs）とよばれている．FMTはヒトの便に含まれる微生物を培養することなくそのまま投与する治療法であるのに対し，LBPsは培養により，特定の細菌（微生物）を単離・培養した後に投与するという違いがある．LBPsの開発においては，特定の機能をもつ腸内細菌コンソーシアムの構成菌の種類や数など，合理的なデザインや最適化が非常に困難である．さらにLBPsは，FMTと同等の臨床効果を期待されていることも開発をより難しくしている．現在，rCDIに有効なLBPsの開発が先行しており，アメリカのVedanta Biosciences社でVE303[4] [5]の第3相試験（852名）が2024年に開始され，2027年10月に完了する予定である．うまくいけば，VE303が世界初のLBPsとなる可能性がある．一方，同国のSeres Therapeutics社のSER-262やFinch Therapeutics社のCP101は，第2～3相試験を終了・中断している．

rCDIの他に，腸管内に存在する多剤耐性菌（multidrug-resistant organisms，MDROs）を排除し，全身への移行（バクテリアル・トランスロケーション）を防ぐLBPsの開発も行われている．Seres Therapeutics社のSER-155は，抗生物質耐性菌を含む腸管感染症およびその結果として生じる敗血症の発生率と重症度を軽減させる経口投与用の腸内細菌コンソーシアムで，病原細菌の定着を阻止し，上皮バリア機能を高める働きをもつ．2023年5月に発表された，同種造血幹細胞移植（Allo HSCT）を受けた患者13名に対する第1b相試験コホート1の臨床データにおいて，SER-155の腸管での定着・安全性と，病原細菌の減少作用が示された．さらに，Allo HSCTを受けた患者を対象とした第1b相試験コホート2のための45名の患者登録が2024年4月に完了している（Memorial Sloan Ketteringを含む米国の13の臨床施設で実施予定）．本試験では，無作為化二重盲検比較試験にて，安全性や生着，治療転帰を確認予定である．同社は，2025年第3四半期後半までにコホート2のデータセット取得をめざしている．Vedanta Biosciences社でもカルバペネム耐性腸内細菌

科細菌（Carbapenem-resistant Enterobacteriaceae，CRE），基質特異性拡張型βラクタマーゼ（extended-spectrum β-lactamase，ESBL）産生菌，バンコマイシン耐性腸球菌（vancomycin-resistant enterococci，VRE）などのMDROsの感染およびコロニー形成の再発を予防するための腸内細菌コンソーシアムであるVE707をCARB-Xから$M3.9の支援を得て開発中である（前臨床試験）．

炎症性腸疾患（inflammatory bowel disease，IBD）に関しては，ベルギーのMRM Health社が，潰瘍性大腸炎に対する腸内細菌カクテル製剤（MH-002）の第2a相試験（軽症・中等症）で良好な結果を得ている（2023年）．Vedanta Biosciences社は，2020年の第1b相試験で，制御性のT細胞を誘導する17種類のClostridium cluster Ⅳ & ⅩⅣaの腸内細菌コンソーシアムVE202製剤[6]が，健康なボランティアの腸内で安全に定着することを確認した．さらに，2023年に潰瘍性大腸炎患者100名による第2相試験が開始された（1種類減った16種類の腸内細菌カクテルに変更）．Gusto Global社は，ノースカロライナ大学チャペルヒル校の粘膜免疫学・微生物学分野のBalfour Sartor博士を科学アドバイザーとして迎え，炎症性腸疾患に有効なGUT-108（11種類の腸内細菌コンソーシアム）[7]の前臨床試験を行っている．

免疫チェックポイント阻害薬（immune checkpoint inhibitors，ICIs）による抗腫瘍免疫応答を増強させるLBPsの開発も現在，活発に行われているが，実際に有効性を示すか，今後の臨床試験の結果が待たれるところである．CD8陽性T細胞を活性化する11種類のヒト腸内細菌からなるVedanta Biosciences社のVE800[8]が第1相試験，カナダのNubiyota社のLBPs（30種類の腸内細菌カクテル）であるMET-4[9]がICIsとの併用で第2相試験を終了している．ミヤリサン製薬は，酪酸産生菌であるClostridium butyricum MIYARI 588株（CBM588）とICIsとの併用による第1相試験で安全性を確認するとともに，有効性の評価において，CBM588が無増悪生存期間を有意に延長し，ICI奏効率でも上昇傾向を示した[10]．韓国のGenome & Company社は，動物実験にて厳選された腸内細菌株（Lactococcus lactis単菌製剤GEN-001）を選抜し，PD-L1陽性の局所進行性または転移性胃がんまたは胃

> ※ **コンソーシアム**
> 特定の機能をもつ複数の細菌（微生物）からなる製剤．単一微生物よりも相加・相乗効果が期待される．一方で合理的なデザイン（配合）が難しいという側面もある．

食道接合部がん患者へのGEN-001とアベルマブの併用による第2相試験を行った．その結果，GEN-001が管理可能な安全性プロファイルと有望な抗腫瘍活性を示した．一方で，LBPs開発を断念した企業も出てきている．がん免疫療法の有効性と関連していた，メラノーマ患者の便由来の腸内細菌から構成されるSeres Therapeutics社のSER-401（第1b相試験）や，*Bifidobacterium animalis* ssp. *lactis* の単菌製剤であるアメリカEvelo Biosciences社のEDP1503（第1/2, 2a相試験）などの候補LBPsの臨床試験の中止・中断も相次いだ．

3）遺伝子組換え細菌

特定の機能をもつ遺伝子をプロバイオティクス株などに導入し，発現させた生菌製剤である．遺伝子組換え細菌製剤が期待される効果を発揮するためには，腸内での生存と，機能性タンパク質の発現が重要な鍵となる．しかしいまのところ，有望なプロダクトはまだ生まれていない．アメリカSynlogic社は，遺伝子組換え細菌製剤開発のリード企業の1つである．同社のプロバイオティクス*E.coli* Nissle株の遺伝子組換え体の経口薬である，Labafenogene marselecobac (SYNB1934)[11] は，消化管内のフェニルアラニン（Phe）を消費することにより，フェニルケトン尿患者のPheレベルを低下させるように設計された．既存の管理〔サプロプテリン，セピアプテリン（どちらもフェニルアラニン水酸化酵素の補酵素として働き，血中のフェニルアラニン値を低下させる），またはPhe制限食〕で推奨血中Pheレベルを維持できなかったフェニルケトン尿症（phenylketonuria，PKU）の成人患者を対象に，SYNB1934の有効性と安全性をプラセボと比較する第3相試験が2023年6月に開始された．しかし，SYNB1934が主要評価項目（投与4週目までの血中Phe濃度の低下）を満たす可能性が低いことを示すデータが得られ，2024年2月，PKU治療のためのSYNB1934の第3相試験が中止された．現在，第2相試験に移行している2つの疾患に対する候補薬剤（SYNB1353：古典的ホモシスチン尿症・SYNB8802：腸性高シュウ酸尿症）と，前臨床段階にある3つの薬剤（痛風・シスチン尿症・炎症性腸疾患）についても研究を継続中である．

4）ファージ療法

ファージ療法は，特定の細菌に感染し，溶菌させることにより，感染症などの治療に生かすことが期待されている．ファージは細菌に感染することから，安全な治療法として，経口・局所・静脈内投与されることが想定されている．しかし，意外にも第1相試験の成功率が想定されていたよりも低いことが報告されている．このような状況のなか，イスラエルのBiomX社は，潰瘍性大腸炎および原発性硬化性胆管炎と関連している*Klebsiella pneumoniae*を選択的に溶菌させるファージカクテルBX002を開発しており，第1a試験で10^{10} PFU投与量の安全性を確認している．また，大腸がんとの関連が示唆されている*Fusobacterium nucleatum*を選択的に溶菌させるファージも開発中である（前臨床試験）．アメリカのIntralytix社は，クローン病患者における接着性侵入性大腸菌（adherent-invasive *E. coli*，AIEC）を標的としたファージEco-Activeを開発中である（第1/2試験を実施中）．

5）マイクロバイオーム由来分子（postbiotics，ポストバイオティクス）

マイクロバイオーム研究の進展により，疾患病態や生理機能に影響を与える腸内細菌由来代謝物の特性や作用メカニズムが続々と明らかになっている．例えば，短鎖脂肪酸，乳酸・コハク酸，トリメチルアミン–N–オキシド（trimethylamine N-oxide，TMAO），分岐鎖アミノ酸，胆汁酸，ニコチンアミド，イノシン，TLR/NLRリガンドなどは，宿主の代謝系や免疫系などに作用することが報告されている．これらはポストバイオティクス（腸内細菌由来の代謝物）ともよばれ，マイクロバイオーム医薬品のモダリティの1つとして期待されている．現状では，ディスカバリーから第1相試験への移行率が非常に高く，第2相試験での成功率が低い傾向がみられている．投与量やドラッグ・デリバリー・システム（drug delivery system，DDS）の検討などにより，より効果の高いプロダクトを創出できる可能性がある．

2 今後の展望

マイクロバイオームの創薬開発が欧米を中心にはじまり，10年ほどが経過した．その間に，rCDI治療のための糞便サンプルが米国とオーストラリアで医薬品として2022年に承認された．マイクロバイオーム製剤が実際に医薬品として承認されたのは本領域における

大きな飛躍である．しかし一方で，rCDI以外の疾患領域においていまだ有望なマイクロバイオーム薬が見出されていない．既存モダリティのさらなる高度化に加え，より選択的に，また，ダイナミックに腸内マイクロバイオームに作用する新規モダリティの検討も必要であると考えている．例えば，腸内細菌利用糖（MACs，microbiota-accessible carbohydrates）のマイクロバイオームモジュレータ（変動因子）としての利用である．宿主酵素によって消化・吸収されず，腸内細菌によって資化される糖をMACsと呼んでいる．各MACは腸内細菌に対して異なる作用を及ぼすため（特定の腸内細菌や代謝物だけを増減させるなど），これらを腸内細菌叢の精密な調節因子（プレシジョン・マイクロバイオーム・モジュレータ）として使用できる可能性がある[12]．アメリカのKibow Therapeutic社は，水溶性食物繊維を含む生菌製剤（シンバイオティクス）であるKT-301（*S. thermophilus* KB19，*L. acidophilus* KB27，*B. longum* KB31，*B. longum* XX00に水溶性食物繊維を配合した製品）を慢性腎臓病患者に投与する第2相試験を実施している．また，アメリカのカリフォルニア大学デービス校（UC Davis）発のバイオベンチャーであるOneBio社は，天然物由来の新規MACsの開発を行っており，各MACsの特性を明らかにすることにより，これらをプレシジョン・プレバイオティック・ファイバーとして活用することをめざしている．

おわりに

マイクロバイオーム分野における創薬開発はまだ初期段階にあるといえる．より効果の高いプロダクトを創出するうえで，マイクロバイオーム-宿主間相互作用のさらなる理解が必須である．ヒト腸内マイクロバイオームの複雑さゆえにもつ可能性を最大化するためには，マイクロバイオーム領域の底上げ，すなわち，新知見の蓄積とその活用がますます必要となってくる．そのため，マイクロバイオーム領域において，企業・バイオベンチャー，アカデミア，VC・金融機関，開発業務受託機関（Contract Research Organization：CRO）・医薬品受託製造開発機関（Contract Development Manufacturing Organization：CDMO），病院・医療機関などがコンソーシアムを形成し，それぞれが有機的に機能するためのイノベーション・ハブの存在が望まれる．実際にフランスでは，マイクロバイオームベースの治療イノベーションを創出し，市場投入に向けた基礎研究からの実用化を加速させることで，マイクロバイオーム分野におけるヨーロッパのリーダーとなることを目的として，Alliance Promotion Microbiote（APM）という非営利団体が設立されている．APMはまさに，マイクロバイオーム領域におけるイノベーション・ハブとなり，創薬ベンチャー・VC・CRO・CDMOとの連携を構築している．日本においても，イノベーション・ハブを担う組織ができることを願うとともに，筆者自身もかかわれたらと強く思っている．

文献

1）Khanna S, et al：Drugs, 82：1527-1538, doi:10.1007/s40265-022-01797-x（2022）
2）Feuerstadt P, et al：N Engl J Med, 386：220-229, doi:10.1056/NEJMoa2106516（2022）
3）Malard F, et al：EClinicalMedicine, 62：102111, doi:10.1016/j.eclinm.2023.102111（2023）
4）Dsouza M, et al：Cell Host Microbe, 30：583-598.e8, doi:10.1016/j.chom.2022.03.016（2022）
5）Louie T, et al：JAMA, 329：1356-1366, doi:10.1001/jama.2023.4314（2023）
6）Atarashi K, et al：Nature, 500：232-236, doi:10.1038/nature12331（2013）
7）van der Lelie D, et al：Nat Commun, 12：3105, doi:10.1038/s41467-021-23460-x（2021）
8）Tanoue T, et al：Nature, 565：600-605, doi:10.1038/s41586-019-0878-z（2019）
9）Spreafico A, et al：Ann Oncol, 34：520-530, doi:10.1016/j.annonc.2023.02.011（2023）
10）Dizman N, et al：Nat Med, 28：704-712, doi:10.1038/s41591-022-01694-6（2022）
11）Vockley J, et al：Nat Metab, 5：1685-1690, doi:10.1038/s42255-023-00897-6（2023）
12）Tomioka S, et al：Cell Rep, 40：111087, doi:10.1016/j.celrep.2022.111087（2022）

＜著者プロフィール＞
金　倫基：北里大学にて学位取得（薬学博士，檀原宏文教授）．博士課程のときにヤクルト中央研究所にて研究を行う（野本康二博士・元東京農業大学教授）．その後，ミシガン大学医学部Post-Doctoral fellow（Gabriel Nuñez 教授），筑波大学医学医療系助教（渋谷彰教授），ミシガン大学医学部Research Investigator（Gabriel Nuñez 教授），Vedanta Biosciences,Inc. Senior Scientist，慶應義塾大学薬学部生化学講座准教授（長谷耕二教授），慶應義塾大学薬学部創薬研究センター教授を経て2024年4月より北里大学薬学部微生物学教室教授（現職）に就任．自然免疫受容体Nod-like receptors やHost-Pathogen-Microbiota の相互作用についての研究に従事．現在は腸内細菌と多様な疾患との関連性についての研究を行っている．

第3章 マイクロバイオーム研究の応用

2. 腸内細菌移植療法の現状と展望

石川　大

腸内細菌叢の乱れ（dysbiosis）の改善を目的とした腸内細菌療法である便移植療法（fecal microbiota transplantation，FMT）がdysbiosisにかかわるさまざまな疾患に対する根本的治療方法として注目され，幅広く研究が行われている．本邦においても，潰瘍性大腸炎（ulcerative colitis，UC）患者への新しい治療選択肢として期待が高まっている状況であり，2023年1月から先進医療Bとして開始となった．本稿では主にUCに対する腸内細菌療法の有効性について，既報と当施設での臨床研究の結果を併せて報告し，腸内細菌療法の実装化，適応疾患の拡大など今後の展開について最新の知見を概説する．

はじめに

　腸内細菌研究が進むなかで，腸内細菌叢の乱れ（dysbiosis）が炎症性腸疾患（inflammatory bowel disease，IBD）などの消化器疾患だけでなく，代謝性疾患，自己免疫疾患，中枢性疾患といったさまざまな疾患に関与していることが明らかになってきており[1]，dysbiosisの改善を目的とした腸内細菌叢移植療法〔便微生物叢移植（fecal microbiota transplantation，FMT）〕が新規治療として注目が集まっている．抗菌

[略語]
A-FMT：Antibiotic-FMT（抗菌剤併用FMT）
CDI：*Clostridioides difficile* infection（*Clostridioides difficile* 感染症）
FMT：fecal microbiota transplantation（腸内細菌叢移植療法）
RCT：randomized controlled trial（ランダム化比較試験）
UC：ulcerative colitis（潰瘍性大腸炎）

剤を長期服用することに起因する *Clostridioides difficile* 感染症（*Clostridioides difficile* infection，CDI）に対してFMTが非常に高い奏効率を示したことが2013年に報告され[2]，IBDだけでなく，幅広く臨床研究が行われている[3]．本邦においても，潰瘍性大腸炎（ulcerative colitis，UC）患者への新しい治療選択肢として期待が高まっている状況であり，2023年1月から先進医療Bとして開始となった．本稿では，最近のFMTの研究報告と当施設で進行中の臨床研究である「抗菌剤併用FMT」の研究結果も含めて，FMTを含めた腸内細菌療法の現状と今後の展望について概説する．

1 CDIに対するFMT

　主に抗菌剤の長期投与が原因で生じるCDIは典型的なdysbiosisが原因の疾患といえる．難治性CDIへのFMT治療に関して論文での報告をたどると，1958年にEisemanらが4例の再発性の偽膜性腸炎の症例に対

Current status and development of fecal microbiota transplantation and microbiome medicine
Dai Ishikawa：Department of Gastroenterology, Juntendo University School of Medicine（順天堂大学消化器内科細菌叢再生学講座）

表　潰瘍性大腸炎に対するFMTのRCT一覧

著者，出版年，国	Rossen, 2015, オランダ	Moayyedi, 2015, カナダ	Paramsothy, 2017, オーストラリア	Costello, 2019, オーストラリア[6]	Haifer, 2021, オーストラリア[7]
患者数	48（FMT 23，プラセボ 25）	75（FMT 38，プラセボ 37）	81（FMT 41，プラセボ 40）	73（FMT 38，プラセボ 35）	35（FMT 15，プラセボ 20）
対象	軽症，中等症	軽症，中等症，重症	軽症，中等症	軽症，中等症	軽症，中等症
前処置	腸管洗浄	—	腸管洗浄	腸管洗浄	抗菌薬3剤併用
ステロイド	併用可（＜10 mg）	併用可	漸減 2.5 mg/w to free	漸減 5 mg/w to free	漸減 2.5 mg/w to free
FMT回数	2回	6回	41回	3回	49回
投与量・経路	500 mL 十二指腸注入	50 mL 浣腸	150 mL 内視鏡 150 mL 浣腸	200 mL 内視鏡 100 mL 浣腸	凍結乾燥カプセル六つ（便2.1 gを含む）
ドナー	単独	単独	複数（3〜7人）	複数（3〜4人）	単独
便状態	生便	生便，凍結	凍結−80℃	凍結−80℃	冷蔵4℃
主要評価項目（FMT対プラセボ）	寛解導入 @12週 30 % vs. 20 %，$p = 0.51$	寛解導入 @7週 24 % vs. 5 %，$p = 0.03$	寛解導入 @8週 27 % vs. 8 %，$p = 0.02$	寛解導入 @8週 32 % vs. 9 %，$p = 0.03$	寛解導入 @8週 53 % vs. 15 %，$p = 0.027$

して1〜3回注腸でFMTを行うことにより副作用なく全例で症状改善を認めたという報告[4]があったものの，その後まとまった研究報告はされていなかった．2013年にvan NoodらによりFMTとCDIの標準治療であるバンコマイシンとのランダム化比較試験（RCT）を報告した[2]．FMT群では1回の十二指腸ルートからのFMTで94%という驚異的な治癒率を報告したものである．この報告を踏まえて，アメリカやオランダでのCDIの2014年治療ガイドラインでは，再発性CDIの補助療法としてFMTが推奨されており，臨床的にFMTが応用できている代表例といえる．欧米では，抗菌剤耐性の*C. difficile* NAP1（North American Pulsed-field gel electrophoresis type 1）株の院内感染が問題になっており，このような薬剤耐性のある難治性CDIの増加と重症化につれて，FMTの必要性がますます高まっていくといえる．

2 潰瘍性大腸炎に対するFMT

本邦において難病指定疾患である潰瘍性大腸炎（UC）の患者数は毎年約1万人の増加を認め，2019年度には20万人を超える状況となっている．UC治療については，生物製剤や免疫抑制剤の登場により寛解導入率は向上したものの，中止基準がなく長期使用を余儀なくされるため，免疫寛容の問題から小児や高齢発症患者には使用しづらく，副作用のリスクも大きい．副作用の少ない根本的治療が待たれており，dysbiosisが関連する代表疾患であるUCがFMTのターゲットになるのは自然であったといえる．

UCに対するFMTのRCTは6つ（2つは凍結乾燥カプセル化）報告されている（**表**）．3番目のRCTとしてオーストラリアのParamsothyらが高い治療効果を報告した[5]．週に5回自己浣腸FMTを計8週間行い，合計41回FMTを施行するというプロトコールであった．寛解導入をめざす厳しい評価基準ながらFMT群では27%の達成率が示され，FMTの高い治療効果が証明されたが，治療方法の煩雑さを考慮すると現実的な治療になりうるかは議論を要する結果であった．2019年，Costelloらが嫌気性下でFMT溶液を作製し，3回投与のみで寛解導入を達成したことを報告した[6]．また，2021年のRCTでは，凍結乾燥化させたドナー便をカプセルに入れて内服する方式を採用しており，2週間3種類の抗菌剤を内服した後に8週間カプセルを内服継続するデザインであり，介入後の評価では73%と非常に高い臨床的寛解導入を達成した[7]．

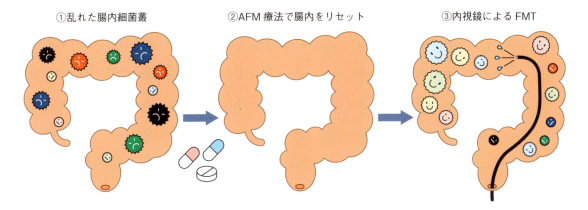

図1 抗菌剤併用便移植療法
抗菌剤併用便移植療法（A-FMT療法）は①〜③の3つのステップからなる．①乱れた腸内細菌叢の状態：腸内細菌のバランスが乱れ，多様度が低下している．②抗菌薬の服用で腸内細菌叢をリセット：抗菌剤3種の服用（AFM療法）により腸内細菌量を極限まで減らし，乱れた腸内細菌叢をクリアにする．③内視鏡による便移植：ドナー便から生成した溶液（腸内細菌）の注入により，バランスのとれた腸内細菌叢の構築を図る．（文献18より引用）

3 最適なFMTの確立をめざして（当施設での成果）

1）当施設のプロトコール

ヒトの腸内細菌叢は40兆個ともいわれる数多くの腸内細菌からなっており，単純にFMTを行うだけでは，効率的な定着は望めず，dysbiosisの改善はみられないと考え，われわれは抗菌剤をFMT前に投与し（下記3剤の頭文字よりAFM療法とよぶ），レシピエントの腸内細菌叢を減らしてFMTを施行する併用療法を考案し，実施している．AFM療法はアモキシシリン，ホスホマイシン，メトロニダゾールを2週間内服するものであり，乱れた腸内細菌叢の環境をFMT前にリセットすることで移植する腸内細菌の効率的な定着を狙ったものであった．われわれはこの併用療法をAntibiotics-FMT（A-FMT）と提唱した（図1）．FMTに先行してAFM療法を施行し，2週間内服後40時間あけてFMTを施行するプロトコールである．

2）腸内細菌叢の変化と治療効果の関連

2014年7月にA-FMTの臨床研究を開始し，菌叢変化と臨床データとの関連について報告した[8]．AFM療法後にはBacteroidotaの割合が著明に減少したが，FMT後4週間に治療有効例ではBacteroidotaが有意に回復し，無効例では回復を示さなかった．一方，抗菌剤療法（AFM単独）群では，治療後4週間経過してもBacteroidotaは十分に回復せず，治療効果と関連性も認めなかった．以上からBacteroidotaの変化がA-FMTの治療効果に強く関与していることが示された．そこでBacteroidotaの種レベルの網羅的解析を行ったところ，治療効果のあった症例では種レベルでの多様性がA-FMT後に改善し，ドナーの腸内細菌組成に近似していることを報告した[9]．これはAFM療法による抗菌剤前処置治療が，ドナーの腸内細菌の効率的な移植に関与し，有効例では実際に移植されていることをはじめて証明したものであった．

3）ドナーマッチングと長期治療効果

A-FMT治療1カ月後の短期治療効果の評価では，治療効果率65.9％および寛解導入率40.4％と従来のFMTの報告と比べてきわめて高い治療効果が認められ，長期治療効果もAFM単独群より優位に高いことを報告した[10]．A-FMT治療後2年間の長期的寛解に①兄弟間移植であること，②患者とドナーの年齢差が10歳以内であることが関連していることが明らかとなった（図2）．そして，弟ドナー便でのA-FMT治療1回のみで2年間寛解維持できた著効例の腸内細菌叢解析の結果では，ドナーの腸内細菌叢が効率的に移植され，2年間にわたってドナーの腸内細菌叢が安定化（特にBacteroidetes種が定着）することが明らかになった（図3）．ドナー・患者マッチングがA-FMTの治療効果にとって非常に重要であることが明らかとなり，層

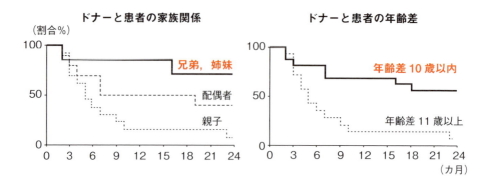

図2　ドナーと患者の関係と長期経過
抗菌剤併用便移植療法（A-FMT療法）で効果のあった30症例に対し，24カ月間の観察を行った．再燃せず安定していた患者の割合を提示した．（左図）兄弟間の移植が親子間移植に比べて有意に長期間にわたり症状が安定している．（右図）ドナーと患者の年齢差が10歳以内であると11歳以上年齢差がある移植に比べて有意に長期間にわたり症状が安定していることが明らかとなった．（文献18より引用）

別化FMTの展開にもつながっていくと思われる．

4　海外，本邦におけるFMTの現状

1）海外でのFMT実装化

FMTを取り巻く世界の状況として，米国ではFMT基盤を活用した便由来製剤（便に加工を施した医薬品）の治験が進み，2022年11月にCDI向けの腸内細菌叢溶液（浣腸用）；ReBYOTA（Ferring Pharmaceuticals社）が薬事承認された．また，オーストラリアにおいてもバイオベンチャーBiomeBank社のCDI向けFMT溶液が当局に承認された．優れた治療効果が報告されてからの展開が非常に早く，産官学連携での社会実装化がなされているといえる．

2）本邦におけるFMTの現状

われわれの研究グループでは，2022年5月に本邦における有効性・安全性の高いFMT基盤を築くため，「標準化された安全な腸内細菌叢溶液を作成・管理するための細菌叢バンクに関する基礎研究」（承認番号E22-0141）を開始した．メタジェンセラピューティクス株式会社との共同研究という産学連携の"腸内細菌叢バンク"の構築により，細菌叢溶液調製法を標準化することで安定供給を可能にし，海外のガイドラインやスクリーニング方法を参考とすることで，安全性をさらに向上することを可能にした．

3）本邦におけるFMT先進医療

2023年1月より「活動期潰瘍性大腸炎患者を対象とする抗菌薬併用腸内細菌叢移植療法」の先進医療Bの特定臨床研究が開始され，多施設共同研究が順調に進んでいる．

腸内細菌叢は免疫のコントロールタワーであり，他製剤で免疫修飾を受ける前に腸内細菌療法を導入し免疫バランスを整えていく試みは理にかなっていると考える．コロナウイルス流行下でのステロイド使用抑制が要請されるなど，今後もUC治療戦略はさまざまな社会的情勢の影響を受けながら変化することが求められると考えられる．また，腸内細菌療法という従来の医薬品とは大きく異なる作用機序の治療オプションをもつことは，高齢化や多様化するUC治療ニーズに応える観点でも重要であり，多くの患者にとって有益であると考えられる．

5　FMTの他疾患への展開

FMTについてはrCDIやUC治療にとどまらず，適応疾患の拡大が進んでおり，FMT用便ジュースを加工することでマイクロバイオーム医薬品（便由来製剤）の開発という新たなイノベーションにもつながっている．

1）FMTと免疫チェックポイント阻害剤（ICI）への応用

以前より腸内環境とICIの治療効果については知られていたが，2020年に*Science*誌に報告された症例報告ではanti-PD-1抵抗性の転移性メラノーマ患者10名に対してFMTを実施後，再びanti-PD-1治療を施し

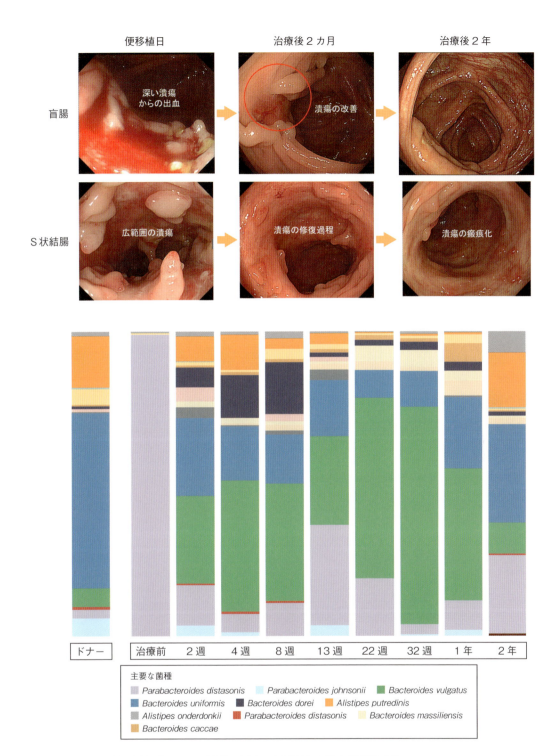

図3 抗菌剤併用便移植療法（A-FMT療法）症例の内視鏡像と腸内細菌叢変化
　　30歳男性．全大腸型の重症潰瘍性大腸炎患者．ドナー便は3歳年下の弟から提供された．内視鏡像では治療後2カ月で潰瘍は治癒してきており，治療後2年間の寛解維持を達成できたことがわかる．Bacteroidota菌種の腸内細菌叢解析（各色はそれぞれの菌種が占める割合）では，治療前の患者の腸内細菌叢は非常に偏り，多様度が低下していたが，治療2週間後にはドナーの腸内細菌叢が効率よく移植され，その後2年間維持できていることが示された．（文献18をもとに作成）

たところ2名で部分奏効，1名で著効が観察された[11]．さらに，ICIによる難治性腸炎患者2名に対してFMTを実施したところ，両者とも寛解することに成功したことが報告された[12]．

ICIの奏効率は10〜20％との報告があり，一方で副作用として重篤な腸炎が数％〜20％あると報告されている．こうしたICIの弱点を補完するアジュバントとしてFMTの有効性が期待されている．

2）アレルギー疾患への応用

出生直後の腸内細菌叢の変化がアレルギー発症に関与することが報告され[13]ており，帝王切開によって産まれた新生児に対する母親の便溶液のFMT介入では，腸内細菌叢の多様性が高まり，経腟分娩によって産まれた児と同様に母親と有意な類似性を示したことが報告された[14]．FMTがアレルギー治療ではなく，アレルギーの予防になりうる可能性を示したものである．

3）中枢系疾患への応用

自閉症患者の一部は行動症状に加えて便秘などの消化器症状も併発している．こうした患者の腸内細菌叢には特定の菌種が少ないことが明らかになり，FMTで腸内環境を整えたところ，消化器症状と行動症状が同時に改善したことが報告された[15]．また，パーキンソン病に対するFMTの有効性も報告されており[16][17]，現状の治療薬で果たせなかった中枢神経系の難病疾患に対する治療法としてFMTが期待されている．

おわりに

われわれの施設では約240名の潰瘍性大腸炎患者と，210名のドナーがFMT臨床研究に参加（2024年6月時点）し，その蓄積したデータを多角的に分析することにより治療メカニズムの解明と，より効果の高い手法について検討中である．われわれのA-FMTの治療効果やFMTの他疾患への適応拡大については，より高い質の臨床研究を行う必要があるが，それには感染症リスクのない安定したドナー便溶液の供給が必要となる．法整備も含めてFMT自体の治療で多くの患者へ供給できる体制をつくり，充実したFMT治療の研究を通して，治療効果に関連する有効な細菌種の同定や，腸内細菌‐粘膜免疫応答のメカニズムを解明することは，IBDをはじめとするdysbiosisにかかわる疾患の「根本的腸内細菌療法の確立」に大きく寄与できるものと考える．

文献

1) Morgan XC, et al：Genome Biol, 13：R79, doi:10.1186/gb-2012-13-9-r79（2012）
2) van Nood E, et al：N Engl J Med, 368：2145, doi:10.1056/NEJMc1303919（2013）
3) Nemoto H, et al：Dig Dis Sci, 57：2955-2964, doi:10.1007/s10620-012-2236-y（2012）
4) Eiseman B, et al：Surgery, 44：854-859（1958）
5) Paramsothy S, et al：Lancet, 389：1218-1228, doi:10.1016/S0140-6736(17)30182-4（2017）
6) Costello SP, et al：JAMA, 321：156-164, doi:10.1001/jama.2018.20046（2019）
7) Haifer C, et al：Lancet Gastroenterol Hepatol, 7：141-151, doi:10.1016/S2468-1253(21)00400-3（2022）
8) Ishikawa D, et al：Inflamm Bowel Dis, 23：116-125, doi:10.1097/MIB.0000000000000975（2017）
9) Ishikawa D, et al：Inflamm Bowel Dis, 24：2590-2598, doi:10.1093/ibd/izy266（2018）
10) Okahara K, et al：J Clin Med, 9, doi:10.3390/jcm9061650（2020）
11) Baruch EN, et al：Science, 371：602-609, doi:10.1126/science.abb5920（2021）
12) Wang Y, et al：Nat Med, 24：1804-1808, doi:10.1038/s41591-018-0238-9（2018）
13) Papathoma E, et al：Pediatr Allergy Immunol, 27：419-424, doi:10.1111/pai.12552（2016）
14) Korpela K, et al：Cell, 183：324-334.e5, doi:10.1016/j.cell.2020.08.047（2020）
15) Kang DW, et al：Sci Rep, 9：5821, doi:10.1038/s41598-019-42183-0（2019）
16) Cheng Y, et al：Gut Microbes, 15：2284247, doi:10.1080/19490976.2023.2284247（2023）
17) Bruggeman A, et al：EClinicalMedicine, 71：102563, doi:10.1016/j.eclinm.2024.102563（2024）
18) 石川　大：ファルマシア，60：219-223（2024）

＜著者プロフィール＞

石川　大：2009年〜 IBD Research Center, Case Western Reserve University に留学し，IBDモデルマウスの免疫と腸内細菌叢の関連について研究．'11年医学博士学位取得．'11年〜 順天堂大学医学部消化器内科学 助教．'14年便移植療法の臨床研究開始（研究責任者）．'16年4月〜現在 順天堂大学消化器内科准教授．'19年12月〜現在 キリンホールディングス社との共同研究講座「腸内細菌療法研究講座」研究責任者．'22年4月〜現在 メタジェンセラピューティクス社との共同研究講座「細菌叢再生学講座」研究責任者．'18年 アジア炎症性腸疾患学会 Best abstract賞．'19年 Crohn and colitis学会誌 Journal IBD優秀論文賞．'20年 15th Congress of ECCO（ヨーロッパ腸炎学会）優秀演題発表賞．

第3章 マイクロバイオーム研究の応用

3. がん免疫療法とマイクロバイオーム

角田卓也

> 免疫チェックポイント阻害剤の臨床効果は従来の薬物では得られなかった長期生存者を生み出していることに尽きる. その作用機序は免疫能を活性化することである. 腫瘍を拒絶する免疫反応は腸内細菌叢によって規定されている可能性が強く考えられており, また腸内細菌叢を標的とした新たな治療開発が進んでいる. 腸内細菌が抗腫瘍免疫能におよぼす作用機序に関する研究報告は多岐にわたっているが, われわれの独自の取り組みも含め腸内細菌叢を標的とした新規治療法の研究が精力的に実施されている.

はじめに

免疫チェックポイント阻害剤を中心としたがん免疫療法は, いまやがん薬物療法の主役であるといって過言ではない. がん免疫療法は第4の治療法といわれているが, これは従来の抗がん剤や分子標的薬と異なり, 患者免疫システムを標的とした薬物療法であることに起因する. chimeric antigen receptor T-cell (CAR-T) 療法もがん患者免疫能を最大限に上げることで強力な治療効果をあげている. 治療を受ける患者の免疫能により臨床効果が異なり, 腫瘍を排除する免疫システムの正しい理解が不可欠となる. これまでの研究で, 患者免疫能を規定している要因の1つは腸内細菌であることはほぼ間違いない. 本稿では, 腸内細菌が規定する患者免疫能とがん免疫療法における臨床効果を規定しているこれまでの研究結果を紹介する. さらに, がん治療の臨床効果を最大限に発揮するために, 腸内細菌を標的とし, これをモディフィケーションすることでがん免疫療法の抗腫瘍効果を改善するアプローチとその展望について, われわれが現在実施している臨床試験も含めて解説する.

[略語]
ICI：immune checkpoint inhibitor（免疫チェックポイント阻害剤）

1 腸内細菌と抗腫瘍免疫能

腸内細菌は抗腫瘍免疫と深くつながっている. 広域抗生物質の投与により免疫チェックポイント阻害剤[※1]（immune checkpoint inhibitor, ICI）の臨床効果が減弱することが多くの施設で種々のがん種で報告されており, われわれの施設でもICIで治療した肺がん患者に限定してみても, ICIによる治療3週間前に抗生物質の使用経験のある肺がん患者は70％も全生存期間の低下があったことを報告した[1]. これは抗生物質による腸内細菌叢のdysbiosis（腸内細菌叢のみだれ）が原因と考えられている. 腸内細菌叢の異常やバランスの崩

Cancer immunotherapy and microbiome
Takuya Tsunoda：Division of Medical Oncology, Department of Medicine, Showa University School of Medicine（昭和大学医学部内科学講座腫瘍内科部門）

れにより，抗腫瘍効果を発揮する患者免疫能が減弱していると考えられる．また，ある種の菌は，大腸や肝に慢性炎症を局所に惹起し，免疫学的疲弊の状態を形成し，大腸がん[2]や肝がん[3]の発がん原因となっていることを示す研究もある．

2 免疫チェックポイント阻害剤の臨床効果と腸内細菌

マウスの研究からであるが，*Bifidobacterium* spp. が抗PD-L1抗体の治療効果を規定している研究[4]や*Akkermansia muciniphila*が抗CTLA-4抗体の抗腫瘍効果に関与していることが報告[5]された．また，メラノーマ患者に対するICIの臨床効果との関係で，腸内細菌叢の多様性がICIの治療効果と正の関係性があることも報告された[6]．このようにICIの抗腫瘍効果と腸内細菌叢は強く関係していることが明らかとなってきている．一方，具体的にどの腸内細菌がICIの臨床効果発現に関与するか特定しようと精力的に研究されているが，各研究施設，地域によって大きく異なっているのが現状である．比較的近い地域でもICIの有効性を示す腸内細菌が異なることが報告された[7]．わが国でのデータとして，われわれの施設で独自にICIの臨床的有効性と腸内細菌を解析すると*Turicibacter*と*Acidaminococcus*が同定できた[8]．これまでのICIの臨床効果を規定する菌種と全く異なるものであり，ヒトにおける腸内細菌の生着過程において環境要因・食事要因・習慣的要因など複雑に要因が絡み合い，その結果腸内細菌が免疫能を規定している可能性が考えられている．

※1 免疫チェックポイント阻害剤

がんを認識し排除する細胞傷害性T細胞は，腫瘍の変異由来抗原由来ネオアンチゲンを認識し，傷害する．しかし，活性化したリンパ球はそのフィードバック機構としてPD-1を発現，がん細胞やがん細胞周囲の免疫担当細胞にそのリガンド（PD-L1）を発現し，不活性化する．この免疫活性化のブレーキを解除するのがICIである．現在，PD-1やPD-L1以外にも免疫活性に対し負に作用する免疫チェックポイント分子は多く発見されており，その阻害剤は新規がん免疫治療薬として臨床開発が進んでいる．

---

3 腸内細菌が免疫能を規定している機序

腸内細菌が抗腫瘍免疫能に影響を及ぼしている機序については諸説がある．

1）腸内細菌代謝物

最近，最も可能性が高いと考えられている機序として，腸内細菌が産生する短鎖脂肪酸による免疫担当細胞に対する影響があげられる．短鎖脂肪酸は，嫌気性細菌によって発酵により生成され，いくつかの免疫細胞集団の機能を強力に調節できると考えられている．例えば，短鎖脂肪酸の1つである酪酸は，$CD8^+$ T細胞におけるヒストン脱アセチル化酵素の活性を抑制し，DNA結合阻害因子2（ID2）の発現を誘導することで，T細胞の活性化を増加させ，T細胞の疲弊を減少させることで，ICIへの応答を促進する[9]．また，ビフィズス菌はイノシンを生成し，イノシンはアデノシンA2A受容体シグナル伝達を介して腫瘍微小環境内のT細胞応答を増加させ，ICIの抗腫瘍効果を増強すると考えられている[10]．しかし，抑制性T細胞（Treg細胞）の活性化など免疫抑制的に作用することもあり，短鎖脂肪酸の種類によって反応が異なり，機序解明のためのさらなる研究が必須である．

2）microorganism-associated molecular pattern（MAMPs，微生物関連分子パターン）

例えば，lipopolysaccharideやpeptidoglycansやflagellinなど病原体や非病原体を含む微生物に特有の分子構造のことを意味する．腸内細菌が産生するこれらのMAMPsは，Toll様受容体やNOD様受容体といった自然免疫系のパターン認識受容体によって認識され，全身および腫瘍微小環境における免疫応答に影響を与える．例えば，腸内細菌由来のcyclic di-AMPのようなSTINGアゴニストは，腫瘍微小環境でⅠ型インターフェロンの生成を誘導し，ICIへの応答を促進する[11]．

3）腸内細菌の直接の生体内移行（bacterial translocation）

腸内細菌が直接，種々の部位に移行することで免疫反応と強く関連していると考えられている．抗がん剤や放射線療法など多くのがん治療は腸内バリアを破壊し，腸内細菌自身や腸内細菌が産生する物質が，所属リンパ節や腫瘍微小環境さらに腫瘍細胞自身に直接移

行することが知られている[12]．また，腫瘍の増殖そのものによりβ-adrenergic receptorsシグナリングを介し，この現象が惹起されることも報告されている[13]．*Enterococcus faecalis* などは所属リンパ節に移行すると樹状細胞やT細胞を活性化して，免疫チェックポイント阻害剤の効果を増強し[14]，逆に普段は口腔内の常在菌である *Fusobacterium nucleatum* が腸内に移行し，大腸がんに移行すると強力な抑制性の免疫を惹起する場合が報告されており[15]，菌種の違いによるこれらの免疫反応はとても興味深い現象である．

4）腸内細菌交差抗原

腸内細菌はヒトにとって異物であり，腸はわれわれの体内で最も生きている異物が生息している臓器である．これらの腸内細菌由来のペプチドが，感染した腫瘍細胞自身や抗原提示細胞のHLA上に提示され，T細胞に認識されることが考えられる．これらT細胞のなかには腫瘍特異的ネオアンチゲンと交叉反応を示すT細胞受容体を有する細胞傷害性T細胞が存在することが報告[16]されており，抗腫瘍免疫反応に強い影響を及ぼしている．腸内細菌の多様性とICIの臨床効果が相関する理由の1つかもしれずとても興味深い．

5）免疫チェックポイント分子の発現調整

腸内細菌が免疫チェックポイント分子の発現に影響を及ぼしているという研究報告もある．マウスモデルで *Coprobacillus cateniformis* は，腫瘍関連リンパ節や腫瘍微小環境内の樹状細胞上の免疫チェックポイント分子の1つであるPD-L2の発現を減少させ，細胞傷害性T細胞によるCD8陽性T細胞を介した抗腫瘍効果が増強することが証明されている．

4 腸内細菌を標的とした研究

このように腸内細菌は生体における抗腫瘍免疫反応と強く関係していることがわかってきた．そこで腸内細菌を標的とすることでがん免疫療法の臨床効果を上げることができるのではないだろうかと考えるのは当然であり，すでに多くの臨床試験が実施，計画されている．便移植のような戦略は，小規模な臨床試験で有効性が示されつつあるが，大規模臨床試験は困難である．PrebioticsやProbioticsを用いる介入試験は，従来の薬物療法のように臨床試験を実施できる利点はある．

しかし，現時点では臨床的な有効性を示すエビデンスは限られており，場合によっては有害とさえなる可能性もある．ここではがん患者の治療効果を最適化する可能性をもつ，腸内細菌を標的とした研究について紹介する．

1）便移植

腸内細菌叢を大幅に短時間で変更する方法は便（糞）移植である．がん治療の有効性に対する便移植を評価する初期の臨床研究では，免疫療法に対する一次抵抗性または獲得抵抗性を克服する点で有望な臨床結果が報告されている．2つの第I相試験でステージIVのメラノーマに対して，便移植によりICI治療への抵抗性を示した患者の臨床的抵抗性が克服できることが示された[17][18]．どちらの研究でも，ICI治療に反応しなかった患者が治療に反応した患者から便の提供を受け，便移植を実施し，その後，ICI免疫の治療を再導入すると約30％の臨床的な効果増強がみられた．この臨床的奏効率は，抗PD-1単剤療法の不応後に抗CTLA-4抗体（Ipilimumab）および抗PD-1抗体（Nivolumab）を併用した場合に観察されるものと同程度であった．小規模であるが期待できる結果と言える．また，臨床反応を示した患者では，樹状細胞の活性化，I型インターフェロンシグナル伝達および腫瘍微小環境におけるCD8陽性T細胞の頻度が増加し，抗腫瘍免疫反応の増強が観察されProof of Conceptが証明されたと言える．さらに，便移植後に高度な免疫関連有害事象の発生率が低下し，便移植は臨床的有効性を高めると同時に免疫学的毒性を低減するのに有益である可能性がある．

2）食餌療法とPrebiotics

この分野は積極的な研究がなされているが，ある特定の食事療法が，ICIの免疫反応を改善し臨床効果を上げることや，放射線腸炎や造血幹細胞移植後のGVHD（移植片対宿主病）などの免疫毒性を軽減することが示唆されている．Prebioticsでは1日20g以上の食物繊維の摂取がICIの治療効果を上げるという報告があった（**図1**）．前述のように，食物繊維が腸内細菌により発酵され短鎖脂肪酸を産生する．この短鎖脂肪酸が抗腫瘍免疫反応を活性化すると考えられている[19]．米国MDアンダーソンがんセンターの報告は，後ろ向きの解析であるが，われわれは前向きに食物繊

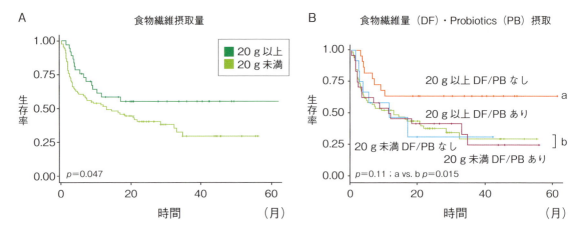

図1 免疫チェックポイント阻害剤治療メラノーマ患者における食物繊維摂取量やProbiotics摂取による影響
A) $p = 0.047$ by log-rank test. B) Overall p across four groups = 0.11；P for sufficient dietary fiber intake + no probiotics use versus else = 0.015；both by log-rank test.（文献19より引用）

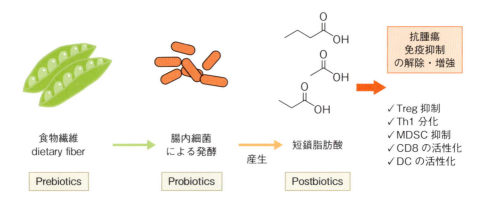

図2 高発酵食物繊維摂取による免疫抑制状態の解除を介した免疫チェックポイント阻害剤 acquired resistance の克服
K-tail 203試験；臨床試験登録番号：jRCTs031230606.

維の効果を検証する臨床試験を開始している．すなわち，ICI治療にて一度は臨床的有用性を示したが，その後不応となった患者（ICI acquired resistance[※2]患者）に対し，高発酵食物繊維を15 g摂取させ，ICIを再投与することに対する臨床的抗腫瘍効果を検討する特定臨床試験である（K-tail 203試験，臨床試験登録番号；jRCTs031230606）．ICIのリチャレンジによるBeyond療法の有用性は認められておらず，もし有用性が証明できれば臨床的意義は高いと考える（**図2**）．

3）Probiotics

Clostridium butyricum 588（CBM588）の投与により腎がんに対するICIの臨床効果を改善したという臨床試験結果があった[20]．Probiotics投与による臨床的有効性については，かえって減弱させるとの報告[19]もありまだコントラバースである（**図1**）．事実，この臨

※2 免疫チェックポイント阻害剤に対する acquired resistance

ICIが臨床的に奏効するための必要条件として，腫瘍変異抗原由来ネオアンチゲンを認識，傷害できる細胞傷害性T細胞（CTL）の存在が不可欠である．その条件下で抗腫瘍効果を発現するが，強力な免疫反応は同時にフィードバック機構として免疫抑制反応が惹起され，これにより抗腫瘍効果が減弱する．臨床的定義は，ICIによる治療で，完全寛解（CR）や部分寛解（PR）を示すか安定疾患（SD）が少なくとも6カ月以上継続していたICI治療がん患者で，その後ICIに不応となった患者の免疫学的状態を指す．CTLが存在すると考えられるため，抑制的な免疫状態を変化させることで，再度，ICIの治療効果を期待できると考えられる．

床試験の主たる評価項目は，CBM588による腸内細菌の多様性の増加，善玉菌といわれているビフィズス菌の増加であったが，これらの主評価項目は達成できていない．われわれの研究でもCBM588自身はほとんど検出されず，今後さらなる解析が必要である．

おわりに

ICIが臨床現場で使用されて10年となる．その治療効果は従来の抗がん剤や分子標的薬が決して生み出せなかった完治を思わせる長期生存を生み出すほどである．特徴的な生存率のカプランマイヤー曲線からカンガルーテール現象とよばれている．抗腫瘍免疫反応が完治を生み出すことがわかったが，その免疫反応は腸内細菌叢と強く関係しているエビデンスが明確になりつつある．今後は，腸内細菌叢を標的とした治療でがん患者抗腫瘍免疫能をあげることにより"テールをあげる"新規の治療法が検証されると考える．一方，この分野はまだ新しい分野であり，実際に臨床的有用性を証明できるか今後さらに注目される．

文献

1）Hamada K, et al：Anticancer Res, 41：4985-4993, doi:10.21873/anticanres.15312（2021）
2）Yu LC：J Biomed Sci, 25：79, doi:10.1186/s12929-018-0483-8（2018）
3）Schwabe RF & Greten TF：J Hepatol, 72：230-238, doi:10.1016/j.jhep.2019.08.016（2020）
4）Sivan A, et al：Science, 350：1084-1089, doi:10.1126/science.aac4255（2015）
5）Vétizou M, et al：Science, 350：1079-1084, doi:10.1126/science.aad1329（2015）
6）Gopalakrishnan V, et al：Science, 359：97-103, doi:10.1126/science.aan4236（2018）
7）Lee KA, et al：Nat Med, 28：535-544, doi:10.1038/s41591-022-01695-5（2022）
8）Hamada K, et al：Front Immunol, 14：1164724, doi:10.3389/fimmu.2023.1164724（2023）
9）He Y, et al：Cell Metab, 33：988-1000.e7, doi:10.1016/j.cmet.2021.03.002（2021）
10）Mager LF, et al：Science, 369：1481-1489, doi:10.1126/science.abc3421（2020）
11）Lam KC, et al：Cell, 184：5338-5356.e21, doi:10.1016/j.cell.2021.09.019（2021）
12）Montassier E, et al：Aliment Pharmacol Ther, 42：515-528, doi:10.1111/apt.13302（2015）
13）Yonekura S, et al：Cancer Discov, 12：1128-1151, doi:10.1158/2159-8290.CD-21-0999（2022）
14）Choi Y, et al：Sci Immunol, 8：eabo2003, doi:10.1126/sciimmunol.abo2003（2023）
15）Jiang SS, et al：Cell Host Microbe, 31：781-797.e9, doi:10.1016/j.chom.2023.04.010（2023）
16）Fluckiger A, et al：Science, 369：936-942, doi:10.1126/science.aax0701（2020）
17）Davar D, et al：Science, 371：595-602, doi:10.1126/science.abf3363（2021）
18）Baruch EN, et al：Science, 371：602-609, doi:10.1126/science.abb5920（2021）
19）Spencer CN, et al：Science, 374：1632-1640, doi:10.1126/science.aaz7015（2021）
20）Dizman N, et al：Nat Med, 28：704-712, doi:10.1038/s41591-022-01694-6（2022）

＜著者プロフィール＞

角田卓也：1987年 和歌山県立医科大学卒業，医師国家試験合格（M.D.取得）．'89年 和歌山県立医科大学附属病院臨床研修医修了．'93年 和歌山県立医科大学大学院課程（専攻：第二外科）修了，医学博士Ph.D.取得（テーマ：腫瘍浸潤リンパ球の基礎的・臨床的研究）．'92～'95年 City of Hope National Cancer Institute（Los Angeles）留学，同講師．'95年 和歌山県立医科大学第二外科助教．2000年 東京大学医科学研究所付属病院外科講師．'05年 東京大学医科学研究所付属病院准教授．'10年 創薬バイオベンチャー，代表取締役・社長．'15年 グローバル製薬会社，MA Oncology部長．'16年 昭和大学臨床薬理研究所臨床免疫腫瘍学講座・教授．'18年 昭和大学医学部内科学部門腫瘍内科学部門・主任教授，昭和大学病院腫瘍センター長．2023年 福島県立医科大学特任教授．滋賀医科大学客員教授．'24年 品川区がん対策推進計画策定委員．

> 第3章 マイクロバイオーム研究の応用

4. ファージ療法

藤本康介, 植松 智

> 次世代シークエンサーによるゲノム解析技術の向上に伴い, さまざまな疾患と常在細菌叢との関連が明らかとなった. しかし, 抗菌薬は菌特異的な制御法ではなく, 常在細菌叢の乱れ (dysbiosis) を助長するため, dysbiosisの制御には適さない. 筆者らの研究グループは, 腸管内に腸内細菌を宿主とするバクテリオファージが数多く常在していることに着目し, まず疾患特異的な腸内共生病原菌を制御する新しい手法の開発に取り組んだ. ヒト糞便から細菌およびウイルスゲノムを抽出し, ショットガンシークエンスを行った後, 膨大なシークエンスデータを結合して解析することで, 腸内細菌と腸内ファージの感染関係をメタゲノムデータから同定することができる解析パイプラインを確立した. さらにその解析手法を用いて, ファージが宿主細菌から出芽する際に使用する溶菌酵素の新規配列を同定し, in vitro および in vivo での有用性を示すことに成功した. 本稿では, メタゲノム解析を基盤とした常在細菌に対するファージ療法について最新の知見を踏まえて概説する.

はじめに

次世代シークエンサーが開発されたことでゲノム解析が効率的に行われるようになった. 2003年4月14日にヒトゲノム計画完了宣言が出され, その約20年後の2022年4月1日にThe Telomere-to-Telomere (T2T) consortiumによりヒトゲノム「完全」解読論文が発表された[1]. しかし, ヒトゲノム解読だけではさまざまな疾患の全貌を明らかにすることはできず, 現在では, 遺伝因子と環境因子が複雑に組合わさることによって病気が起こると想定されている. 近年では環境因子の1つとして腸内細菌叢が非常に注目されており, 特にdysbiosisが自己免疫疾患, 神経疾患, 代謝性疾患など

さまざまな疾患で誘導されていることが知られるようになった. さらに疾患に直接関連する腸内共生病原菌 (pathobiont) も数多く見つかり, 有益菌を排除せず, pathobiontだけを特異的に制御する手法の開発が強く求められている. 腸管管腔には常在細菌叢だけでなく, 常在ウイルス叢も存在しているが, 腸管常在ウイルスはノロウイルスやロタウイルスに代表されるような私たちの細胞に感染するウイルスではなく, そのほとんどが腸内細菌を宿主とする腸内バクテリオファージ (ファージ) である. ファージは宿主特異性が高いため, ファージを用いて標的細菌を溶菌するファージ療法はpathobiontを選択的に排除するよい手法と考えられている.

Phage therapy

Kosuke Fujimoto/Satoshi Uematsu：Department of Immunology and Genomics, Graduate School of Medicine, Osaka Metropolitan University/Division of Metagenome Medicine, Human Genome Center, The Institute of Medical Science, The University of Tokyo（大阪公立大学大学院医学研究科ゲノム免疫学 / 東京大学医科学研究所附属ヒトゲノム解析センターメタゲノム医学分野）

1 腸内共生病原菌に対する ファージ療法の開発

腸内環境は非常に特殊であり，難培養の腸内細菌が数多く存在する．次世代シークエンサーを用いたメタゲノム解析が主流となり，腸内細菌の存在を確認することができるようになった．しかし，宿主の腸内細菌が培養できない場合は，技術的にその腸内細菌に感染するファージを単離することが難しい．さらに，これまで多くの研究者が腸内ファージの全貌を捉えようと次世代シークエンサーを用いてゲノム解析を試みてきたが，腸内ファージの全ゲノム配列を取得することができるものの，腸内ファージのリファレンスゲノムの整備が世界的に進んでいなかったことから，メタゲノムシークエンスリードに対して既知のファージゲノムデータベースを用いて相同性解析を行っても，そのほとんどが未知の腸内ファージとして検出される状況であった．この状況は，「Viral Dark Matter（腸管内に暗黒物質がある）[2]」という言葉で表現されてきた．そのためpathobiontに対するファージ療法に取り組むために，まず腸内ファージの全貌を明らかにすること（「Viral Dark Matter」を明らかにすること）に着手した．細菌や真菌とは違い，ウイルスにはユニバーサルなゲノム配列（例えば，細菌であれば16S rRNA，真菌であればITSなど）が存在しない．そこでわれわれは，100名を超える健常者由来のヒト糞便サンプルからファージ画分を精製し，ファージゲノムを抽出後，ショットガンシークエンスを行った．得られたシークエンスリードをアセンブリすることでコンティグ（Contig）を作成し，その配列情報をもとにファージ種の分類を行ったところ，これまで1％未満しか分類できなかったものを90％以上分類できるようになった[3]．この解析パイプラインを構築したことで，腸内細菌と腸内ファージの感染関係をゲノム情報から同定することができるようになった．

1）ファージの宿主検索

ファージには溶菌サイクル（溶菌性ファージ）と溶原サイクル（溶原性ファージ）という2つの生活環がある．溶菌性ファージと溶原性ファージはいずれも宿主細菌に感染することができるが，溶菌性ファージはその名の通り宿主に感染し複製した後，宿主細菌を溶菌してしまう．一方，溶原性ファージは，感染後ファージゲノムを宿主細菌の染色体にプロファージとして組込み，宿主細菌とともに増殖をくり返す．

メタゲノム情報から腸内細菌と腸内ファージの感染関係を同定するために2つの解析手法が有用である．1つ目は，細菌由来のコンティグに含まれるプロファージ領域を同定し，ファージ由来のコンティグと相同性解析を行うことで宿主寄生体関係を同定するという手法である．この手法により，溶原性ファージの宿主寄生体関係を同定することができる．2つ目は，細菌由来のコンティグに含まれるclustered regularly interspaced short palindromic repeats（CRISPR）配列を同定し，ファージ由来のコンティグと相同性解析をすることで宿主寄生体関係を同定するという手法である．この手法により，溶菌性ファージの宿主寄生体関係を同定することができる．これら2つの解析手法を用いることで，腸内細菌と腸内ファージの新たな宿主寄生体関係を次々に同定できるようになった．

2）ファージ由来の溶菌酵素を用いた 新しいファージ療法

ファージは，宿主細菌の膜上にある特徴的なレセプター分子を認識し，感染が成立すると頭部に格納しているゲノムを宿主細菌内に送り込む．その後，細菌のもつシステムを利用して娘ファージを大量に複製し，膜を破壊する溶菌酵素によって菌体を破壊することで，菌体外へファージ粒子が放出される．ファージはいまから100年以上前に発見されているが，当時は抗菌薬が開発される前であった．そのため，当時難治性だった細菌感染症に対して大きな期待を抱かせるものであった．1917年にファージを使用した細菌感染症に対する治療法「ファージ療法」が提唱され，細菌性赤痢，コレラなどヒトに対するファージ療法が実践された．しかし，1928年に抗菌薬ペニシリンが発見され実用化されるようになると，ファージ療法はすっかり廃れてしまった．ところが，冷戦の影響により西側諸国で新規に開発された抗生物質の供給が乏しかった地域では，感染症を治療するための代替療法としてファージ療法が発展した．現代においても，ロシア，ジョージア（旧グルジア），ポーランドにおいてファージカクテル液は製剤化され，街中のドラッグストアで一般に購入できる感染症治療薬として使用されている．近年，抗菌薬

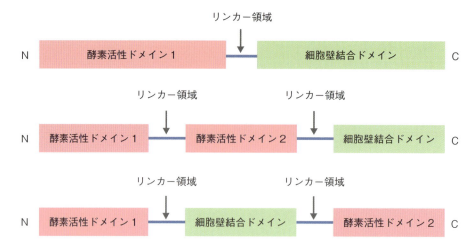

図1　エンドライシンの構造
エンドライシンは酵素活性ドメイン（enzymatic active domain）と細胞壁結合ドメイン（cell-wall binding domain）から構成される．それぞれのドメインの結合様式により，3種類に分類される．（文献4より引用）

の乱用により，さまざまな多剤耐性菌が出現しており，国際的な医療問題に発展している．そのため，抗菌薬を使用しない代替治療としてのファージ療法が少しずつ注目されるようになった．世界各国でファージ療法の臨床応用に向けた動きが進むなか，日本国内ではファージの医薬品としての使用はいまだ承認されていない．

　腸管腔には難培養性の細菌が多いため，宿主特異的なファージそのものを単離することが非常に難しい．そこでわれわれは腸内細菌と腸内ファージの感染関係をゲノム情報から同定する解析技術を駆使し，ファージが宿主細菌から放出される際に利用する溶菌酵素（エンドライシン）を用いた新しいファージ療法の開発に取り組んだ．エンドライシンは酵素活性をもったファージタンパク質で，細菌のペプチドグリカンの糖鎖結合を加水分解する．ファージが感染後に増幅して粒子をつくり，細菌から出芽するときに用いる酵素である．グラム陽性菌の場合は，細胞膜の外側がペプチドグリカン層なので，エンドライシンの外側からの投与で十分溶菌効果が期待できる．溶菌活性を有するドメインに宿主細菌特異的に結合するためのcell-wall binding domain を有しており，菌特異性が非常に高いとされる（**図1**）[4]．pathobiont の代表であるグラム陽性菌の *Clostridioides difficile* は健康な人の腸管にも常在している菌の1つであり，嫌気条件下に培養すること

とは可能だが，芽胞形成菌であり溶菌性ファージのスクリーニングが非常に難しい．*C. difficile* 特異的なファージ療法を開発するために，これまでに取得した健常者糞便由来のメタゲノムデータおよびこれまで臨床分離株として単離されている *C. difficile* 菌株のショットガンシークエンスデータから，*C. difficile* に感染したファージゲノム情報を収集し，*C. difficile* 特異的なファージ由来の新規溶菌酵素エンドライシンの探索を行った．*C. difficile* のプロファージ配列から，複数のエンドライシン配列を取得し，それらを人工合成することに成功した．これらのエンドライシンを *in vitro* で *C. difficile* に作用させると，溶菌活性を示した．また，*C. difficile* 感染マウスモデルにおいて有意に生存率を改善させる効果があることを示した[3]．

2　皮膚常在細菌に対するファージ療法の開発

　このように腸内細菌を標的としたファージ療法の開発を進めている一方で，われわれが開発したファージゲノム解析パイプラインを用いて皮膚常在細菌に対するファージ療法の開発にチャレンジした．

　腋臭症は腋窩より特異な悪臭を放つ状態であり，日本人の約10％が腋臭症といわれている．日本人男性の腋臭はその臭いの特徴から臭気判定士により7つのタ

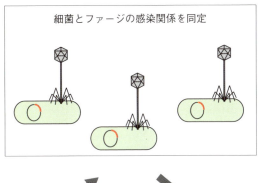

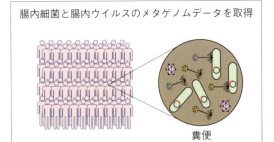
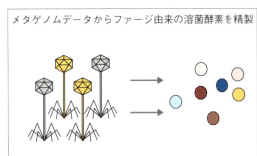

図2　メタゲノム解析を基盤とした新しいファージ療法の開発
糞便サンプルから核酸を抽出し，次世代シークエンサーを用いて細菌とウイルスのメタゲノムデータを取得する．その後，スーパーコンピューター上で細菌とファージの感染関係を同定し，宿主細菌に感染したファージのゲノム情報からファージ由来の溶菌酵素を精製し，標的細菌に対する治療法として用いる．

イプとその他に分類される（株式会社マンダムの研究による：https://www.mandom.co.jp/special/topics01.html）．そのなかでもミルク様臭（M型），酸様臭（A型），カレースパイス様臭（C型）の順に多く，この3タイプで9割を占めることが明らかとなっている．このなかでC型は最も臭いが強く，カレースパイスのような臭いがする一方で，M型は最も弱いベース臭として知られている．悪臭の原因はアポクリン腺の汗に含まれるアポクリン腺分泌物であり，分泌直後は無臭だが，皮膚の常在菌が代謝することで悪臭を伴う代謝物が産生される．悪臭の原因となる主な成分として，揮発性脂肪酸である3-methyl-2-hexenoic acid（3M2H）や3-hydroxy-3-methylhexanoic acid（HMHA），チオアルコールの一種である3-methyl-3-sulfanylhexan-1-ol（3M3SH）などが報告されている．これらの前駆体である3-methyl-2-hexenoic acid-glutamine（3M2H-Gln），3-hydroxy-3-methylhexanoic acid-glutamine（HMHA-Gln），(S)-[1-(2-hydroxyethyl)-1-methylbutyl]-L-cysteinylglycine（Cys-Gly-3M3SH）は無臭の状態でアポクリン腺より分泌され，細菌のもつ酵素により代謝されることで悪臭を生じることが知られている．まず，C型腋臭発生のメカニズムを明らかにするうえで，腋窩の皮膚常在菌と悪臭に関与する代謝物の相関を検討した．

健康な成人男性20人を被験者とし，臭気判定士により腋臭症に特徴的な臭いであるカレースパイス様の腋臭をもつ11人（C群）と，最も弱い臭いであるミルク様の腋臭をもつ9人（M群）に分類した．腋窩サンプルの網羅的な代謝物解析を行ったところ，C群で腋窩の悪臭の原因となる代謝物の前駆物質が有意に増加していた．次に腋窩サンプルのメタゲノム解析を行ったところ，ブドウ球菌科（Staphylococcaceae）の細菌がC群で有意に増加していた．さらに，メタゲノムデータを用いて腋窩の悪臭の原因となる代謝物（HMHA，

3M2H, 3M3SH) の代謝にかかわる遺伝子を調べたところ，HMHAおよび3M2Hの代謝にかかわる遺伝子（*agaA*）はC群とM群でともに*Corynebacterium*が有していることが明らかとなった．一方，3M3SHの前駆物質であるCys-Gly-3M3SHの取り込みにかかわる遺伝子（*dtpT*）およびCys-3M3SHの代謝にかかわる遺伝子（*patB*）について検討したところ，M群と比較してC群でより*Staphylococcus hominis*が関与していることが明らかとなった．したがって，C群で増加している3M3SHの生成を抑制するために，*S. hominis*を特異的に減少させることが重要ではないかと考えた．ファージゲノム解析パイプラインを活用し，*S. hominis*に対する溶菌酵素エンドライシンを，メタゲノムデータを用いて探索した．計3つのエンドライシン配列を同定したが，そのうちの1つのみ人工合成に成功した．その溶菌酵素を*S. hominis*を含む5種類の皮膚常在菌に投与したところ，*S. hominis*のみ溶菌されたことから，特異性が高く*S. hominis*の溶菌活性を有することが明らかとなった[5]．腋臭症に対する新たな治療技術として強く期待される．

おわりに

常在微生物叢解析が飛躍的に進み，さまざまな疾患との関係が急速に明らかとなってきた．微生物の単離培養ができなくても微生物ゲノムからその情報を得ることで，特定のタンパク質やファージそのものを合成できる時代に突入したことはこの分野の急速な発展を示していると考える（**図2**）．特にわれわれが近年注目しているエンドライシンは，溶菌活性に加えて菌特異性が非常に高いことが特徴である[3] [5] [6]．常在細菌を標的とした治療法を考えたときに，菌特異性があることは非常に重要で，もし特異性が低い場合は抗菌薬と同様で人為的なdysbiosisを誘導する恐れがある．また，ファージ療法は今後想定されている多剤耐性菌感染症に対する切り札となりうることは間違いない．国内初のファージを用いた特定臨床研究も開始しており，ファージ療法の実用化に向けて今後も注力していきたい．

文献

1) Nurk S, et al：Science, 376：44-53, doi:10.1126/science.abj6987（2022）
2) Clooney AG, et al：Cell Host Microbe, 26：764-778.e5, doi:10.1016/j.chom.2019.10.009（2019）
3) Fujimoto K, et al：Cell Host Microbe, 28：380-389.e9, doi:10.1016/j.chom.2020.06.005（2020）
4) Fujimoto K & Uematsu S：Front Immunol, 13：1057892, doi:10.3389/fimmu.2022.1057892（2022）
5) Watanabe M, et al：J Invest Dermatol, doi:10.1016/j.jid.2024.03.039（2024）
6) Fujimoto K, et al：Nature, 632：174-181, doi:10.1038/s41586-024-07667-8（2024）

参考図書

改訂版　もっとよくわかる！「腸内細菌叢」（福田真嗣／編），羊土社，2022

＜筆頭著者プロフィール＞
藤本康介：2010年大阪大学医学部医学科卒業．'17年大阪大学大学院医学系研究科博士課程修了（医学博士）．'22年より大阪公立大学大学院医学研究科准教授，東京大学医科学研究所特任准教授（兼任）．臨床では膠原病・リウマチ内科が専門．現在は，粘膜免疫とメタゲノム解析を基盤としたさまざまな疾患の新規制御法の開発（特にファージ療法の実用化）をめざしている．

第3章　マイクロバイオーム研究の応用

5. 新規ヒト腸内細菌叢制御法としての IgA 抗体医薬の開発

高橋慧崇，森田直樹，新藏礼子

> IgA 抗体は腸管などの粘膜面で主に働き，病原性微生物に対する感染防御だけでなく腸内細菌叢制御を介して生体の恒常性維持に大きく寄与していることが知られている．感染症に対する抗体医薬は開発が進んでいるが，それらは IgG 抗体の静脈投与が主流である．多くの病原体は，粘膜を介して侵入してくるにもかかわらず，粘膜面で主に働く IgA 抗体の抗体医薬の開発はまだされていない．本稿では，われわれの知見をもとに新たな腸内細菌叢制御医薬として，経口投与による IgA 抗体医薬の可能性を概説する．

はじめに

　近年のゲノム解析技術の進歩により，さまざまな疾患において腸内細菌叢の異常（dysbiosis）が見つかり，腸内細菌が疾患の発症および増悪に関連していることが示唆されている．腸管において，正常な腸内細菌叢の維持や腸管に侵入してきた病原性微生物に対する感染防御には，抗体アイソタイプの1つである immunoglobulin A（IgA）抗体が広く知られている．IgA 抗体は，ヒトの体内で最も多く産生されている抗体であり，腸管などの粘膜面で主に多量体として働く抗体である．腸管管腔中に分泌された IgA 抗体は細菌に結合し，それらの増殖や上皮への接着と侵入を防ぎ，腸内細菌の

[略語]
IBD：inflammatory bowel disease（炎症性腸疾患）
IgA：immunoglobulin A

組成や機能の制御に重要な役割を果たしていることが明らかになっている[1]．現在，臨床における腸内細菌叢制御には，抗生剤，便移植，菌製剤が開発されているが，多剤耐性菌などの出現や製剤化安定性の問題により，これらの制御方法にも限界がある．そのため，経口 IgA 抗体により腸内細菌叢を制御することで疾患の予防や治療につながることが期待されている．本稿ではわれわれのグループの研究成果も含めて，IgA 抗体の産生機構や新たな腸内細菌叢制御方法としての IgA 抗体療法に関して概説する．

1 抗体医薬の歴史

　抗体医薬は1975年のハイブリドーマ作製技術確立によるモノクローナル抗体の作製成功が契機となり，その開発が大きく進んできた[2]．抗体医薬の特徴は，抗体分子の可変領域の多様性により多種多様な分子を

Mouse IgA as a novel method to modulate human gut microbiota
Keishu Takahashi/Naoki Morita/Reiko Shinkura：Laboratory of Immunology and Infection Control, Institute for Quantitative Biosciences, The University of Tokyo（東京大学定量生命科学研究所免疫・感染制御研究分野）

ターゲットにして，高い親和性と特異性をもつことである．抗体医薬は，キメラ化抗体やヒト化抗体などが技術の進歩により作製され，がんや感染症などさまざまな疾患で治療に使用されている．また，抗体医薬はIgG抗体が主に開発されており静脈経由で投与されている．これまでに感染症の治療または予防のために承認されているモノクローナル抗体医薬は，炭疽や*Clostridioides difficile*（*C. difficile*）感染症に対して実施されているが，それらも静脈投与である[3) 4)]．IgA抗体に関してはこれまでに動物実験モデルで，モノクローナルIgA抗体を経口投与した実験が行われ，治療効果があることが報告されている[5)]．しかし，現在までに経口投与の多量体IgA抗体医薬は開発されていない．

2 IgA抗体の生理的機能

1）IgA抗体の分泌機構

IgA抗体はヒトではIgA1とIgA2の2つのサブクラスが存在するが，マウスでは1種類のみである．IgA抗体は，血清中だけでなく，口腔，鼻腔，乳腺，腸管などの全身の粘膜面に存在している．血清中のIgA抗体は主に単量体で存在し，粘膜組織中では多量体，主に2量体IgA抗体として存在している．粘膜組織中のIgA抗体は，粘膜固有層に存在するIgA抗体産生細胞から産生される．IgA抗体産生細胞のなかで，単量体のIgA抗体とJoining鎖（J鎖）が産生され，2本の重鎖と2本の軽鎖から構成される単量体IgA抗体とJ鎖がジスルフィド結合することで，多量体または2量体を形成する．2量体IgA抗体は，粘膜固有層中に分泌され，腸管腔へ粘膜上皮細胞内の小胞体により輸送される．この輸送は，粘膜上皮細胞の基底膜表面に発現する多量体Ig受容体により行われる．腸管腔表面で受容体の細胞外ドメインはタンパク質分解酵素により切断され，2量体IgA抗体は細胞外ドメイン（分泌因子）を保持したまま腸管腔に分泌される．以上の過程を経て，分泌された2量体IgA抗体（分泌型IgA抗体）は腸管腔の細菌に結合し，細菌の上皮への接着と侵入を防いでいる（**図1**）．

2）IgA抗体の誘導機構

IgA抗体産生細胞は，小腸の所属リンパ節であるパイエル板や腸管粘膜固有層の孤立リンパ濾胞を介して誘導される．これらのリンパ組織において，IgA抗体産生細胞はIgM[+]B細胞からactivation-induced cytidine deaminase（AID）により誘導されるクラススイッチと体細胞突然変異を経て分化する[6)]．IgA産生細胞の誘導経路はIgM[+]B細胞からIgA[+]B細胞へのクラススイッチの際のT細胞の関与により，T細胞依存的経路とT細胞非依存的経路の2つに大別される[7) 8)]．T細胞非依存的経路では粘膜固有層の樹状細胞などの自然免疫系細胞が産生するtrans-forming growth factor β（TGF-β）やa proliferation inducing ligand（APRIL），B cell activating factor（BAFF）の作用によりIgA[+]B細胞へクラススイッチが誘導される．IgA[+]B細胞はIgA抗体産生細胞にそのまま分化する．

IgA[+]B細胞はパイエル板では主にT細胞依存的経路により誘導される．パイエル板内の腸管上皮直下にてIgM[+]B細胞が樹状細胞からTGF-βシグナルを受けることでIgA[+]B細胞へクラススイッチが誘導される[9)]．その後，胚中心とよばれる微小構造内へB細胞は移行する．胚中心ではB細胞はIgA[+]B細胞へのクラススイッチに加えて，AIDによる体細胞突然変異を介して腸管内の抗原を認識する高親和性抗体が誘導される．パイエル板由来のIgA[+]B細胞は体循環へと移行した後に腸管粘膜固有層へ帰還し，interleukin（IL）-6やIL-10などのサイトカインシグナルを受けとることで，IgA抗体産生細胞へと最終的に分化すると考えられている（**図2**）．

3）IgA抗体と腸内細菌との相互作用

分泌型IgA抗体のような粘膜で働くIgA抗体は，1種類の抗体（モノクローナル抗体）が複数の抗原を認識できることが知られている．しかし，複数の抗原を認識できるにもかかわらず，IgA抗体は多様な腸内細菌の一部にしか結合せず，細菌の種類によって異なる影響を与えることも明らかになってきた．IgA抗体はビフィズス菌などの宿主を利する常在菌に対しては，結合しないもしくは結合してそれらの菌の腸管粘膜表面への定着を助けることが報告されている[10)]．一方で，*Salmonella typhimurium*や*Enterococcus faecium*（*E. faecium*）などの病原性細菌に対しては，結合して凝集体をつくることで上皮への接着や侵入を防ぎ，体外へ排出することが報告されている[11) 12)]．これらの実験はマウスIgA抗体である．

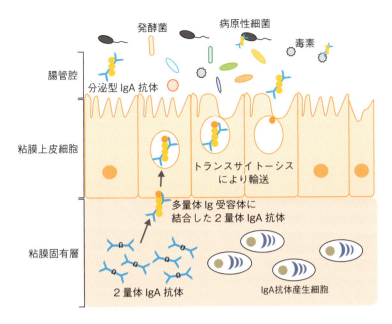

図1　IgA抗体の腸管腔への分泌

粘膜において，IgA抗体は粘膜固有層に存在するIgA抗体産生細胞から産生される．IgA抗体はIgA抗体産生細胞のなかで2量体もしくは多量体IgA抗体となり粘膜固有層中に産生される．2量体IgA抗体は多量体Ig受容体に結合し，トランスサイトーシスにより能動的に輸送される．2量体IgA抗体は，腸管腔表面で多量体Ig受容体の細胞外ドメインを保持したまま分泌される．

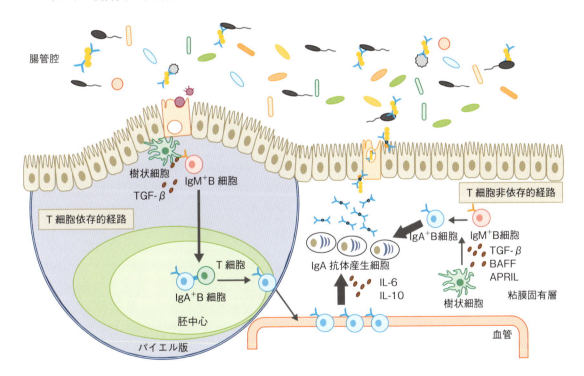

図2　IgA抗体の誘導機構

IgA抗体を産生するIgA抗体産生細胞は，小腸の所属リンパ節であるパイエル板や腸管粘膜固有層から誘導される．IgA抗体産生細胞の誘導経路はIgM⁺ B細胞からIgA⁺ B細胞のクラススイッチにおけるT細胞の関与により，T細胞依存的経路とT細胞非依存的経路の2つに大別される．

われわれも同様にマウス小腸粘膜固有層のIgA抗体産生細胞由来モノクローナルIgA抗体の作製に成功している．作製したモノクローナルIgA抗体のなかで多種類の細菌に結合するが，*Lactobacillus casei*（*L. casei*）のような発酵菌よりも*Escherichia coli*（*E. coli*）を含む多くのProteobacteria門の細菌に強く結合するW27抗体を同定した[13]．このW27抗体は細菌と共培養することで結合する*E. coli*には増殖抑制効果を示し，結合しない*L. casei*にはその効果を示さないという特徴をもった抗体であることも報告している．加えて，W27抗体は腸炎が誘導されたマウスに経口投与することでdysbiosisを改善し，同時に制御性T細胞を誘導する菌が増え腸炎の症状を改善させた[14]．また，W27抗体を*in vitro*ヒト腸内細菌叢培養システムで共培養したところ，健常人のヒト腸内細菌叢中の腸炎惹起菌である*Escherichia*属の割合が減少した[15]．これらのことから，W27抗体は腸内細菌叢を制御する新たな治療法として期待できると考えた．

3 マウスIgA抗体によるヒト腸内細菌叢制御

実際，われわれはdysbiosisが報告されている代表的な疾患である炎症性腸疾患（inflammatory bowel disease：IBD）患者の便サンプルを用いて，IBD患者の腸内細菌に対してW27抗体（リコンビナントW27：rW27抗体）を含む病原性細菌（*E. coli*と*C. difficile*）に結合するマウス由来のモノクローナルIgA抗体が作用するのかを調べた[16]．IBD患者の便中のヒト内在性IgA抗体を調べたところ，IBD患者のIgA抗体量やIgA抗体結合菌の割合は健常人よりも有意に高いことが確認された．よって，IBD患者のIgA抗体は正常に機能していることが予想された．そこで，内在性IgA抗体結合菌を分離しIgA index[※17) 18)]解析をしたところ，健常人の内在性IgA抗体はEnterobacteriaceae科の細菌に最も強く結合していることがわかった．しかし，興味深いことに，IBD患者のIgA抗体はEnterobacteriaceae科の細菌にも強く結合しているが，それ以上に発酵菌であるLactobacillaceae科の細菌に強く結合していることが明らかになった（**図3A**）．これにより，IBD患者のIgA抗体は細菌選択性が変化してい

る，つまりIgA抗体の質の異常が示唆された．われわれの研究では，rW27抗体を含む6種類のマウス由来モノクローナルIgA抗体について，ヒト腸内細菌への作用を調べた．すべての抗体はヒト内在性IgA抗体がすでに結合している腸内細菌に結合し，rW27抗体を含む4種のマウスIgA抗体はIBD患者の腸内細菌に対して高い結合割合を示した．IBD患者の腸内細菌に対する各マウスIgA抗体結合菌のIgA index解析では，各マウスIgA抗体が強く結合する細菌はそれぞれ異なったが，共通して腸炎惹起菌であるEnterobacteriaceae科の細菌に強い結合を示し，発酵菌であるBifidobacteriaceae科やLachospiraceae科などの細菌には弱い結合を示した．中でもrW27抗体は，腸炎惹起菌を含むEnterococcaceae科[19]やVeillonellaceae科[20]の細菌にも強い結合を示した（**図3B**）．加えて，rW27抗体は，健常人の腸内細菌には総じて弱い結合を示した．われわれのマウスIgA抗体はIBD患者の腸内細菌に高い結合割合を示し，ヒト腸内細菌の系統が異なる病原性細菌を選択的に認識した．このことから，IBDの治療や予防だけでなく診断にもわれわれのマウスIgA抗体が有効であることが示唆された．W27抗体が大腸菌に対して増殖抑制効果をもつ[13]ことから，rW27抗体が強く結合した系統が異なる菌種（*E. coli*，*E. faecium*，*Veillonella dispar*と*Gemella morbillorum*）とrW27抗体をそれぞれ共培養したところ，rW27抗体はこれら4種の細菌の増殖も抑えることが明らかになった（**図3C**）．これらの結果から，われわれのマウスIgA抗体がヒト腸内細菌叢を改善する可能性が示唆された．そこで，rW27抗体の腸炎および腸内細菌叢に対する効果を調べるために，IBD患者の菌叢を移植したマウス（ノトバイオートマウス）にrW27抗体と別のモノクローナルIgA抗体（W37抗体）をそれぞれ経口投与した．マウスにデキストラン硫酸ナトリウム大腸炎を誘

> ### ※ IgA index
>
> IgA indexは，2015年Andrew L. Kauらによって定義された腸内細菌に対するIgA抗体の結合を評価する指標．Kau Indexともよばれる．個人の菌叢ごとで解析するため，個人レベルでIgA抗体の各細菌に対する結合の違いを解析する．16S rRNA解析で得られたIgA抗体結合菌と非結合菌を比べたときに，結合菌の方により多く濃縮されていると正の値を示し，抗体が強く結合した菌であることをあらわす．一方で，負の値を示せば，抗体の結合が弱い菌であることをあらわす．

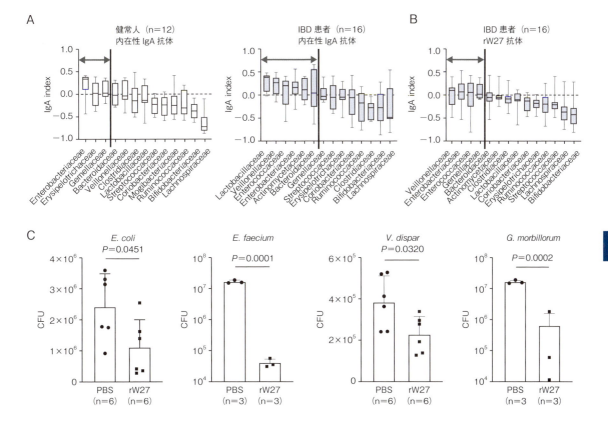

図3　マウスIgA抗体によるヒト腸内細菌叢制御
A）健常人と炎症性腸疾患患者のヒト内在性IgA抗体結合菌のIgA index解析．B）炎症性腸疾患患者の腸内細菌に対するrW27抗体結合菌のIgA index解析．C）rW27抗体の in vitro 細菌増殖抑制試験．（文献16より引用）

導し炎症を評価したところ，抗体投与群は炎症マーカーである便中のリポカリン2の増加が低下し，炎症を抑制したことが確認された．抗体投与前後の腸内細菌叢の変化を調べたところ，rW27抗体投与群は腸内細菌叢の多様性増加と短鎖脂肪酸産生菌であるOscillospiraceae科が増え，腸炎惹起菌であるEnterobacteriaceae科やFusobacteriotaceae科の細菌が減少した．一方でW37抗体投与群は腸内細菌叢の多様性を増加させたものの，腸炎惹起菌とされるFusobacteriotacae科の細菌は減少しなかった．これにより，個人間で異なる腸内細菌叢を制御するには，患者ごとに適したモノクローナルIgA抗体の選択（単独または混合）が重要であることが示唆された．

4 IgA抗体の臨床への応用

前述のとおり，経口投与のIgA抗体医薬はまだ開発されていない．われわれの結果は，ヒト腸内細菌叢を制御する抗体医薬として，rW27抗体を含むマウス由来のモノクローナルIgA抗体の有益な効果を示した．臨床応用において，抗体医薬のなかにはヒト化抗体に変換される抗体製剤がある．しかし，マウスにはFc受容体であるFcαRIは存在しないがヒトにはFcαRIがあるため，マウスIgA抗体をヒト化抗体に変換した場合，FcαRIに結合してしまう．ヒトではFcαRIを発現する好中球などの細胞は粘膜固有層中に存在しており，炎症性腸疾患患者などの腸上皮が損傷している場合は，これらの細胞とヒト化抗体は結合しやすい環境にあると考えられる．そのため，標的細菌の除去を目的にしていたにもかかわらず，かえって炎症反応が引

き起こされてしまうリスクが高くなる．一方，マウスの抗体ではヒトFcαRIに結合しないため好中球などのFcαRIを刺激せず，炎症反応を抑制できると考えられる[21)22)]．また，Fc領域を変換することで抗体の構造安定性に変化が生じることも考えられるため，そのままマウス抗体として使用するのが望ましいと考える．その他にもわれわれがめざす経口モノクローナルIgA抗体は，他の腸内細菌叢制御法と比較して，いくつかの利点があげられる．腸内細菌叢制御法としては，抗生剤や菌製剤の投与や，近年では，健常人の腸内細菌叢を移植する便移植法が新たな腸内細菌叢制御方法として注目されている．われわれのマウス由来モノクローナルIgA抗体は，抗生剤と比較して，宿主を利する細菌は排除しない．また，菌製剤や便移植に比べ，宿主への感染リスクが低いことや製剤の均一化が可能である．また，便移植の新たな方法として，患者由来の腸内細菌叢に対して，マウス由来モノクローナルIgA抗体を用いた腸炎惹起菌を除去した細菌叢の移植法なども期待される．

おわりに

本稿では，IgA抗体の産生誘導機構およびそれらが腸管内でどのように働いているのかを概説した．そして，われわれのヒト腸内細菌を用いた知見をもとに，近年課題となっている腸内細菌叢制御法の1つとしてIgA抗体療法の可能性を示した．IgA抗体は，IgG抗体などの他の抗体とは異なり，特定の病原性微生物除去だけでなく，複数の腸炎惹起菌に対して同時に働き，腸内細菌叢制御を介した腸管恒常性維持に寄与している．炎症性腸疾患患者のIgA抗体の質の異常が明らかになり，正常な腸内細菌叢を維持するためにも質の高いIgA抗体を体内に補うことが必要と考える．今後，W27抗体を含むIgA抗体医薬が腸内細菌叢制御を介した疾患の予防や治療薬として開発が進むことを期待する．

文献

1) Bunker JJ & Bendelac A：Immunity, 49：211-224, doi:10.1016/j.immuni.2018.08.011（2018）
2) Köhler G & Milstein C：Nature, 256：495-497, doi:10.1038/256495a0（1975）
3) Babcock GJ, et al：Infect Immun, 74：6339-6347, doi:10.1128/IAI.00982-06（2006）
4) Migone TS, et al：N Engl J Med, 361：135-144, doi:10.1056/NEJMoa0810603（2009）
5) Richards AF, et al：PLoS Negl Trop Dis, 14：e0007803, doi:10.1371/journal.pntd.0007803（2020）
6) Cerutti A：Nat Rev Immunol, 8：421-434, doi:10.1038/nri2322（2008）
7) Kubinak JL, et al：Cell Host Microbe, 17：153-163, doi:10.1016/j.chom.2014.12.009（2015）
8) Fagarasan S, et al：Nature, 413：639-643, doi:10.1038/35098100（2001）
9) Reboldi A, et al：Science, 352：aaf4822, doi:10.1126/science.aaf4822（2016）
10) Donaldson GP, et al：Science, 360：795-800, doi:10.1126/science.aaq0926（2018）
11) Hendrickx AP, et al：mBio, 6：e01346-e01315, doi:10.1128/mBio.01346-15（2015）
12) Moor K, et al：Nature, 544：498-502, doi:10.1038/nature22058（2017）
13) Okai S, et al：Nat Microbiol, 1：16103, doi:10.1038/nmicrobiol.2016.103（2016）
14) Okai S, et al：Gut Microbes, 8：486-492, doi:10.1080/19490976.2017.1310357（2017）
15) Sasaki K, et al：Sci Rep, 11：14627, doi:10.1038/s41598-021-94210-8（2021）
16) Takahashi K, et al：J Gastroenterol, doi:10.1007/s00535-024-02121-y（2024）
17) Kau AL, et al：Sci Transl Med, 7：276ra24, doi:10.1126/scitranslmed.aaa4877（2015）
18) Sugahara H, et al：Front Microbiol, 8：1757, doi:10.3389/fmicb.2017.01757（2017）
19) Seishima J, et al：Genome Biol, 20：252, doi:10.1186/s13059-019-1879-9（2019）
20) Zhan Z, et al：Cell Death Discov, 8：251, doi:10.1038/s41420-022-01015-3（2022）
21) Bakema JE & van Egmond M：Mucosal Immunol, 4：612-624, doi:10.1038/mi.2011.36（2011）
22) Monteiro RC & Van De Winkel JG：Annu Rev Immunol, 21：177-204, doi:10.1146/annurev.immunol.21.120601.141011（2003）

＜筆頭著者プロフィール＞
高橋慧崇：2019年鳥取大学医学部生命科学科免疫学教室〔林 眞一研究室（現在の常世田 好司研究室）〕卒業．東京大学大学院新領域創成科学研究科博士課程2024年9月修了．同年10月より東京大学定量生命科学研究所 免疫・感染制御研究分野で特任助教に着任．修士課程より，新藏 礼子教授のもとでIgA抗体と腸内細菌の相互作用メカニズムの解明の研究に従事している．

特別寄稿　マイクロバイオームが駆動する生物多様性

1. 昆虫の生存に必須な腸内微生物共生

深津武馬

> ヒトを含む多細胞動物の大部分は消化管をもち，その腸内微生物叢は食物消化や栄養素合成など多彩な生理機能にかかわり，生存や健康や疾病に重要な役割を果たすが，複雑な群集構造ゆえに個々の微生物の機能については不明の点が多い．一方で多様な生物，特に昆虫類のなかには，腸内微生物叢が生存に必須なもの，消化管が微生物保有のため形態的に特殊化するもの，さらには単一種の腸内微生物と不可分の共生系を確立し，それなしでは生存不可能なものなどがある．そのような腸内微生物は宿主の世代を経て連綿と受け継がれる運命共同体となり，機能的にも進化的にも統合された「究極の腸内共生」の構築に至り，共生進化の過程と帰結について重要な洞察を与えてくれる．

はじめに

　大部分の多細胞動物は消化管をもつ．口から摂取した食物は，消化管のなかで分解され，栄養分が吸収され，不要な残渣は肛門から排出される．消化管内というのは，外部環境に比べると，生体恒常性のおかげで安定な環境であり，常時食物の形で栄養が供給される．このような環境に微生物が棲みつかないはずはない．ありとあらゆる多細胞動物の消化管内には，それぞれに独特の腸内微生物叢が存在する．動物として生きていることは，腸内微生物叢を保有しているということに等しい．

　私たちヒトでは，主に大腸に多量かつ多様な腸内細菌叢が存在する．その量は数キログラム，その多様性は1,000種以上，その数は40兆個にのぼると推定される．このような腸内共生細菌叢は宿主ヒトの健康や生理にさまざまな影響を与えている．有益な効果としては食物繊維の消化，免疫系の活性化，ビタミンの産生，病原菌の定着阻害などがあり，有害な効果としては毒素や発がん物質の生産，各種腸疾患への関与などがある．多様かつ複雑なヒトの腸内細菌叢はその効果や作用も多様かつ複雑であり，本特集にあるようなさまざまな方面からの研究が広範に展開されている[1]．

　一方で多様な生物のなかには，腸内微生物叢が生存に必須なもの，消化管がそのような微生物の保有のために形態的に特殊化しているもの，さらには単一種の微生物との不可分の共生系を確立し，そのような腸内微生物なしでは生存不可能なものすら存在する．こうなると，宿主生物はその腸内微生物なしでは生きていけず，腸内微生物もその宿主生物の体外では生きていけず，そのような微生物は宿主の世代を経て連綿と受け継がれる運命共同体となり，機能的にも進化的にも

Gut symbiotic microorganisms indispensable for insects
Takema Fukatsu：Bioproduction Research Institute, National Institute of Advanced Industrial Science and Technology (AIST) /Department of Biological Sciences, Graduate School of Science, the University of Tokyo/Graduate School of Life and Environmental Sciences, University of Tsukuba（産業技術総合研究所生物プロセス研究部門／東京大学大学院理学系研究科生物科学専攻／筑波大学大学院生命環境科学研究科）

統合されたいわば「究極の腸内共生」を構築するに至る.

本稿では特に,高度に特殊化した消化管構造が発達し,特定の共生微生物叢を保有し,食物消化や栄養供給において重要な機能を担い,宿主の生存に必要不可欠な腸内共生系について,昆虫類の例を中心に紹介する.

1 草食性哺乳類の特殊化した消化管構造と食物消化

まず,ヒトを含む哺乳類における腸内微生物との共生関係について概観しておこう.ヒトは雑食性であり,しかも調理された消化しやすい食物を主に利用しているため,腸内細菌叢への依存性はそれほど高くないと言われる[2].肉食性のイヌ科やネコ科の動物では,栄養豊富で消化のよい食物に依存するために消化管は短く,腸内微生物叢への依存性はさらに低いと考えられる.腸内微生物叢の働きがとりわけ重要なのは草食動物である.植物体の大部分を占めるのは,消化分解が容易でない細胞壁である.動物自身の消化酵素では植物細胞壁の主成分であるセルロース,ヘミセルロース,ペクチンなどの高分子多糖類を効率的に消化分解することは難しい.そこで消化管の一部が構造的に特殊化して大きく発達し,多量の微生物を保有して,微生物由来のセルラーゼ,ヘミセルラーゼ,ペクチナーゼなどで植物バイオマスの大部分を占める細胞壁を消化することにより,植物体を栄養源として利用している.有名なのはウシやヒツジなどの反芻動物で,消化管前方の胃の部分が4領域に分化して,特に第1胃(ルーメンともよばれる)が大きく発達し,反芻・咀嚼による物理的破砕とともに,微生物による植物体の消化に特殊化している(**図1A**).カンガルー,ナマケモノ,コロブス,リャマなども消化管前方の胃部に発酵室が発達する(**図1B**).ウサギ,ハムスター,モルモットなどでは盲腸が大きく発達した発酵室となり,腸内細菌によって植物体の消化を行っている(**図1C**).コアラでは盲腸から結腸にかけて膨大した発酵室となり,餌のユーカリの葉を消化していると考えられている(**図1D**).ゾウ,サイ,ウマ,オランウータン,ウォンバットなどでは大腸が大きく発達した発酵室として植物体の消化の場となっている(**図1E,F**)[3].

2 シロアリ類の特殊化した後腸に局在する共生微生物叢による木質消化

昆虫類は既知の生物種数の過半数を占め,陸上生態系における生物多様性の中核をなす生物群である.なかでも腸内微生物叢の重要性がよく知られているのはシロアリ(**図2A**)であろう.家屋害虫として有名であり,木造家屋の床下の柱をいつの間にか食い荒らすため,シロアリ駆除業が成立しているほどである.もっとも日本本土はシロアリの自然分布のほぼ北限にあたり,シロアリが真に繁栄しているのは熱帯域から亜熱帯域にかけてである.倒木や枯枝などの植物遺骸は陸上生態系にきわめて豊富に存在するが,リグニンやセルロースなど消化分解が容易でない木質高分子からなるため,多くの動物は食物として利用できない.ところがシロアリ類は後腸が発達して(**図2B**),その内部に特殊な微生物叢(下等シロアリ類では原生生物,高等シロアリ類では細菌が主である)を保有しており(**図2C**),共生微生物が木質高分子中のセルロースを酢酸などに分解して,それをシロアリは吸収利用して生きている.シロアリ類は社会性昆虫であり,腸内微生物叢は排泄物の経口摂取(肛門食という)によって個体間,世代間で共有され,伝えられていく[4].

3 ハムシ類の中腸共生器官に局在する必須共生細菌による植物細胞壁消化

ハムシ類は幼虫も成虫も葉をはじめとする植物体を餌としており,多くの害虫種を含む.食物としての植物の葉は,栄養豊富な細胞質よりもセルロース,ヘミセルロース,ペクチンといった高分子多糖からなる一次細胞壁が量的に多い.多くのハムシ類はこれらの細胞壁成分を自力で消化して利用しているが,カメノコハムシ類(**図2D**)では,消化管の前腸と中腸の境界部に袋状の共生器官があって(**図2E**),その内腔にスタメラ(*Stammera*)という単一の細菌が共生している(**図2F,G**)[5][6].スタメラは長年にわたる宿主カメノコハムシとの共進化の帰結として,ゲノムが極度に縮小し(0.27 Mb,大腸菌の約1/17),宿主体外ではも

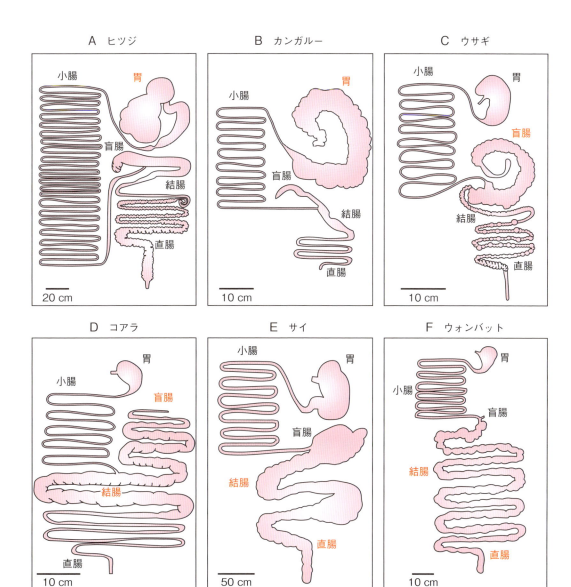

図1　草食哺乳類の消化管形態
草食動物の多くでは消化管の特定の領域が腸内微生物を用いて植物の細胞壁成分を消化分解するための「発酵室」として特殊化している．ヒツジ（**A**）やカンガルー（**B**）では胃が，ウサギ（**C**）では盲腸が，コアラ（**D**）では盲腸と結腸が，サイ（**E**）やウォンバット（**F**）では大腸が，腸内微生物の力を借りて植物体を消化する場として発達している．（文献3をもとに作成）

はや生存不能で培養できない[5) 7)]．スタメラのゲノムに残された数少ない遺伝子がペクチン分解酵素の遺伝子である．カメノコハムシ類はセルロースとヘミセルロースは自分で消化できるが，ペクチンの消化は共生細菌スタメラに頼っており，宿主と腸内共生細菌の協働で植物の葉を消化している[7) 8)]．他にもネクイハムシ類，サルハムシ類なども類似の微生物共生系をもち，ペクチン消化を特定の共生細菌に依存している[9)]．

4　カメムシの中腸共生器官に局在する必須共生細菌の多様な共生関係

カメムシ類は針のような口をもち，植物の維管束，果実，種子などから汁液を吸って生きている．植物の

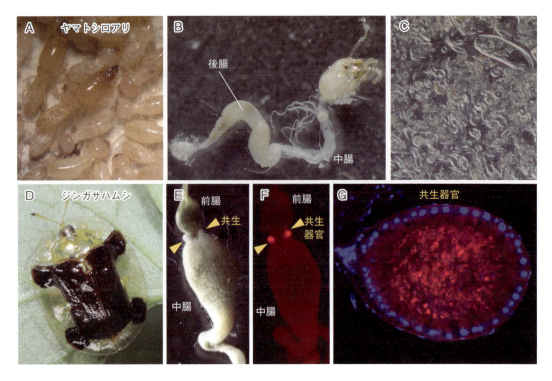

図2　ヤマトシロアリおよびジンガサハムシの腸内微生物共生系
A）ヤマトシロアリのコロニー．B）ヤマトシロアリの摘出消化管．後腸が大きく発達する．C）後腸内容物の位相差顕微鏡像．無数の共生原生生物で充満しており，セルロースの消化分解が行われている．D）ジンガサハムシ．E）摘出消化管の前腸と後腸の境界部に袋状の共生器官が発達する．F, G）蛍光 in situ ハイブリダイゼーションによる共生器官内に局在する共生細菌の可視化．（E～Gの画像は文献6を参照）

維管束を流れる篩管液や道管液はタンパク質をほとんど含んでいない．植物の果実や種子もビタミンB群が欠乏しているものが多い．そこでカメムシ類の多くは中腸の後端部に多数の盲嚢が配列した共生器官を発達させ，その内腔に特定の共生細菌を保有することで，不足栄養素の供給をうけ，そのような食物のみに依存して生きている[10]．

1）マルカメムシの生存に必須なカプセル伝達される腸内共生細菌

マルカメムシは道端に繁茂するクズに普通にみられる丸っこいカメムシである．雌成虫はクズの新芽上に2列に並べて卵を産みつけるが，その間隙に卵3～4個に1つの割合で褐色の粒を産下する（**図3A**）．これは腸内共生細菌イシカワエラ（*Ishikawaella*）を含む分泌物の詰まった「共生細菌カプセル」で，孵化幼虫は直ちにカプセルに口吻を突き立てて中身を吸い，生存に必須な共生細菌が次世代へ伝達される（**図3B**）．カプセルを吸えないと，幼虫は生育することができない[11)12)]．マルカメムシの消化管の後半は長大に発達して，単一の共生細菌イシカワエラを保有するための共生器官となっており，雌成虫ではさらに後端部分に共生細菌カプセルを構築する分泌物や殻を生産するための特殊な器官が発達する[13)14)]（**図3C**）．宿主マルカメムシとの共進化の帰結として，共生細菌イシカワエラのゲノムは高度に縮小して自由生活性を失い（0.75 Mb，大腸菌の約1/6），必須アミノ酸の合成に特化しており，タンパク質の欠乏した植物汁液のみを餌とする宿主の生存を支えている[15)]．日本からは4属15種のマルカメムシ科昆虫が知られるが，調べたかぎりいずれも産卵時に共生細菌カプセルを生産する習性をもち，宿主と共生細菌の系統関係は完全に一致しており，このような高度な共生関係はマルカメムシ類の共通祖先で進化したと推定されている[12)]．

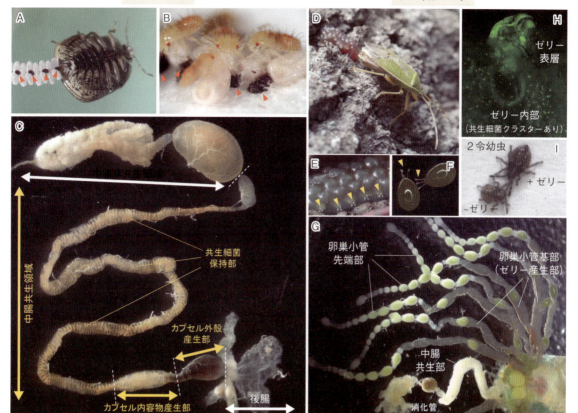

図3 マルカメムシおよびクヌギカメムシの腸内微生物共生系
A) 産卵中のマルカメムシ雌成虫．2列に並んだ卵の間に褐色の共生細菌カプセル（赤矢印）が見える．B) 共生細菌カプセル（赤矢印）の内容物を吸うマルカメムシ孵化幼虫．C) マルカメムシ雌成虫の摘出消化管．後半の大部分の領域は共生細菌保持部であり，その後端にカプセル内容物産生部，そしてカプセル外殻産生部が特殊化した領域として発達する．D) 樹皮上でゼリー状物質に覆われた卵塊を産むクヌギカメムシ雌成虫．E) クヌギカメムシの卵塊の拡大像．ゼリー層から呼吸管（黄矢印）が出ているのが見える．F) 単離したクヌギカメムシの卵．3本の呼吸管が一端より突き出している．G) クヌギカメムシ雌成虫腹部の内部器官．中腸の後端部が共生細菌を保有するために特殊化した構造になっている．卵巣小管の先端部には卵細胞が並んでいる一方で，卵巣小管の基部は膨大してゼリー産生器官として特殊化している．H) ゼリーを吸うクヌギカメムシ孵化幼虫．ゼリー内部にDNA染色で可視化された共生細菌クラスターが多数みられる．I) ゼリー摂食がクヌギカメムシ幼虫の成長に与える影響．ゼリーを除去した卵塊からうまれた幼虫の多くは2令にはなれるが著しく小型化し，3令に到達することはなく死滅する．（Cの画像は文献14，E〜Iの画像は文献16を参照）

2）クヌギカメムシの生存に必須なゼリー伝達される腸内共生細菌

クヌギカメムシは晩秋の11月頃にクヌギやコナラの雑木林の樹幹にあらわれる細長い緑色のカメムシである．成熟した雌成虫の腹部は膨満し，樹皮の割れ目に細長い紐のようなゼリー状の物質で覆われた卵塊を見つける（図3D）．卵はガラクトースポリマーからなるゼリー状物質の中に埋め込まれており，呼吸管で酸素を取り込み発生する（図3E, F）．解剖して体内器官をみると，中腸の後端部がソーセージ状に隔離されて，その内腔に生存に必須な腸内共生細菌タチカワエア（*Tachikawaea*）を保有するとともに，雌成虫では卵巣小管の基部がゼリー産生器官となっており，産卵の際に共生細菌を混ぜ込んだゼリーで卵を覆って産下する（図3G）．卵は厳冬の2月ごろに孵化し，天敵はいないが食物もない真冬の雑木林で，幼虫は共生細菌入りゼ

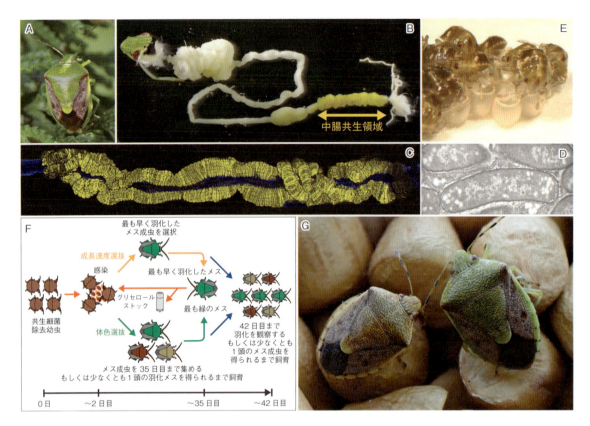

図4 チャバネアオカメムシの腸内微生物共生系およびカメムシ−大腸菌人工共生細菌系
A) 成虫. B) 摘出消化管. 中腸後端部の黄色の領域が共生器官として特殊化している. C) 蛍光 in situ ハイブリダイゼーション法による共生細菌の可視化. 中腸共生領域に沿って多数の盲嚢が配列し, その内腔に共生細菌(黄色)が局在する. D) 共生細菌の透過電顕像. E) 卵表面から共生細菌を摂取する孵化幼虫. F) 高速進化大腸菌を用いた昆虫─大腸菌人工共生進化実験の概要. G) 共生進化前の大腸菌に感染したカメムシの羽化率は低く, なんとか羽化した成虫は小型で褐色だが(左), 共生進化後の大腸菌に感染したカメムシの羽化率は顕著に向上し, 羽化した成虫は大きく緑色になる(右).(Cの画像は文献19, E, Fの画像は文献21を参照)

リーのみを摂食して2令, 3令と成長する(**図3H**). ゼリーを吸わせないと, 幼虫は成長できずに死亡する(**図3I**). 3令幼虫は春の芽吹きの頃に梢に移動して, 植物からの吸汁を開始する. 日本からは2属5種のクヌギカメムシ科昆虫が知られるが, すべて卵塊を共生細菌入りゼリーで覆う習性がある. 共生細菌タチカワエアのゲノムは高度に縮小し(0.71 Mb, 大腸菌の約1/6), 自由生活能を失い培養できない. 宿主と共生細菌の系統関係は完全に一致していて, このような共生関係はクヌギカメムシ類の共通祖先で進化したと推定されている[16].

3) チャバネアオカメムシの生存に必須な卵表面塗布伝達される腸内共生細菌

チャバネアオカメムシは日本全国どこでも普通にみられる緑色のカメムシで, コンビニエンスストアなどの灯火に集まっているのをよく見かける(**図4A**). 近年「カメムシ大発生」のニュースをよく目にするが, その主役となる害虫カメムシであり, 柑橘やさまざまな農作物を加害する. チャバネアオカメムシの中腸後端部には黄色の領域があり, そこには数百の袋状の盲嚢が4列に並び, その内腔に特定の腸内共生細菌パントエア(*Pantoea*)を保有する[17,18](**図4B〜D**). 産卵時に雌成虫は卵表面に共生細菌入りの分泌物を塗布し, 孵化した幼虫が直ちに卵表面を舐めることで共生細菌が垂直伝達される[17,19](**図4E**). この共生細菌は幼虫の生育および生存に必須であり, 共生細菌を獲得できない幼虫はほとんど成虫になれずに死滅し, 稀に羽化できても小さく褐色で不妊の成虫になってしまう.

チャバネアオカメムシの共生細菌には種内多型があり，日本本土と琉球列島では異なる数種のパントエア属細菌が共生しており，培養できない共生細菌はゲノムが若干縮小（2.3〜4.1 Mb），培養できる共生細菌は大腸菌並みのゲノム（4.1〜4.4 Mb）をもつということで，必須腸内共生とはいえ，マルカメムシやクヌギカメムシに比べると共生関係の歴史は新しく，共生進化の様相は現在進行形の段階にあると考えられる[17]．

④ 昆虫−大腸菌人工共生進化系の開発と展望

大腸菌は言わずと知れた，分子生物学における最強のモデル生物である．約4.6 Mbのゲノムに4,000超の遺伝子がコードされ，その7割程度について機能情報が蓄積されている[20]．このようなモデル細菌を実験室内で昆虫と共生進化させ，その過程を詳細に観察，記載，解明することができれば，共生という生命現象の理解の1つの究極の形を提示することができるであろう．近年，そのような昆虫−大腸菌人工共生進化系を，私たちはチャバネアオカメムシを用いて開発することに成功した．チャバネアオカメムシの卵塊の表面をエタノールやホルマリンで滅菌すると，母虫が塗布した共生細菌は死滅するため，孵化した幼虫は共生細菌を獲得できず無菌幼虫となる．この無菌幼虫に大腸菌を懸濁した水を吸わせることで，共生細菌を大腸菌に置換することができる．共生細菌のいない無菌幼虫はほとんど成虫になれずに死滅する一方で，大腸菌を感染させた幼虫は多くが死亡するものの，5〜10％程度がかろうじて小型で褐色の成虫に羽化した．すなわち，大腸菌は不完全ではあるがある程度チャバネアオカメムシの生存を支える能力をもつことが判明した．そこでDNA修復系の遺伝子を破壊して分子進化速度を100倍以上に加速した「高速進化大腸菌」をカメムシ無菌幼虫に感染させて経代維持をくり返したところ（**図4F**），羽化率が顕著に上昇し，体色が緑色に回復する進化系列が複数出現した（**図4G**）．それらについて詳しく調べた結果，グルコースなどの欠乏時に他の炭素源を利用するために代謝系を大規模に切り替える際に働く広域転写制御機構である炭素カタボライト抑制系に機能喪失を引き起こすような，単一突然変異が独立

に生じたことが原因であることが判明した[21]．もともとヒトなどの哺乳類の腸内細菌であり，カメムシとは関係ないはずの大腸菌が，たった1遺伝子の突然変異によってカメムシの生存を支える相利共生細菌になりうるというのは驚きであった．相利共生の進化というのが，従来考えられていたよりもはるかに容易に，迅速に起こりうることが実証された．

近年，高速進化大腸菌を無菌マウスに感染させて飼育維持することにより，宿主マウス腸内での感染維持能力の向上にかかわる分子機構の一端が実験進化学的に明らかにされつつある[22][23]．一方，私たちによる昆虫−大腸菌人工共生進化系の確立により，大腸菌というモデル細菌を共通のプラットフォームとして，脊椎動物の腸内共生と無脊椎動物の腸内共生の機構の多様性および共通性を実証的に探求する途が拓かれた．カメムシ−マウス間の高速進化大腸菌のシャトル感染共生細菌実験や，マウスやヒトの腸内共生菌叢のスクリーニングによるカメムシ潜在共生細菌の探索などが現在進行中である[24]．

おわりに

腸内細菌叢というと私たちはまずヒトのそれを想起する．何百何千の細菌種が共存する複雑でカオスなシステムである．いろいろと重要な働きをしていることはわかってきたものの，個々の微生物の機能に理解を落とし込んでいくことは容易でない．そんなとき，ちょっとカメムシの腸内共生細菌に目を移してみる．1種類の細菌だけで構成されている．宿主も細菌もお互いなしでは生きていけない．共生細菌の縮小ゲノムを見ただけで機能推定ができる．もちろん感染除去や操作による機能解析も可能である．そのようなカメムシ腸内共生細菌であるが，大腸菌などを含む腸内細菌科（Enterobacteriaceae）に属しており，進化的な起源はきっと大腸菌のような腸内細菌であったと推察される．実際，チャバネアオカメムシに大腸菌を感染させて，実験室で共生細菌に進化させることが可能である．ヒトの腸内細菌叢の理解のために，マウスなどの哺乳類モデルを用いるのがもちろん王道ではあるだろうが，全く異なる生物の腸内共生系との比較解析から，それらの相違点のみならず共通点を探るというアプローチ

も，意外と有用な，そして独創的な研究展開につながる可能性があるのではなかろうか．

文献

1）「改訂版　もっとよくわかる！腸内細菌叢」（福田真嗣／編），羊土社，2022
2）Furness JB & Bravo DM：J Comp Physiol B, 185：825-834, doi:10.1007/s00360-015-0919-3（2015）
3）Stevens CE & Hume ID：Physiol Rev, 78：393-427, doi:10.1152/physrev.1998.78.2.393（1998）
4）Brune A：Nat Rev Microbiol, 12：168-180, doi:10.1038/nrmicro3182（2014）
5）Salem H, et al：Cell, 171：1520-1531.e13, doi:10.1016/j.cell.2017.10.029（2017）
6）Fukumori K, et al：mBio, 13：e0369121, doi:10.1128/mbio.03691-21（2022）
7）Salem H, et al：Curr Biol, 30：2875-2886.e4, doi:10.1016/j.cub.2020.05.043（2020）
8）García-Lozano M, et al：Curr Biol, 34：1621-1634.e9, doi:10.1016/j.cub.2024.01.070（2024）
9）Reis F, et al：Nat Commun, 11：2964, doi:10.1038/s41467-020-16687-7（2020）
10）Salem H, et al：Proc Biol Sci, 282：20142957, doi:10.1098/rspb.2014.2957（2015）
11）Fukatsu T & Hosokawa T：Appl Environ Microbiol, 68：389-396, doi:10.1128/AEM.68.1.389-396.2002（2002）
12）Hosokawa T, et al：PLoS Biol, 4：e337, doi:10.1371/journal.pbio.0040337（2006）
13）Hosokawa T, et al：FEMS Microbiol Ecol, 54：471-477, doi:10.1016/j.femsec.2005.06.002（2005）
14）Koga R, et al：Proc Natl Acad Sci U S A, 118：e2103957118, doi:10.1073/pnas.2103957118（2021）
15）Nikoh N, et al：Genome Biol Evol, 3：702-714, doi:10.1093/gbe/evr064（2011）
16）Kaiwa N, et al：Curr Biol, 24：2465-2470, doi:10.1016/j.cub.2014.08.065（2014）
17）Hosokawa T, et al：Nat Microbiol, 1：15011, doi:10.1038/nmicrobiol.2015.11（2016）
18）Hosokawa T, et al：Zoological Lett, 2：24, doi:10.1186/s40851-016-0061-4（2016）
19）Moriyama M, et al：Sci Rep, 12：7782, doi:10.1038/s41598-022-11895-1（2022）
20）Blount ZD：Elife, 4：e05826, doi:10.7554/eLife.05826（2015）
21）Koga R, et al：Nat Microbiol, 7：1141-1150, doi:10.1038/s41564-022-01179-9（2022）
22）Barroso-Batista J, et al：Curr Biol, 30：1049-1062.e7, doi:10.1016/j.cub.2020.01.050（2020）
23）Tsukimi T, et al：mSystems, 9：e0112323, doi:10.1128/msystems.01123-23（2024）
24）深津武馬：JSTnews, 4：3-7（2024）

＜著者プロフィール＞

深津武馬：1994年東京大学大学院理学系研究科動物学専攻博士課程修了，博士（理学）．'95年 通商産業省工業技術院生命工学工業技術研究所生物反応工学部研究員，2004年産業技術総合研究所生物機能工学研究部門研究グループ長などを経て，'13年より産業技術総合研究所生物プロセス研究部門首席研究員．'11年より筑波大学大学院生命環境科学系教授，'13年より東京大学大学院理学系研究科生物科学専攻教授を兼務．'19年よりERATO深津共生進化機構プロジェクト研究総括．専門は進化生物学，昆虫学，微生物学．主に昆虫類と微生物の共生関係，その他高度な生物間相互作用の研究に取り組む．木村資生記念学術賞（2014），日本進化学会学会賞（2014），日本応用動物昆虫学会学会賞（2011），日本動物学会賞（2010），日本学術振興会賞（2007）他を受賞．

特別寄稿 マイクロバイオームが駆動する生物多様性

2. 共生細菌による宿主の性・生殖操作の分子機構

勝間　進

共生細菌には宿主の表現型を操作するものが存在する．そのなかでもボルバキアは，その宿主制御の巧みさから「最も成功した寄生者」と言われている．ボルバキアは宿主である昆虫に対して「遺伝的オスのメス化」「細胞質不和合」「オス殺し」「単為生殖」という4種類の性・生殖操作を行う．近年，これらの実行因子（エフェクター）とその分子機構の詳細が解明されつつある．本稿では，共生細菌による性・生殖操作について概説するとともに，われわれが発見したボルバキアオス殺し因子Oscarに関する研究を紹介する．

はじめに

　すべての昆虫は，細菌，糸状菌，ウイルスなどきわめて多様な微生物に感染している．これらのうち，宿主細胞質に存在しミトコンドリアのように母性的に受け継がれる共生生物（endosymbionts）は，性比異常や生殖操作など宿主昆虫の表現型を変容させることが知られている．昆虫の性や生殖を操作する共生生物として最も研究されているのはボルバキア（*Wolbachia pipientis*）である．ボルバキアは60％以上の昆虫に感染していると言われており，「遺伝的オスのメス化（feminization）」「細胞質不和合（cytoplasmic incompatibility）」「オス殺し（male killing）」「単為生殖（parthenogenesis）」という4種類の宿主操作を行う（**図1**）[1]．これらは感染メスの生存を有利にするボルバキアにとって適応的な宿主の表現型変容であり，リチャード・ドーキンスによって提唱された「延長された表現型[※1]（extended phenotypes）」の好例である．4種類の宿主操作のうち自然界で最も蔓延しているのは細胞質不和合であり，非感染メスと感染オスが交配した場合の次代が胚致死する．LePageらは，細胞質不和合を引き起こすボルバキアが共通して保有し，かつ細胞質不和合を引き起こさないボルバキアがもたない遺伝子群をスクリーニングし，そのなかから*cifA*と*cifB*という2つの遺伝子を同定した[2]．これらはボルバキアのプロファージ（細菌ゲノム，あるいはプラスミドDNAに挿入されているファージゲノムのこと）WO内のeukaryotic association moduleに隣接してユニッ

> **※1　延長された表現型**
> ある生物の遺伝情報が，その生物自身に適応的でありながら，他種の生物の表現型や体外構造物として発現していると解釈される劇的な現象のこと．内生生物（エンドビオント）が自己の利益のために宿主（ホスト）を操作している現象としてよく知られている．

Molecular mechanisms of bacterial symbiont-induced sexual and reproductive manipulation in insects
Susumu Katsuma：Graduate School of Agricultural and Life Sciences, The University of Tokyo（東京大学大学院農学生命科学研究科）

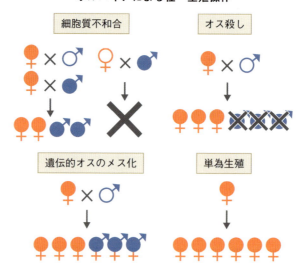

図1　ボルバキアによる宿主の性・生殖操作
ボルバキアは宿主昆虫において,「遺伝的オスのメス化」「細胞質不和合」「オス殺し」「単為生殖」という4種類の宿主操作を行う.図中の塗りつぶしている個体は感染個体,塗りつぶしていない個体は非感染個体を示している.

トとして存在することから,共進化を経た遺伝子ペアであると考えられる. *cifA* または *cifB* を単独でオスのキイロショウジョウバエに発現させても表現型は現れないが,両方をオスに同時に発現させ非感染メスと交配すると次代で孵化する個体が激減した.一方,この際,感染メスを相手に交配するとこの表現型は抑制された.以上の結果から,この2遺伝子 *cifA* と *cifB* が細胞質不和合を司るボルバキア由来エフェクターであると結論づけられている.さらに最近の研究では,CifA が精子形成に重要な役割を果たす長鎖非コードRNAを分解するRNaseであること,さらにCifAとCifBがともにDNA損傷を上昇させるDNaseであり,この状況下で形成された精子で受精が行われると胚発生に支障が生じるという報告もある[3].細胞質不和合以外では,オス殺しについて分子レベルでの研究が進展している.本稿では,以下,オス殺しの分子機構について概説することにする.

1 共生生物によるオス殺し

オス殺しは,ボルバキアやスピロプラズマを含む少なくとも6つの細菌分類群で独立に進化した表現型である.最近では,Partiti-like virusやTombus-like virusなど,ウイルスによるオス殺しも報告されている[4]〜[6].オス殺しは,インブリーディング(同系交配)の抑制,餌資源が制限された場合の同腹競争の阻止,致死したオス胚子の感染メスへの餌資源としての提供など,感染メスにとって適応的な戦略であると考えられている.

スピロプラズマは植物や節足動物に広く感染しているグラム陽性細菌である.キイロショウジョウバエに感染しているスピロプラズマ *Spiroplasma poulsonii* によるオス殺しは約70年前に発見され,分泌タンパク質であるandrocidin(オス殺し毒素)によってオス殺しが引き起こされると推測されていた. *S. poulsonii* は宿主の遺伝子量補償[※2]に関与するmale-specific lethal(MSL)複合体をターゲットにしており,このオス殺しがDNA損傷を介したアポトーシス経路に依存していることも判明している[7][8].春本らは, *S. poulsonii*

> **※2　遺伝子量補償**
> 雌雄における性染色体数の不均等から生じる遺伝子の発現量の差を,雌雄で等しくなるように調節する機構のこと.例えば,ヒトでは女性で2本あるX染色体のうちの片方を不活化することでバランスを維持しているが,同じXY/XXの性染色体構成をもつキイロショウジョウバエでは,オスのX染色体の遺伝子の発現を上昇させるシステムを使用している.

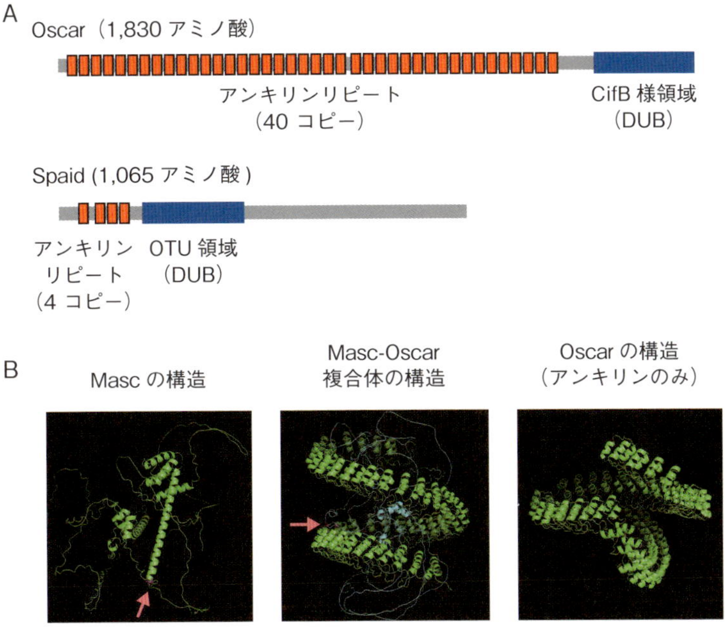

図2　オス殺しエフェクターの構造とOscar-Masc複合体の構造予測
A）ボルバキアのオス殺し因子Oscarとスピロプラズマのオフフォレスマのオス殺し因子Spaidの構造．ともにタンパク質間相互作用に関与するアンキリンリピートと脱ユビキチン化活性を有するDUBドメインをもつ．**B**）OscarとMascの複合体構造予測．AlphaFold2を用いて，Oscar-Masc複合体の構造予測を行った．Mascは活性に必要な a -helixをもつが（左図），Oscarのアンキリンリピート（右図）に巻き込まれることでその構造が破壊されることが予測された（中央図）．矢印はMascのオス化ドメインの場所を示す．（Bの画像は文献16より転載）

感染系統を維持しているなかで，オスを殺せない *S. poulsonii* 変異体を単離した．このゲノムを元のオス殺しができる株のゲノムと比較することで，828塩基からなる欠失を発見した．この欠失領域に存在した *Spaid*（*S. poulsonii androcidin*）と名付けられた遺伝子はプラスミド上にコードされており，アンキリンリピートとDUBドメイン（脱ユビキチン化活性をもつ）を含む1,065アミノ酸からなるタンパク質をコードしていた（**図2**）[9]．トランスジェニック個体の作出により，Spaidの発現のみで *S. poulsonii* 感染の表現型が再現できることが示された．さらに，SpaidのDUBドメインは自身に付加したユビキチンを取り去り，宿主細胞内で安定的な発現を保つために必要であることも明らかになった[10]．このSpaidの発見は，共生生物によるオス殺し因子のはじめての発見となった．

一方，ボルバキアによるオス殺しは，キイロショウジョウバエに感染している *w*Melを用いて進められてきた．細胞質不和合の原因遺伝子である *cifA* や *cifB* と

同様，オス殺しの候補遺伝子 *WO-mediated killing*（*wmk*）もボルバキアのプロファージWO内のeukaryotic association moduleから発見された[11]．*wmk* は2つのhelix-turn-helix XREファミリーDNA結合ドメインをもつ転写因子様タンパク質をコードしており，オス殺しを実行する *w*Mel以外のボルバキアのゲノムにも存在していた．*wmk* を発現したトランスジェニックショウジョウバエは有意なメスバイアスを示したが（オス／メス＝0.65），完全なオス殺しを再現することはできなかった．一方，ガの一種であるチャハマキに感染するオス殺しボルバキアからは4つの *wmk* が同定されているが，トランスジェニックショウジョウバエを用いた実験から，それらのうち2つ（*wmk-2*, *wmk-4*）の発現では性バイアスに変化はなく，残りの2つ（*wmk-1*, *wmk-3*）の発現は雌雄ともに致死を誘導した．興味深いことに，*wmk-3* と *wmk-4* を共発現するとオスだけが致死することがわかった[12]．*wmk* の作用機序は未解明であるが，現時点ではキイロショウ

ジョウバエを宿主とした場合のボルバキアオス殺し因子の有力な候補の1つである.

われわれは,これらの研究とは独立に,カイコとアワノメイガという昆虫を用いて,チョウ目昆虫におけるボルバキアのオス殺しについて研究を進めてきた.

2 チョウ目昆虫におけるボルバキアのオス殺し機構の解明

ボルバキアによるオス殺しは,チョウ目昆虫においても頻繁に観察される.通常,ボルバキア感染を抗生物質で治癒するとオスとメスの比率が1:1に回復するが,ツトガ科のアワノメイガ類では逆にメスだけが致死する「メス殺し」現象が知られている[13].チョウ目昆虫の多くはメス特異的なW染色体をもち,W染色体上にメス決定遺伝子をもつ.ボルバキアは母性遺伝するため,常にW染色体と挙動をともにする.この「メス殺し」現象は,長期にわたる共生の結果,ボルバキアのオス殺し因子が宿主のメス化因子の肩代わりをし,W染色体から宿主本来のメス化因子が抜け落ちた,あるいは不活性化したために起きた非常にユニークな現象であるといえる.このチョウ目昆虫におけるオス殺しの分子機構を解明するためには,まずチョウ目昆虫における性決定機構を知る必要がある.

1）チョウ目昆虫における性決定機構と遺伝子量補償機構

チョウ目昆虫のモデルであるカイコでは,今から90年ほど前に,メス特異的性染色体であるW染色体に性決定カスケードの最上位に位置する強力なメス決定遺伝子が存在することがわかっていた.しかし,W染色体のほとんどすべての領域がトランスポゾンをはじめとするジャンクDNAの塊であったため,そこからメス決定遺伝子を発見することは困難をきわめた.われわれは,2014年に小分子RNAである*Feminizer*（*Fem*）PIWI-interacting RNA（piRNA）が性決定最上位因子であることを発見した[14].さらに,そのメス特異的piRNAのターゲットであるチョウ目特異的ジンクフィンガータンパク質遺伝子*Masculinizer*（*Masc*）がオス化遺伝子であることも明らかにした.この発見が契機となりさまざまなチョウ目昆虫から*Masc*ホモログが同定されることで,最近では*Masc*がチョウ目昆虫に共通のオス化遺伝子であることが証明されつつある.一方,*Masc*を胚子期にノックダウンするとオスにおいてのみZ染色体上の遺伝子発現が上昇することから,Mascタンパク質はオスで2本あるZ染色体の遺伝子発現をメスと同じ1本分に抑制することで遺伝子量補償をおこなっていることも明らかになった.さらに,*Masc*のノックダウンにより遺伝子量補償が破綻したオス胚子は胚致死の表現型を示すことが判明した[14].この表現型はボルバキアによるオス殺しのフェノコピーであり,ボルバキア,あるいはボルバキア由来因子のターゲットがMascであることを示すものであった.実際,ボルバキア感染アワノメイガ胚子に人工的に合成した*Masc* mRNAをインジェクションするとオス殺しが回避できたことから,アワノメイガにおけるオス殺しのターゲットはMascであることが判明した[15].

2）ボルバキアオス殺し因子Oscarの発見

われわれは,ボルバキア感染によるオス殺しを研究する材料として非モデル昆虫であるアワノメイガを用いることにした.オス殺しボルバキア*w*Furに感染したアワノメイガ（メス蛾）は,非感染オスと交配してもその後代はすべてメスとなる.これは,胚子期,あるいは幼虫期にオスが致死するためである.*w*FurはMascの機能を抑制してオスだけを致死させるが,どのような分子がオス殺しを実行しているのか,その答えを見つけるのは非常に困難であった.その原因は,ボルバキアが細胞外で培養不可能であり,遺伝子操作系が存在しないこと,さらには対象となる*w*Furや宿主であるアワノメイガのゲノム情報が整備されていなかったことがあげられる.最終的にわれわれは,約1.3 Mbからなる*w*Furゲノム配列を取得し,*w*Fur感染胚子から独自に*w*Fur感染培養細胞を樹立することでボルバキアの遺伝子機能解析系を構築した.この系を用いて,*w*Fur感染培養細胞に存在する*w*Fur由来タンパク質のうち,Mascタンパク質に結合するものを共免疫沈降とLC-MS/MS解析により探索した.その結果,1つだけ候補となる分子を同定することに成功した.この分子はN末端側に40個のアンキリンリピートを,C末端側にボルバキア細胞質不和合因子CifB様ドメインをもつきわめてユニークな構造をもっていた.AlphaFold2を用いた構造予測の結果,このアンキリンリピートがMascと相互作用することが示唆された（**図2**）.さら

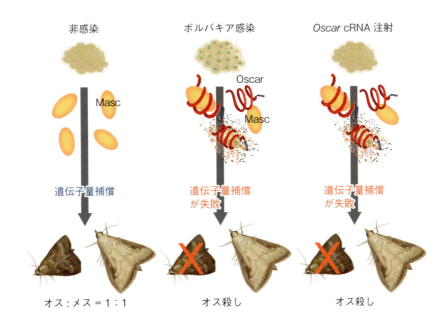

図3 Oscarを介したボルバキアによる性操作
アワノメイガの胚子ではMascが発現し，オスにおいてオス化と遺伝子量補償が実行される．一方，オス殺しボルバキアが感染するとOscarによりMascの機能が阻害され，遺伝子量補償機構が破綻することにより，オスのみが胚致死する．人工的に合成したOscarのRNAを胚子に注射することで，このボルバキア感染の表現型はミミックできる．
（文献17をもとに作成）

に，アワノメイガとカイコの胚子に人工的に合成したこの遺伝子のRNAを注射し，表現型を調査したところ，オス化が抑制されるとともにオス殺しが誘導されることが判明した（図3）．そこで，この遺伝子をボルバキアオス殺し因子と結論し，Oscar（Osugoroshi protein containing CifB-like domain and many Ankyrin Repeats：オスカル＝オス狩る）と命名した[16]．培養細胞と胚子を用いた実験から，OscarはMascと結合することでオス化と遺伝子量補償を抑制するだけではなく，宿主のプロテアソーム経路を利用してMasc自体を分解していることも明らかになった（図3）[16)17)]．OscarはMascの結合因子としてその作用機序から発見に至ったものであり，世界ではじめてボルバキアのオス殺し遺伝子を同定し，その作用メカニズムを解明した例となった．

ピロプラズマのオス殺し因子Spaidと同じくアンキリンリピートとDUBドメインをもつ（図2）．DUBドメインは細胞質不和合のエフェクターであるCifBにも含まれる．このように異なる共生細菌の異なる宿主因子をターゲットとするエフェクターが，共通のユニットを利用して宿主の表現型を操作していることは非常に興味深い．一方，これらのエフェクター遺伝子がプラスミドやプロファージという可動因子上に存在していることも注目すべき点である．今後，共生細菌をはじめ，さまざまな共生生物から表現型を変容するエフェクターが同定されることで，これらの進化プロセスが明らかになってくるであろう．

謝辞 本原稿で紹介した研究に関与した皆様に感謝申し上げます．本研究は現在，科研費22H00366，24H02289により支援されています．

おわりに

われわれの研究によって，ボルバキアオス殺し因子の実体とその作用機序が明らかになった．Oscarはス

文献

1) Kaur R, et al：Cell Host Microbe, 29：879-893, doi:10.1016/j.chom.2021.03.006（2021）

2) LePage DP, et al：Nature, 543：243-247, doi:10.1038/nature21391（2017）

3) Kaur R, et al：Science, 383：1111-1117, doi:10.1126/science.adk9469（2024）

4) Fujita R, et al：Front Microbiol, 11：620623, doi:10.3389/fmicb.2020.620623（2020）

5) Kageyama D, et al：Nat Commun, 14：1357, doi:10.1038/s41467-023-37145-0（2023）

6) Nagamine K, et al：Proc Natl Acad Sci U S A, 120：e2312124120, doi:10.1073/pnas.2312124120（2023）

7) Harumoto T, et al：PLoS Pathog, 10：e1003956, doi:10.1371/journal.ppat.1003956（2014）

8) Harumoto T, et al：Nat Commun, 7：12781, doi:10.1038/ncomms12781（2016）

9) Harumoto T & Lemaitre B：Nature, 557：252-255, doi:10.1038/s41586-018-0086-2（2018）

10) Harumoto T：Curr Biol, 33：4021-4029.e6, doi:10.1016/j.cub.2023.08.032（2023）

11) Perlmutter JI, et al：PLoS Pathog, 15：e1007936, doi:10.1371/journal.ppat.1007936（2019）

12) Arai H, et al：iScience, 26：106842, doi:10.1016/j.isci.2023.106842（2023）

13) Sugimoto TN & Ishikawa Y：Biol Lett, 8：412-415, doi:10.1098/rsbl.2011.1114（2012）

14) Kiuchi T, et al：Nature, 509：633-636, doi:10.1038/nature13315（2014）

15) Fukui T, et al：PLoS Pathog, 11：e1005048, doi:10.1371/journal.ppat.1005048（2015）

16) Katsuma S, et al：Nat Commun, 13：6764, doi:10.1038/s41467-022-34488-y（2022）

17) Fukui T, et al：FEBS Lett, 598：331-337, doi:10.1002/1873-3468.14777（2024）

＜著者プロフィール＞

勝間　進：1997年東京大学大学院農学生命科学研究科修士課程修了．博士（農学，東京大学）．日本新薬株式会社東部創薬研究所（'97年〜2003年），京都大学化学研究所特任助手（'03年〜'05年），東京大学大学院農学生命科学研究科助教授，准教授（'05年〜'21年）を経て'21年より東京大学大学院農学生命科学研究科教授（現職）．生物間相互作用，特に微生物と宿主の相互作用について研究を行っている．'24年より，学術変革領域（A）共進化表現型創発：延長された表現型の分子機構解明の領域代表をつとめる．

※**太字**は本文中に『用語解説』があります

索　引

数　字

2型糖尿病	55
2次リンパ組織	78
3型自然リンパ球	77, 103
16S rRNA アンプリコン配列解析	150
16S rRNA シークエンス	**160**

和　文

あ

アイチウイルス	104
アクネ桿菌	29
アテローム性動脈硬化症	92
アトピー性皮膚炎	29, 156
アレルギー	186
アレルギーマーチ	156

い

イシカワエラ	206
移植片対宿主病	176
イソアロリトコール酸	91
遺伝子組換え細菌	178
遺伝子量補償	**212**
インクレチン	66
陰茎がん	33
インスリン抵抗性	150
インフラマソーム	145
インフルエンザ	108

う

ウイルス感染	109
ウイルス叢	52
ウイルスの感染サイクル	**102**
ウイルス様粒子	53
ウイルス粒子安定性	104
う蝕	21
うつ病	86
運動	58

え

腋臭症	194
エコーウイルス	104
エライジン酸	149
炎症性サイトカイン	150
炎症性疾患	83
炎症性腸疾患	55, 142, 177, 181, 200
炎症性皮膚疾患	26
延長された表現型	**211**
エンテロタイプ	15
エンドライシン	194

お

黄色ブドウ球菌	29
オス殺し	211
オペロン	128
オルガノイド	149
オレイン酸	149

か

潰瘍性大腸炎	54, 98, 142, 181
角質バリア	153
角層	26
過剰免疫応答	98
活性酸素種	128
がん	131
間質性膀胱炎	33
関節リウマチ	54, 136, 171
がん免疫療法	187

き

機械学習	150
気管支喘息	38
共生細菌	211
共生生物	211
共生代謝	93

く

クオラムセンシング	**47**, 157
クヌギカメムシ	207
クラススイッチ	198
グラム陰性菌	103

グ

グランザイム分子	99
クローン病	54, 98, 142

け

血液脳関門	82
ゲノムワイド関連解析	142
ケラチノサイト	26

こ

コア菌種	91
コアファージ集団	55
抗CTLA4抗体	99
抗PDL1抗体	99
抗菌剤	183
抗菌ペプチド	27, 96
口腔内常在細菌	98
口腔内微生物	146
口腔マイクロバイオーム	20
抗腫瘍免疫	177
抗生物質	16, 102
抗体医薬	197
抗体誘導効率	106
酵母様真菌	46
肛門食	204
高齢化率	90
呼吸器感染症	38
呼吸器疾患	38
コクサッキーウイルス	104
孤立リンパ濾胞	198
コリバクチン	128
コンソーシアム	176, **177**

さ

細菌性膣炎	32
細胞	80
細胞外小胞	128
細胞質不和合	211
細胞膜受容体	66
杯細胞	143
杯細胞関連抗原通過	79
酢酸	17, 91, 111

索引

し

時間栄養学……………………… 16
子宮体がん……………………… 33
子宮内膜症……………………… 35
歯垢……………………………… 21
自己抗原ミミック……………… 171
自己免疫疾患…………… 55, 136, 171
脂質フィルム…………………… 153
脂質ラメラ……………………… 154
歯周病………………………… 22, 146
糸状菌…………………………… 46
実験的自己免疫性脳脊髄炎… 86, 165
自閉症…………………………… 186
自閉スペクトラム症…………… 85
社会的ストレス………………… 17
酒さ……………………………… 29
樹状細胞…………… 77, 103, 144
腫瘍組織………………………… 126
腫瘍内細菌叢…………………… 132
消化管構造……………………… 204
上皮間葉転換…………………… 128
上皮細胞………………………… 97
上皮成長因子受容体…………… 128
食物繊維………………… 17, 66, 189
所属リンパ節…………………… 109
ショットガンシークエンス…… **160**
ショットガン配列解析………… 150
シロアリ………………………… 204
真核ウイルス…………………… 53
新型コロナウイルス…………… 108
真菌……………………………… 45
神経変性疾患………………… 83, 158
尋常性乾癬……………………… 28
尋常性痤瘡……………………… 29
新生児期の機会の窓…………… 77
シンバイオティクス……… **41**, 179
真皮………………………… 26, 153

す

スクロース……………………… 69
スタメラ………………………… 204
スピロプラズマ………………… 212
スルホノリピッド……………… 72

せ

制御性 T 細胞 … 18, 103, 144, 166
性決定…………………………… 214

制酸剤…………………………… 16
生殖器…………………………… 31
精神疾患………………………… 83
性染色体………………………… 212
セグメント細菌……………… 80, 97
接着性侵入性人腸菌…………… 178
セルロース……………………… 204
セロトニン……………………… 84
全身性エリテマトーデス……… 54
前糖尿病段階…………………… 149
前立腺がん……………………… 34

そ

草食動物………………………… 204
相利共生細菌…………………… 209
組織血液型決定抗原…………… 104

た

体細胞突然変異………………… 198
タイトジャンクション……… 26, 153
タイトジャンクション構成
　タンパク質…………………… 149
唾液……………………………… 20
多価不飽和脂肪酸……………… 67
多剤耐性菌……………………… 177
タチカワエア…………………… 207
多発性硬化症……………… 55, 165, 171
短鎖脂肪酸…… 9, 16, 66, 77, 84, 91,
　122, 144, 160, 166, 188
胆汁酸………………………… 91, 112
単糖……………………………… 150

ち

チャバネアオカメムシ………… 208
腸管ウイルス…………………… **101**
腸管上皮………………………… 143
腸管上皮バリア傷害…………… 149
腸管神経系……………………… 82
腸管接着性侵入性大腸菌……… 144
腸管透過性……………………… 149
腸管バリア……………………… 18
腸内細菌叢……………… 65, 102, 148
腸内細菌叢移植療法…………… 181
腸内細菌利用糖………………… 179
腸内分泌細胞…………………… 84
腸内マイクロバイオーム……… 90
腸脳相関………………………… 82
チリマイシン…………………… 128

て

低 pH ショック ……………… 101
ディスバイオーシス…………… 65
デスアミノチロシン…………… 110
デュアルアゴニスト活性……… 67

と

糖尿病…………………………… 148
特発性肺線維症………………… 40
トランスポゾン………………… 139
トリプトファン… 9, 67, 92, 140, 145
トリメチルアミン……………… 92

な

生ワクチン……………………… 106
難消化性多糖類………………… 66

に

二次胆汁酸…………………… 9, 163
二次リンパ組織………………… 144
乳酸……………………………… 17

ね

熱安定性………………………… 104
粘液層…………………………… 143
粘膜固有層………………… 144, 198
粘膜免疫………………………… 106

の

ノトバイオート………………… **97**
ノトバイオートマウス……… 77, 93

は

パーキンソン病………………… 158
パイエル板……… 48, 78, 103, 198
バイオフィルム……………… **21, 47**
バイオマーカー………………… 150
肺がん…………………………… 38
肺線維症………………………… 38
排尿障害………………………… 33
ハイプシン化…………………… 93
バイローム……………………… 52
バクテリオシン………………… **48**
バクテリオファージ………… 28, 53
パターン認識受容体…………… 29
発酵室…………………………… 204
ハムシ類………………………… 204
反芻……………………………… 204

ひ

皮脂	27
ヒストン脱アセチル化酵素	91
微生物群移植	176
微生物叢	102
ビタミン	18
ヒトフローラマウス	69
皮膚	26
皮膚マイクロバイオーム	153
肥満	55, 123, 148
百寿者	73, 91
表皮	26, 153

ふ

ファージ	53, 192
ファージセラピー	55
ファージ療法	178, 192
ブースター効果	106
プリオン	**159**
プレバイオティクス	66
プロトンポンプ阻害薬	16
プロバイオティクス	49, 66, 106, 151, 178
プロピオン酸	18, 91
分子模倣	171
分泌型IgA	48, 198
糞便移植	11
糞便移植療法	140
糞便メタボローム	91

へ

ペクチン	204
ヘミセルロース	204
ヘルシーエイジング	90
便移植	100, 189
便微生物叢移植	181

ほ

膀胱	33
膀胱がん	34
ホーン・ヤール重症度分類	**160**
ポストバイオティクス	**69**, 178
ポリアミン	9, 93
ボルバキア	211

ま

マイクロバイオーム	**8**, 125
マウス乳癌ウイルス	102
マクロファージ	18, 110, 144
マラセチア	29
マルカメムシ	206
慢性炎症	149
慢性子宮内膜炎	32
慢性閉塞性肺疾患	38

み・む

ミクログリア	86, 169
無菌マウス	102, 149
虫歯	21
ムチン	143

め

迷走神経	85
メタゲノム	128
メタゲノム解析	53, 193
メタデータネットワーク解析	150
メタボリック症候群	**148**
メタボリックシンドローム	148
メタボローム	149
メトトレキサート	140
メラノーマ	188
免疫寛容	103
免疫チェックポイント阻害剤	99, 131, 184, 187, **188**
免疫チェックポイント阻害薬	177
免疫不応答性	98

や・よ

薬剤耐性ウイルス	105
溶菌酵素	194

ら

酪酸	18, 91
ランゲルハンス細胞	153
ランダムフォレストモデル	**160**

り・る

リーキーガット	11, 149
リゾホスファチジルセリン	145
リピドミクス	71
リンパ球	103
ルーメン	204

れ

レチノイド	77
レビー小体	158
レビー小体型認知症	158
レビー小体病	158

レム睡眠行動障害	158

ろ

老化	91
老化抑制	90
老年病	91
ロタウイルス	104

欧 文

A

acquired resistance	190
AD	29, 156
AFM療法	183
AhR	10, 77, 85, 93
AIDS	121
AIEC	144, 178
ASD	85
ATP	145
α-synuclein	158
α多様性	**122**

B

bacterial translocation	188
BBB	82
βカテニンシグナル	126
B細胞	80, 109

C

CAGE法	150
Candida albicans	**46**
CD	54, 142
CD4陽性T細胞	122
CD8 T細胞	99
CDI	181
Citrobacter rodentium	**97**
Clostridioides difficile	194
*Clostridioides difficile*感染症	181
Coley's toxin	131
commensal microorganisms	9, **10**
conjugative transposon	139
COPD	**38**
COVID-19	108
crAss-like phage	53
C型レクチン	46

D

DAT	110

DC 77
DLB 158
dysbiosis ... 11, 22, 39, **48**, 55, 98, 122, 137, 143, 156, 181, 187, 192, 197

E
EAE 86, 165
EEC 84
eIF5A 93
EMT 128
ENS 82
EPS **66**, 68

F
FadA 126
Fap2 128
F/B比 149
FMT 11, 140, 146, 176, 181
Foxp3 98
FOXP3 144
FXR 91

G
GALT 78
GPCRs 66
Gut-joint axis 137
Gut-lung axis 38
GVHD 176
GWAS 142
Gタンパク質共役受容体 10

H
HAワクチン 109
HBGA 104
HDAC 91, 144
HiFi 129
histo-blood group antigens 104
HIV 121
HOMA-IR **150**

I
IBD 55, 142, 177, 181, 200
ICI 131, 177, 184, 187
IDO活性 67

IFNγ 98
IgA 80, 109, 169
IgA index **200**
IgA抗体 197
IgA抗体医薬 198
IgG 108
IL-6 103
ILC3 .... 77, 103
IPEX症候群 98
IPF **40**
ITS 46

K・L
Kendallユニーク性スコア 91
LBP 177
leaky gut 18
LGS 11
lipopolysaccharide 103
LPS 103
LysoPS 145

M
MAC 179
MAMPs 188
MB 90
MHCクラスI分子 99
microbial translocation 122
molecular mimicry 171
MS 55, 165, 171
MTX 140
MV 128
M細胞 103

O・P
OTU **155**
PAMPs 48, 109, 143
pathobiont 192
PD 158
PDD 158
PPARα 67
PPARγ 67
Prevotella copri 137
PRR 29

PRX 93
pTreg細胞 79
PUT 93

R
RA 54, 105, 136, 171
RBD 158
rCDI 175

S
SAA1 97
SARS-CoV-2 111
SCFA 73, 77, 84, 144, 160
segmented filamentous bacteria
.... 167
SFB 80, 97, 105, 167
SLE 54
SPD 93
SPF 96
symbiotic metabolism 93

T
TCR 97
Tfh 80, 140
Tfr 140
Th1 48
Th1細胞誘導細菌 98
Th17 .... 48, 167
Th17細胞 96
TIGIT 128
TLR 77, 85, 143, 167
TLR4 103
TMA 92
TMAO 92
Treg 144
Trp 92
TwinsUKコホート 150
T細胞 78

U・V
UC 54, 142, 181
VLP 53
VP4タンパク質 101

執筆者一覧

●編　集

長谷耕二　　慶應義塾大学大学院薬学研究科生化学講座／福島大学食農学類附属発酵醸造研究所

●執　筆 (五十音順)

赤松秀輔　名古屋大学大学院医学系研究科泌尿器科学教室

新　幸二　九州大学大学院医学研究院細菌学分野

有田　誠　慶應義塾大学薬学部代謝生理化学講座／慶應義塾大学ヒト生物学-微生物叢-量子計算研究センター（WPI-Bio2Q）／理化学研究所生命医科学研究センターメタボローム研究チーム／横浜市立大学大学院生命医科学研究科代謝エピゲノム科学研究室

池田一史　東京大学大学院医学系研究科遺伝情報学／協和キリン株式会社研究ユニット創薬基盤研究所

池田貴子　京都大学大学院薬学研究科薬科学専攻代謝ゲノム薬学分野／京都大学大学院生命科学研究科高次生命科学専攻生体システム学分野

石川　大　順天堂大学消化器内科細菌叢再生学講座

石坂　彩　東京大学医科学研究所先端医療研究センター感染症分野

石山顕信　名古屋大学大学院医学系研究科腫瘍生物学教室／名古屋大学大学院医学系研究科泌尿器科学教室

一戸猛志　東京大学医科学研究所感染症国際研究センターウイルス学分野

植松　智　大阪公立大学大学院医学研究科ゲノム免疫学／東京大学医科学研究所附属ヒトゲノム解析センターメタゲノム医学分野

大野欽司　名古屋学芸大学管理栄養学部・教養教育機構

大野博司　理化学研究所生命医科学研究センター粘膜システム研究チーム

小笠晃汰　慶應義塾大学薬学部代謝生理化学講座／慶應義塾大学ヒト生物学-微生物叢-量子計算研究センター（WPI-Bio2Q）／理化学研究所生命医科学研究センターメタボローム研究チーム

岡田随象　東京大学大学院医学系研究科遺伝情報学／理化学研究所生命医科学研究センターシステム遺伝学チーム／大阪大学大学院医学系研究科遺伝統計学

勝間　進　東京大学大学院農学生命科学研究科

金井隆典　慶應義塾大学医学部消化器内科

金井祐太　大阪大学微生物病研究所ウイルス免疫分野

金　倫基　北里大学薬学部微生物学教室

木村郁夫　京都大学大学院薬学研究科薬科学専攻代謝ゲノム薬学分野／京都大学大学院生命科学研究科高次生命科学専攻生体システム学分野

國澤　純　医薬基盤・健康・栄養研究所ヘルス・メディカル微生物研究センター／大阪大学大学院医学系研究科・薬学研究科・歯学研究科・理学研究科／東京大学医科学研究所国際ワクチンデザインセンター／神戸大学大学院医学研究科／早稲田大学ナノ・ライフ創新研究機構

後藤義幸　千葉大学真菌医学研究センター感染免疫分野微生物・免疫制御プロジェクト／千葉大学災害治療学研究所災害感染症研究部門／千葉大学災害治療学研究所感染症ワクチン開発研究部門／千葉大学未来粘膜ワクチン研究開発シナジー拠点（cSIMVa）

小林桃愛　慶應義塾大学薬学部薬科学科／東京大学医科学研究所感染症国際研究センターウイルス学分野

込山星河　慶應義塾大学大学院薬学研究科生化学講座

近藤　豊　名古屋大学大学院医学系研究科腫瘍生物学教室

齋藤さかえ　東北大学東北メディカル・メガバンク機構／東北大学未来型医療創成センター

眞田喬行　医薬基盤・健康・栄養研究所ヘルス・メディカル微生物研究センター

清水律子　東北大学東北メディカル・メガバンク機構／東北大学未来型医療創成センター／東北大学医学系研究科分子血液学分野

新藏礼子　東京大学定量生命科学研究所免疫・感染制御研究分野

鈴木大輔　東京科学大学生命理工学院

鈴木美穂　名古屋大学大学院医学系研究科腫瘍生物学教室

高橋慧崇　東京大学定量生命科学研究所免疫・感染制御研究分野

髙橋大輔　慶應義塾大学薬学部生化学講座

竹田　潔　大阪大学大学院医学系研究科免疫制御学

竹脇大貴　国立精神・神経医療研究センター免疫研究部

田之上 大　慶應義塾大学医学部微生物学・免疫学教室／理化学研究所生命医科学研究センター消化管恒常性研究チーム

角田卓也　昭和大学医学部内科学講座腫瘍内科部門

寺谷俊昭　慶應義塾大学医学部消化器内科

友田恒一　川崎医科大学総合内科学1

友藤嘉彦　東京大学大学院医学系研究科遺伝情報学／理化学研究所生命医科学研究センターシステム遺伝学チーム

中島沙恵子　京都大学大学院医学研究科皮膚科学

永田尚義　東京医科大学消化器内視鏡学分野

西田朱里　京都大学大学院薬学研究科薬科学専攻代謝ゲノム薬学分野

長谷耕二　慶應義塾大学大学院薬学研究科生化学講座／福島大学食農学類附属発酵醸造研究所

深津武馬　産業技術総合研究所生物プロセス研究部門／東京大学大学院理学系研究科生物科学専攻／筑波大学大学院生命環境科学研究科

福田真嗣　慶應義塾大学先端生命科学研究所／順天堂大学大学院医学研究科／神奈川県立産業技術総合研究所／筑波大学トランスボーダー医学研究センター／メタジェン

藤本康介　大阪公立大学大学院医学研究科ゲノム免疫学／東京大学医科学研究所附属ヒトゲノム解析センターメタゲノム医学分野

前田悠一　フリードリヒ・アレクサンダー大学エアランゲン＝ニュルンベルク内科学第三（リウマチ学・免疫学）／大阪大学大学院医学系研究科呼吸器・免疫内科学

松岡悠美　大阪大学免疫学フロンティア研究センター皮膚アレルギー生体防御

松本光晴　協同乳業株式会社研究所

水谷壮利　国立感染症研究所感染症危機管理研究センター／国立感染症研究所エイズ研究センター

宮内栄治　群馬大学生体調節研究所

宮本健太郎　慶應義塾大学医学部消化器内科／ミヤリサン製薬

村上真理　大阪大学大学院医学系研究科免疫制御学

森　大地　千葉大学真菌医学研究センター感染免疫分野微生物・免疫制御プロジェクト

森田直樹　東京大学定量生命科学研究所免疫・感染制御研究分野

森田寛人　アサヒクオリティーアンドイノベーションズ株式会社コアテクノロジー研究所

山田拓司　東京科学大学生命理工学院／株式会社メタジェン／メタジェンセラピューティクス株式会社／株式会社digzyme

山野真由　京都大学大学院薬学研究科薬科学専攻代謝ゲノム薬学分野

山村　隆　国立精神・神経医療研究センター免疫研究部

米倉　慧　京都大学大学院医学研究科皮膚科学

◆ 編者プロフィール

長谷耕二（はせ　こうじ）

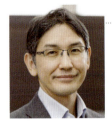

1994年富山医科薬科大学（現・富山大学）薬学研究科修士課程修了．山之内製薬株式会社を退職後，2000年よりカリフォルニア大学サンディエゴ校（UCSD）医学部ポスドクとして，ライフワークである腸上皮バリア学に関する研究に着手する．'04年より理化学研究所RCAI研究員，'12年より東京大学医科学研究所・特任教授を経て，'14年より現職．学生時代に『腸は考える』（岩波新書）に強く感銘を受けて以来，腸の研究に従事している．今後も「病は腸から」のメカニズムを明らかにしたい．

実験医学　Vol.42 No.17（増刊）

マイクロバイオームと医療応用　全身の微生物叢が生理機能と病態をいかに制御するか？

編集／長谷耕二

実験医学 増刊

Vol. 42 No. 17 2024〔通巻745号〕
2024年11月1日発行　第42巻　第17号
ISBN978-4-7581-0422-7
定価6,160円（本体5,600円+税10%）［送料実費別途］
年間購読料
　定価30,360円（本体27,600円+税10%）
　　［通常号12冊，送料弊社負担］
　定価79,640円（本体72,400円+税10%）
　　［通常号12冊，増刊8冊，送料弊社負担］
　※海外からのご購読は送料実費となります
　※価格は改定される場合があります

Ⓒ YODOSHA CO., LTD. 2024
Printed in Japan

発行人　一戸敦子
発行所　株式会社　羊　土　社
　　　　〒101-0052
　　　　東京都千代田区神田小川町2-5-1
　　　　TEL　03（5282）1211
　　　　FAX　03（5282）1212
　　　　E-mail　eigyo@yodosha.co.jp
　　　　URL　www.yodosha.co.jp/
印刷所　三美印刷株式会社
広告取扱　株式会社　エー・イー企画
　　　　TEL　03（3230）2744（代）
　　　　URL　http://www.aeplan.co.jp/

本誌に掲載する著作物の複製権・上映権・譲渡権・公衆送信権（送信可能化権を含む）は（株）羊土社が保有します．
本誌を無断で複製する行為（コピー，スキャン，デジタルデータ化など）は，著作権法上での限られた例外（「私的使用のための複製」など）を除き禁じられています．研究活動，診療を含む業務上使用する目的で上記の行為を行うことは大学，病院，企業などにおける内部的な利用であっても，私的使用には該当せず，違法です．また私的使用のためであっても，代行業者等の第三者に依頼して上記の行為を行うことは違法となります．

JCOPY ＜（社）出版者著作権管理機構　委託出版物＞
本誌の無断複写は著作権法上での例外を除き禁じられています．複写される場合は，そのつど事前に，（社）出版者著作権管理機構（TEL 03-5244-5088，FAX 03-5244-5089，e-mail：info@jcopy.or.jp）の許諾を得てください．

乱丁，落丁，印刷の不具合はお取り替えいたします．小社までご連絡ください．

羊土社のオススメ書籍

実験医学別冊

メタゲノムデータ解析
16Sも！ショットガンも！ロングリードも！ 菌叢解析が得意になる凄技レシピ

坊農秀雅／編

医学・生物学や産業応用に役立つメタゲノムデータの解析法を料理レシピのように丁寧に解説．共生菌も環境微生物も，組成も機能も，PCひとつでbon appetit！

■ 定価6,930円（本体6,300円＋税10％）　■ AB判　■ 237頁　■ ISBN 978-4-7581-2255-9

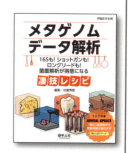

実験医学別冊

改訂版RNA-Seqデータ解析 WETラボのための超鉄板レシピ
ヒトから非モデル生物まで公共データの活用も充実

坊農秀雅／編

「料理レシピのようにわかりやすい」RNA-Seqデータ解析の入門書の改訂．非モデル生物の解析や公共データの活用など，いまどきの研究ニーズに応えるレシピも強化．

■ 定価5,500円（本体5,000円＋税10％）　■ AB判　■ 302頁　■ ISBN 978-4-7581-2267-2

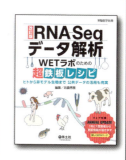

実験医学別冊

誰でも再現できる NGS「前」サンプル調製プロトコール
生物種別DNA、RNA、クロマチン、シングルセル調製の極意

鹿島　誠，伊藤　佑，尾崎　遼／編

次世代シークエンサーに用いる各種サンプルの調製プロトコール集．幅広い生物種をカバーしており，基礎研究を始めたての学生や，指導員におすすめ．

■ 定価7,700円（本体7,000円＋税10％）　■ B5判　■ 441頁　■ ISBN 978-4-7581-2272-6

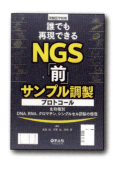

実験医学別冊　もっとよくわかる！シリーズ

改訂版　もっとよくわかる！腸内細菌叢
"もう1つの臓器"を知り、健康・疾患を制御する！

福田真嗣／編

がんなどの多様な疾患の治療に活用されはじめた腸内細菌叢．研究・制御の方法から創薬最前線まで網羅し，入門に最適と好評の定番テキストが大幅ボリュームアップの大改訂！

■ 定価4,840円（本体4,400円＋税10％）　■ B5判　■ 195頁　■ ISBN 978-4-7581-2211-5

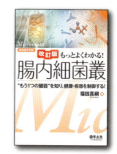

発行　羊土社 YODOSHA　〒101-0052 東京都千代田区神田小川町2-5-1　TEL 03(5282)1211　FAX 03(5282)1212
E-mail：eigyo@yodosha.co.jp
URL：www.yodosha.co.jp/　ご注文は最寄りの書店，または小社営業部まで

MICROBIAL GENOMICS AT SCALE WITH PACBIO HIFI SEQUENCING

PacBio® ロングリードHiFiシークエンスによる、正確でスケーラブル、かつコスト効率に優れた微生物ゲノム解析

微生物全ゲノムシークエンス

HiFi plex prep kit 96とエンドツーエンドのスケーラブルなワークフローによって、リファレンスレベルの染色体、プラスミド配列とメチル化情報を取得できます。

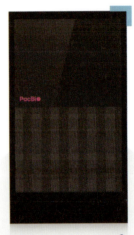

全長16S/ITSシークエンス

全長16Sシークエンスによって、種および株レベルの分類が可能に。Kinnex™ 16S rRNA kitを使用することで、最大1,536プレックスのシークエンスが可能となります。

ウイルスシークエンス

遺伝子全体またはゲノムをシークエンスすることで、複雑に混合したウイルスを準種や固有のハプロタイプに分類、耐性や免疫学に関連するマイナーバリアントを同定し、ウイルス集団の進化と系統の追跡が可能となります。

ショットガンメタゲノムシークエンス

HiFi plex prep kit 96とPacBio GitHubワークフローを使用することで、高い精度と再現性で、豊富な機能情報を実現し、生物種をプロファイルすることができます。

【製造/開発元】
PacBio
日本支社 パックバイオジャパン合同会社
〒220-0012 神奈川県横浜市西区みなとみらい3-7-1
Email：Info_JP@pacb.com

【輸入販売元】
Digital Biology®
トミーデジタルバイオロジー株式会社
〒112-0002 東京都文京区小石川1-1-17 日本生命春日駅前ビル3階
TEL：03-6240-0843　Email：info_ap@digital-biology.co.jp